DE LA PERCEPTION À L'ESTIME DE SOI

Collection dirigée par

Ghislain **Magerotte**, Professeur Émérite à la Faculté de Psychologie et des Sciences de l'Éducation de l'Université de Mons (Belgique)

Consacrée au **développement psychologique de la personne** ou à ses **difficultés d'adaptation** ou ses **handicaps**, cette collection concerne particulièrement les professionnels de la psychologie et de la neuropsychologie, de la santé, de l'éducation et de la rééducation, mais aussi tous ceux que préoccupe la place dans la communauté des personnes souffrant d'un handicap, dans une perspective de valorisation des rôles sociaux. *Questions de personne* privilégie, dans une perspective internationale, **une méthodologie empirique, clinique et qualitative**.

Neuropsychologie

Axés sur les relations entre fonctions mentales et structures cérébrales, les ouvrages de la série *Neuropsychologie* s'intéressent tant aux outils et stratégies d'évaluation des troubles neuropsychologiques qu'aux interventions thérapeutiques, de réhabilitation ou de formation cognitive.

Nathalie **Nader-Grosbois**
Catherine **Fiasse**

Préface de Boris **Cyrulnik**

DE LA PERCEPTION À L'ESTIME DE SOI

Concept, évaluation et intervention

Questions de personne

Neuropsychologie

de boeck
supérieur

Du même auteur :

La théorie de l'esprit, 2011, Éditions De Boeck Supérieur

Développement cognitif et communicatif du jeune enfant, 2014, Éditions De Boeck Supérieur

Psychologie du handicap, 2015, Éditions De Boeck Supérieur

1re édition
Rue du Bosquet, 7 – B-1348 Louvain-la-Neuve
Pour la traduction et l'adaptation française

Imprimé aux Pays-Bas

Dépôt légal :
Bibliothèque nationale, Paris : avrll 2016
Bibliothèque royale de Belgique, Bruxelles : 2016/13647/104

ISSN 00779-9179
ISBN 978-2-8073-0019-4

Sommaire

Préface

Ce n'est pas la première fois qu'un concept philosophique mène sa vie dans les sciences du psychisme. Les mots « conscience », « empathie », nés de la philosophie, ont inspiré de nombreux travaux en neurologie et en psychologie.

Or, la notion de « Soi » ne va pas de soi.

À l'origine, « Soi » désignait la fonction centrale de l'identité. Comment se fait-il que nous ayons le sentiment de rester soi, alors que nous passons notre temps à changer dans un contexte où tout change sans arrêt ?

Les Anglais avec *self*, les Allemands avec *selbst* font la même élaboration que les Français avec soi, mais pas les Japonais ! Chez eux, le « je » est encore haïssable, comme il l'était en France jusqu'au milieu du XXe siècle. Quand une culture lutte contre son contexte écologique ou contre l'attaque d'un peuple voisin, le « moi » est haïssable puisqu'il vulnérabilise le groupe. Les autobiographies fleurissent en temps de paix, alors qu'elles sont indécentes dans un pays en guerre. La première personne du singulier est encore immorale au Japon. Ayant du mal à se penser eux-mêmes, les Japonais travaillent mal la conscience de soi.

Les Occidentaux, en revanche, se plaisent à ce concept qui est utilisé dans diverses théories psychologiques : études de la personne, de l'homme social, malade ou en développement. La valeur heuristique du « soi » donne un outil de pensée aux psychothérapeutes, aux sciences du comportement, aux troubles de l'humeur et en psychopathologie.

La *Self-Psychology* a fait travailler la psychanalyse nord-américaine tandis que les sciences cognitives donnaient des méthodes objectivantes au soi. Depuis quelques années, la narration de soi stimule un grand nombre de recherches où les récits de soi, récits partagés et récits collectifs convergent pour donner forme à soi.

Ce concept est intégratif, il utilise les données biologiques, émotionnelles et sociales pour signifier qu'un tout organisé et personnalisé construit une représentation de soi. La psychanalyse en fait une potentialité pour que l'on devienne ce que l'on est. Les jungiens pensent que le soi est l'archétype auquel aboutit le développement spirituel d'un être humain. Et les linguistes s'appuient sur un soi déclaratif conscient qui attribue une signification privée aux événements. Ce qui est vrai en soi n'est pas forcément vrai pour soi.

Finalement, le soi est une structure cognitive qui intègre, sur lui-même, les informations que peut collecter un individu au cours de son développement.

Les psychanalystes orthodoxes ont peu utilisé cet outil de pensée qu'on ne trouve pas dans les dictionnaires classiques. En revanche, il est fréquent chez les psychanalystes marginaux comme Kohut, Mahler ou Kernberg.

Pour mettre au clair ce concept, récupéré par de nombreux mouvements psychologiques variés, il fallait que Nathalie Nader-Grosbois se mette au travail. Elle nous entraîne dans une exploration des « soi » : Comment perçoit-on son soi, comment prend-on conscience de soi, comment se voit-on, soi sous le regard des autres ?

Elle nous raconte l'histoire du soi, mais surtout, elle utilise les découvertes de la psychologie développementale pour décrire l'évolution de la perception de soi à travers les âges de la vie. Soi du petit enfant, de l'enfant préscolaire, scolaire, adolescent, adulte. Même quand tout change, on reste soi et Nathalie Nader-Grosbois utilise les tests scientifiques pour décrire cet objet de pensée : soi. L'auteure s'interdit une démarche sectaire, elle donne la parole à de nombreuses disciplines : la cognition, l'école, le langage, l'affect et la socialisation. Cette attitude de recherche est recommandée aujourd'hui par les grandes instances de la recherche. Mais tous les chercheurs ne se sentent pas à l'aise avec cette attitude intégrative. Ils ont obtenu leurs diplômes par des récitations de plus en plus pointues et il est plus facile pour eux de continuer à utiliser cet objet qu'ils ont bien appris.

Pourtant, plusieurs facteurs convergent pour structurer le soi : la famille, les stéréotypes sociaux, les déficiences intellectuelles et surtout le miroir que nous offre le regard des autres.

Il y a même une pathologie du soi, dans le spectre autistique, dans les conditions adverses d'éducation et les développements atypiques.

Finalement, ce travail de Nathalie Nader-Grosbois était nécessaire. Il faut savoir de quoi on parle quand on parle de soi et du soi.

C'est un travail difficile que Nathalie a su faire, et qui désormais servira de référence à tous ceux qui parlent de l'estime de soi, de la narration de soi, de la boursouflure de soi ou d'une hémorragie du soi. Ces expressions rapidement employées risquent de se vider de leur sens. C'est pourquoi ce livre est essentiel.

D'ailleurs, je compte l'envoyer à mon éditeur japonais qui le présentera dans les universités. La culture japonaise est en train d'évoluer et, comme la notion de Personne devient chez eux une valeur, il faudra qu'ils s'intéressent au soi.

Nathalie Nader-Grosbois va les aider à découvrir le continent du soi, encore nouveau pour eux. Mais on peut lire ce livre avec un grand profit, même si l'on n'est pas Japonais.

Boris Cyrulnik

Préambule

Gravée au fronton du temple d'Apollon à Delphes, la maxime la plus célèbre du philosophe grec Socrate (470-399 av. J.-C.), « Connais-toi toi-même » a traversé les siècles. Pour Socrate, les hommes doivent s'interroger sur leurs propres qualités, s'instruire à propos d'eux-mêmes, comprendre qui ils sont, pour décoder le sens véritable de leurs comportements et tenter d'acquérir les capacités qui leur manquent. Cette maxime est toujours dans l'air du temps.

Souvenons-nous également du conte traditionnel d'Hans Christian Andersen *Le Vilain Petit Canard*, dont nous avons tous entendu et/ ou lu le récit.

> « Il était une fois... C'était l'été, une cane installée sur son nid, couvait consciencieusement ses œufs. À leur éclosion, l'un d'eux, un étrange petit canard, ne ressemblait pas à ses frères et sœurs de couvée. Il était grand, gris foncé, tout dégingandé et laid. La cane prit ses petits canetons sous son aile, et tous ensemble partirent faire une promenade sur le lac.
>
> Le lendemain, la mère cane vint présenter sa nouvelle famille à tous les animaux de la basse-cour. Mais lorsque ceux-ci s'aperçurent de la différence du dernier venu, les réactions ne se firent pas attendre.
>
> "Celui-là, nous n'en voulons pas !" Et aussitôt une cane lui mordit le cou.
>
> "Laisse-le tranquille", dit la mère, "Il ne fait de mal à personne."
>
> "Non peut-être, mais il est trop grand et trop laid", dit la cane qui avait mordu.
>
> "Il n'est pas beau, mais il a bon caractère, et il nage magnifiquement bien. Il est resté trop longtemps dans son œuf, voilà pourquoi il est si gros", dit la mère.

Hélas, le pauvre vilain caneton fut mordu, bousculé, nargué toute la journée, et ce fut de pire en pire ensuite. Le pauvre petit fut pourchassé par tout le monde, même ses frères et sœurs l'ont rejeté. Un jour, sa mère lui dit : "Je voudrais que tu sois bien loin mon chéri !"

Alors le vilain petit canard s'envola par-dessus la haie et parvint au grand marais habité par les canards sauvages. Il se cacha dans un coin et il y passa toute la nuit, très las et très triste. Le matin, les canards sauvages l'aperçurent et lui dirent : "Quelle sorte d'oiseau es-tu ?"

Le caneton se tourna de tous les côtés, et répondit en bégayant : "Je, je, je suis un canard !"

"Aaah ! Tu es vraiment laid. Mais ça nous est égal, pourvu que tu ne te maries pas dans notre famille", dirent les canards sauvages.

Sur son chemin, ceux qu'il rencontra ne l'acceptèrent pas vraiment non plus...

Un jour, cependant, ébloui par la beauté des cygnes, le vilain petit canard décida d'aller vers eux. En se mirant dans l'eau, il prit conscience qu'il n'était pas un vilain petit canard, mais un magnifique cygne. Bouleversé, il tomba violemment dans les profondeurs de l'étang. Quand il rouvrit les yeux, les grands cygnes nageaient autour de lui et le caressaient tendrement avec leurs becs. Alors ses plumes se gonflèrent, son cou se dressa et heureux comme jamais, il comprit enfin le bonheur d'être accepté et d'avoir trouvé une famille. C'est ainsi qu'il finit par se faire respecter des autres et qu'il devint plus beau que jamais et admirable, par métamorphose. »

Ce conte traditionnel raconte l'histoire de vie d'êtres qui ont vécu un manque de sécurité, qui ont subi le rejet et l'exclusion par d'autres, en raison de leur apparence physique ou de leur différence. Toutes les composantes de l'estime de soi – la confiance en soi, la connaissance de soi, le sentiment d'appartenance à un groupe et le sentiment de compétence – en sont fortement ébranlées. Pourtant, ce conte traditionnel véhicule une morale et un enseignement qui peuvent inspirer ces êtres, dont l'estime de soi est fragilisée, pour croire en l'espoir d'un devenir positif. Il nous apprend aussi notre rôle dans le soutien social à leur égard. La richesse de la morale de ce conte est tellement exemplaire qu'elle a généré une importante filiation artistique et une créativité, pour nous la faire partager. Des adaptations du conte ont été réalisées dans toutes les langues, pour des publics de tous les âges. En 1914, le compositeur russe Sergueï Prokofiev a écrit une œuvre musicale, pour voix et piano, basée sur l'adaptation du conte par Nina Mershchersky's. Les studios Disney l'ont mis en valeur dans un dessin animé en noir et blanc en 1931, et en couleur en 1939. Depuis, *Le Vilain Petit Canard* s'est adapté en comédie musicale et, encore récemment, en films d'animation.

La question essentielle que l'on se pose est la suivante : comment de « vilains petits canards », fragilisés dans leur soi, peuvent se métamorphoser en magnifiques et dignes « cygnes » ?

De ce conte et de ses dérivés, nous pouvons découvrir comment l'enfant, en grandissant, doit apprendre à se connaître lui-même et s'accepter tel qu'il est, dans toute sa singularité, même si parfois son entourage lui renvoie une image négative de lui-même et ne l'aide pas à développer l'estime de soi. Que ce soit par la différence qu'un enfant porte ou par des événements de vie difficiles à vivre, il y a des ressources auxquelles il peut faire appel et qu'on doit lui procurer, pour qu'il se valorise et soit valorisé par autrui.

Depuis le conte traditionnel d'Hans Christian Andersen, *Le Vilain Petit Canard*, en passant par l'écrit du psychiatre Boris Cyrulnik, *Les Vilains Petits Canards*, des clés nous ont été proposées afin d'ouvrir les portes pour cette métamorphose et de devenir ce que nous pouvons être.

Quelles autres clés pouvons-nous extraire de la littérature scientifique, afin de comprendre la construction du concept de soi et de l'estime de soi et d'accompagner leur devenir ? Cet ouvrage nous en délivre quelques-unes.

Nathalie Nader-Grosbois

Remerciements

Cet ouvrage est le fruit d'une passion partagée pour la problématique de la perception de soi en développement et d'une collaboration scientifique entre les auteures, Nathalie Nader-Grosbois et Catherine Fiasse.

Nous remercions la famille du Baron Frère qui, par son soutien financier via la Chaire Baron Frère en orthopédagogie, a permis le financement de la thèse doctorale de l'une de nous, Catherine Fiasse, coauteure de cet ouvrage. Cette thèse s'intitule *Concept de soi, Théorie de l'Esprit et adaptation sociale chez des enfants présentant une déficience intellectuelle et à développement typique.*

Au sein de l'équipe de la Chaire Baron Frère en orthopédagogie, nous avons également pu bénéficier des échanges avec Anne-Françoise Thirion, Céline Baurain, Sandrine Vieillevoye, Valentine Daffe, Laurence Dautrebande qui ont permis d'enrichir nos travaux.

Un tout grand merci à chacun des enfants et adolescents qui, lors de nos rencontres, ont partagé avec nous leurs perception de soi et estime de soi. Nous adressons également nos remerciements aux parents, aux enseignants et aux praticiens qui ont fait évoluer nos travaux scientifiques lors de partenariats de recherche et qui ont donné des opportunités de les valoriser lors de journées d'étude organisées par des associations de parents et de professionnels, de réunions de travail ou de formations.

Que Marianne Bourguignon soit vivement remerciée pour sa relecture attentive et pour son aide éditoriale afin d'améliorer la lisibilité et la qualité de cet ouvrage.

Enfin, nous remercions nos proches, Joseph, Allyson et Candice Nader, Thomas, Noé, Martin et Rosalie Yseboodt, qui nous ont fait découvrir de multiples facettes de nous-mêmes et qui ont « coloré » notre estime de nous-mêmes, par l'affection et la fierté qu'ils nous portent !

Introduction

En intervention et en recherche, la perception de soi est considérée comme un aspect incontournable du développement et du bien-être psychologique des enfants et des adolescents à développement typique et atypique, ainsi que des adultes. Que ce soit dans le monde de l'éducation, de la santé et même du travail, la perception de soi et l'estime de soi font partie des préoccupations des parents, des enseignants, des éducateurs, des psychologues, des médecins et des employeurs. Ainsi, on peut s'apercevoir que la société actuelle et, tout particulièrement, certaines communautés culturelles, affichent clairement des finalités sociales selon lesquelles il faut promouvoir la santé, la qualité de vie chez les personnes, en considérant la façon dont elles se perçoivent dans différents milieux de vie et d'activités, au-delà d'autres visées d'apprentissages, de développement de compétences et d'efficacité. Toutefois, il paraît essentiel de ne pas se tromper de cible. Il ne faut pas tomber dans l'écueil de promouvoir à tout prix l'estime de soi positive chez les personnes, mais plutôt prendre en compte leur perception de soi comme une variable jouant dans leur développement global, leurs apprentissages et leur santé mentale.

Au fil du temps, les conceptualisations du concept de soi ou de l'estime de soi ont proposé diverses approches, psychosociales, psychanalytiques, développementales, interactionnistes, phénoménologiques, cognitives, sociocognitives et motivationnelles. Ces modèles ont été conçus pour expliquer comment se développent le concept de soi et l'estime de soi, en postulant quels facteurs individuels, sociaux, contextuels et culturels seraient favorables ou défavorables à une perception ou une estime de soi positive. On peut également distinguer d'une part des modèles globaux unidimensionnels de l'estime de soi, et d'autre part des modèles pluridimensionnels et hiérarchiques qui différencient la perception de soi et l'estime de soi selon différents domaines (cognitif, social, physique ou relatif à l'apparence, etc.). Vu ces cadres théoriques distincts, les chercheurs en psychologie ne s'accordent toujours pas à l'heure actuelle sur une définition unique de ces concepts relatifs au soi. C'est la raison pour laquelle le lecteur découvrira comment ces concepts se définissent selon divers modèles théoriques et comment certaines définitions se recoupent. Précisons que ces modèles ont donné lieu à l'élaboration de méthodes et d'instruments diversifiés d'observation et d'évaluation qui permettent d'approcher la perception de soi de façon globale unidimensionnelle ou de façon pluridimensionnelle, intégrant plusieurs domaines de compétences. En référence à ces diverses conceptions et avec l'application de méthodes distinctes, de nombreuses études ont investigué l'impact de multiples facteurs sur la perception de soi depuis l'enfance jusqu'à l'âge adulte. En psychologie du développement et de l'éducation, plusieurs théories désignent le concept de soi et l'estime de soi comme facteurs du développement psychologique, contribuant notamment à la qualité des relations aux autres (Cadieux, 2003 ; Duclos, 2004 ; Harter, 2003, 2006a, b ; Orth, Robins, & Widaman, 2012). Plusieurs études en psychologie du développement ont examiné les liens entre la perception de soi et divers domaines de développement de la personne, en cognition, en langage, en cognition sociale, en socialisation, en autorégulation, ainsi que les apprentissages scolaires.

La *première partie* de cet ouvrage présente les différents modèles théoriques, l'évolution développementale et les principaux constats scientifiques à propos du concept de soi et l'estime de soi chez des enfants et adolescents à développement typique. Cette première partie permet à des étudiants et jeunes chercheurs de prendre connaissance de ces bases conceptuelles souvent complexes et d'opter pour la conception qui peut les guider dans leurs choix méthodologiques, s'ils souhaitent mener des études de cas, des études comparatives ou tester l'efficacité d'interventions dans des études expérimentales. Les chercheurs désireux de se spécialiser dans le domaine pourront ainsi disposer d'une synthèse des principaux cadres théoriques et des étapes développementales des composantes du soi. Pour des professionnels, cette partie peut sensibiliser à la complexité des facteurs en jeu dans le développement de la perception de soi chez l'enfant et l'adolescent et inciter à prendre en compte ces facteurs lorsqu'ils doivent réaliser un bilan de développement, cibler des objectifs et prévoir des dispositifs de prise en charge. Il est primordial que tout psychologue ou autre professionnel dépasse une vision « réductrice », voire « simpliste », des facteurs favorables et défavorables à la construction du soi. Selon son rôle professionnel et son cadre de référence, le praticien peut fonder sur l'un ou l'autre de ces modèles sa pratique de soutien au développement de soi chez les bénéficiaires de son intervention et l'interprétation de ses observations à leur sujet.

Par ailleurs, en psychopathologie développementale, des études comparatives, ciblant un type de trouble, ont vérifié les retards ou déficits de la perception de soi par rapport à des enfants ou adolescents sans problème de développement. Ces études ont également examiné dans quelle mesure les spécificités de la perception de soi sont liées à la sévérité des symptômes et aux autres domaines de développement. En psychologie clinique et en psychologie de la santé, on s'est intéressé à l'impact d'une mauvaise estime de soi sur le mal-être psychologique, les risques dépressifs, suicidaires, et sur les difficultés à entrer dans un processus de résilience, lorsque des personnes sont confrontées à des événements stressants, à une maladie chronique ou un handicap.

Dans la *deuxième partie* de cet ouvrage, nous nous pencherons sur des constats rapportés dans la littérature à propos de la perception de soi d'enfants et d'adolescents présentant une déficience intellectuelle, des troubles du spectre de l'autisme et des troubles du comportement, abordés selon des approches développementales. Dans cette partie, des étudiants et des chercheurs pourront prendre connaissance de travaux récents mettant en évidence les spécificités relevées chez ces enfants et adolescents ayant des psychopathologies distinctes et comment celles-ci ont été analysées. Ils pourront également se rendre compte des questions qui restent encore à explorer à leur sujet et de certaines limites des travaux menés jusqu'à présent. Des perspectives de recherche peuvent en découler et inciter des chercheurs à mener de nouvelles études dans le champ de la psychopathologie développementale. Quant aux psychologues qui interviennent auprès d'enfants ayant une déficience intellectuelle, des troubles du spectre de l'autisme ou des troubles de comportement, ils pourront actualiser leurs connaissances à propos des dimensions plus faibles de la perception de soi, des facteurs de risque et de protection en jeu. Par conséquent, ils pourront adapter au mieux leur évaluation et leur prise en charge afin de soutenir le développement d'une perception de soi plus harmonieuse à partir des profils spécifiques de ces enfants.

Pour mieux préciser où se situent ces enfants et adolescents dans le développement du concept de soi ou leur niveau d'estime d'eux-mêmes, nous expliquerons comment les évaluer. C'est principalement dans les pays anglo-saxons que des outils d'évaluation et des méthodes ont été élaborés pour appréhender la façon dont les enfants, les adolescents et les adultes se perçoivent et sont perçus par l'entourage. Certains instruments ont été traduits dans d'autres langues, dont le français. Rares sont ceux qui ont directement été conçus en version francophone. En outre, sur base de conceptions développementales, de la littérature scientifique et d'observations cliniques, des pistes et des programmes d'intervention ont été développés à des fins de prévention, de psychoéducation ou de psychothérapie. Les professionnels de l'éducation, les psychothérapeutes et les psychologues sociaux sont concernés pour évaluer et jouer un rôle dans l'activation de facteurs favorables et d'intervention adéquate soutenant le concept de soi et l'estime de soi.

La *troisième partie* de cet ouvrage propose pour chaque période de la vie, depuis l'âge précoce à l'adolescence, des exemples d'outils d'évaluation du concept de soi ou d'estime de soi. Ces outils reposent sur des modèles conceptuels tantôt unidimensionnels, globaux de soi, tantôt pluridimensionnels en intégrant la perception de soi dans des domaines différents (ces modèles ont été présentés dans la première partie). Cette troisième partie fournit également des pistes d'intervention, applicables à des enfants et adolescents à développement typique et présentant une déficience intellectuelle ou des troubles du développement. Bien que cette partie relative à l'évaluation et à l'intervention soit particulièrement pertinente pour des professionnels, des chercheurs peuvent également y découvrir des instruments et méthodes d'observation et d'évaluation qu'ils peuvent utiliser dans leurs futurs travaux de recherche. Ils peuvent ainsi mieux sélectionner la mesure qui convient à leur question de recherche et aux caractéristiques des participants (âge, niveau de développement, avec ou sans trouble). S'ils mènent des études expérimentales, ils peuvent également s'inspirer de ces outils pour prévoir leur dispositif de pré- et post-tests, ainsi que les types d'interventions dont ils voudraient tester l'efficacité.

Cet ouvrage s'adresse tant à des chercheurs qu'à des praticiens, psychologues, professionnels de l'éducation et de la santé, logopèdes ou orthophonistes, ainsi qu'à des étudiants relevant de ces champs, afin d'en savoir plus sur la façon dont se développe la perception de soi en lien avec d'autres domaines. Ils trouveront également des informations précieuses pour choisir comment bien l'évaluer et pour mettre en place des interventions efficaces et adaptées qui s'intègreraient dans un processus plus global d'éducation ou de soutien de la santé.

Précisons que, selon les trois parties de cet ouvrage et ses chapitres, ces lecteurs trouveront des contenus de natures différentes. *Les première et deuxième parties* se consacrent essentiellement aux modèles conceptuels et à une recension de la littérature scientifique, alors que *la troisième partie* synthétise les mesures validées de la perception de soi et les types d'intervention qui semblent être propices à l'améliorer dans le cadre d'interventions cliniques ou psychoéducatives. Tout lecteur peut ainsi choisir aisément le type d'informations ou de réflexions dont il a besoin, selon ses objectifs.

PARTIE 1

Perception de soi en développement typique

Chapitre 1

Modèles et approches du concept de soi et de l'estime de soi

1 Introduction

Dans ce chapitre, pour introduire la terminologie à propos du « Soi », seront proposées quelques définitions des divers termes usités par des auteurs ayant conceptualisé le concept de soi. Les liens entre les notions relatives au soi pourront ainsi être clarifiés. Puis, nous retracerons quelques repères historiques des modèles qui ont guidé les approches du concept de soi ou de l'estime de soi. Sans être exhaustives, nous avons relevé les principales conceptualisations selon des approches psychosociales, psychanalytiques, développementales, interactionnistes, phénoménologiques, cognitives, sociocognitives et motivationnelles. Ces diverses approches permettent de comprendre quels facteurs peuvent être en jeu dans la construction et le développement du soi. Nous distinguerons ensuite les modèles globaux, unidimensionnels, et les modèles multidimensionnels et hiérarchiques de la perception de soi ou de l'estime de soi. Ceux-ci ont fondé l'élaboration d'instruments et de méthodes d'évaluation, soit de la perception de soi ou l'estime de soi globale, soit de la perception de soi ou l'estime de soi dans des domaines spécifiques. Ces outils et méthodes seront présentés dans le chapitre 7. Que l'on soit chercheur, étudiant ou professionnel, prendre connaissance de ces modèles permet de créer des repères pour choisir comment examiner la façon dont une personne se perçoit elle-même, pour mieux sélectionner une méthode d'évaluation fondée sur un modèle particulier, et enfin mieux analyser et interpréter cette perception de la personne ou de son entourage. Selon le modèle de référence choisi, il cible de façon privilégiée des facteurs pouvant jouer dans la construction du soi et son développement, facteurs auxquels les chercheurs et les professionnels doivent prêter attention pour comprendre les forces et faiblesses de la perception de soi ou de l'estime de soi chez une personne ou un groupe de personnes. Ce chapitre offre également une synthèse des principaux cadres théoriques, utile pour les chercheurs ou étudiants désireux de se spécialiser et de mener des recherches sur le sujet.

2 Polysémie autour du « Soi » : concept, perception, image ou estime de soi?

Dans la littérature scientifique, de nombreux auteurs se sont intéressés à la terminologie du soi. Plusieurs termes, plus ou moins apparentés, concernent le soi : conscience de soi, estime de soi, perception de soi, concept de soi, représentation de soi, image de soi, etc. Le point commun entre ces termes réside dans le fait de définir le soi comme une construction psychique complexe, selon Jendoubi (2002), bien que ces termes mettent l'accent sur différents mécanismes sous-jacents expliqués par des modèles distincts. C'est une raison pour laquelle il y a une part de recouvrement et d'aspects distincts entre les définitions proposées dans la littérature.

En s'inspirant de l'analyse des littératures européenne, canadienne et américaine relatives au soi réalisée par L'Écuyer (1978), Bragard (1999, p. 41) et Duclos (2004, pp. 31-39) décrivent une progression et une organisation de la terminologie du soi comme suit :

- Dès sa naissance, le bébé découvre progressivement une **conscience de soi** et de l'autre, à travers ses contacts avec son environnement, ses expériences cénesthésiques et kinesthésiques, ses relations interpersonnelles avec son entourage.
- À partir de la conscience de soi, l'**image de soi** se constitue à travers des **perceptions de soi** plus concrètes que l'enfant développe à différents égards, par exemple, vis-à-vis de son corps ou de sa possession de jouets. Par ses gestes, ses actes, ses paroles, l'enfant se sent actif et commence à élaborer quelques représentations mentales et partielles de ses propres caractéristiques. La plupart des interrelations entre ces perceptions parcellaires échappent encore au jeune enfant.

- Petit à petit, ces perceptions se relient les unes aux autres et s'articulent en un tout global et cohérent, duquel émerge une sensation d'identité : la **représentation de soi**. À ce stade, l'enfant est capable de se détacher des situations concrètes pour s'identifier.
- Ces représentations plus globales de soi, en se structurant, créent un sentiment d'unité, de cohérence, de stabilité et de permanence dans le temps : le **concept de soi**.

Pour Duclos (1997, 2004), le **concept de soi**, se développant dès l'âge préscolaire, regroupe toutes les descriptions conscientes qu'une personne fait d'elle-même. Il consiste en une configuration, organisée sous forme de représentation mentale, de l'ensemble des caractéristiques d'une personne, que celle-ci peut percevoir et nommer (Duclos, 2004, p. 31 ; Paradis & Vitaro, 1992). Elles concernent son apparence physique, ses qualités et ses défauts, ses traits de personnalité, ses compétences selon différents domaines, ses valeurs, sa situation sociale, etc. Le concept de soi n'est pas simplement une représentation mentale, il englobe les dimensions cognitives et affectives propres à chacun de nous (Héroux & Farrell, 1985).

Quant à Cadieux (2003), sur base des travaux d'Harter (2003, 2006a, b), il définit le concept de soi comme un ensemble d'étiquettes autodescriptives qu'une personne attribue à ses caractéristiques physiques, ses comportements, ses habiletés ou performances. Ces autodescriptions induisent souvent des émotions. De cette définition, découlent les trois caractéristiques suivantes :

(1) Le concept de soi est multidimensionnel et regroupe plusieurs catégories d'autodescriptions cognitives, sociales ou physiques.

(2) Le concept de soi implique une polarité se situant sur un continuum allant du positif au négatif, selon que les autodescriptions déclenchent des réponses émotionnelles positives ou négatives.

(3) Le concept de soi peut être réaliste ou irréaliste en fonction du degré de correspondance entre l'autodescription qu'un individu fait de lui et l'hétérodescription qu'une personne de son entourage lui attribue.

À partir du concept de soi essentiellement descriptif, on peut élaborer une **estime de soi** impliquant un aspect évaluatif. C'est à partir de sept ou huit ans que l'enfant développe cette capacité cognitive de réfléchir sur soi. Il peut développer et verbaliser globalement une estime de soi le concernant (Harter, 1990b). L'estime de soi se définit comme la conscience de sa valeur personnelle (Duclos, 2004, p. 21) ou comme l'ensemble de jugements portés sur soi-même pour déterminer sa propre valeur ou avoir une bonne opinion de soi-même (Monbourquette, 2002, p. 26). Ainsi, le concept de soi se situe à l'interface de la connaissance de soi et du Moi idéal, et la divergence *versus* proximité de la relation entre ceux-ci influence l'estime de soi, selon Duclos (2004, pp. 32-33, figure 1.1) et Lawrence (1988).

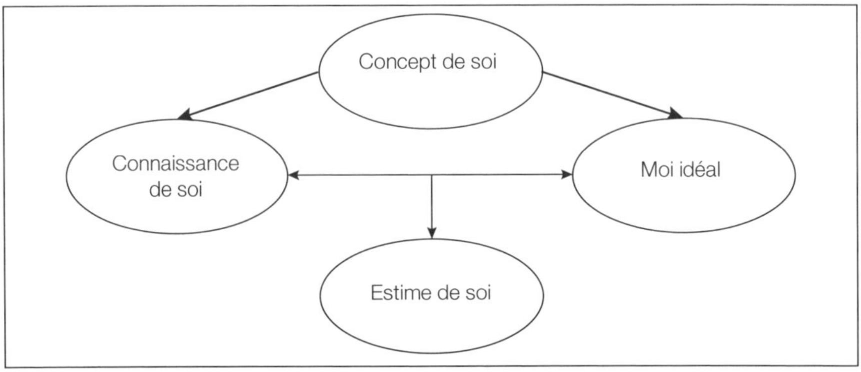

Figure 1.1. Schéma des liens entre concept de soi et estime de soi (Duclos, 2004, p. 33)

Ce qui est commun à l'ensemble des définitions de l'estime de soi réside dans la composante évaluative (Davis-Kean & Sandler, 2001). Toutefois, deux tendances se dégagent de la littérature à propos de l'estime de soi, comme l'expliquent certains auteurs (Duclos, 2004, pp. 22-25). La première tendance envisage l'estime de soi au niveau de « l'être », dans la considération qu'une personne a de son importance, de sa valeur, de son sens de dignité et de mériter le fait d'être aimé et heureux. Tandis que la deuxième tendance situe l'estime de soi au niveau du « paraître », des compétences pour faire face aux défis de l'existence et aux résultats. Monbourquette, Ladouceur et Desjardins-Proulx (1998, p. 362) résument ces deux tendances par les expressions respectives « Je suis aimable » pour l'estime de soi au niveau de l'être, « Je suis capable » pour l'estime de soi au niveau du paraître, de la façon d'agir, des compétences et du rendement. Alors que ces deux formes d'estime de soi devraient être complémentaires, valorisées et en équilibre harmonieux, il arrive que des personnes les confondent (Monbourquette *et al.*, 1998, 2002).

Dans cet ouvrage, nous utilisons d'une part les termes adaptés à la période développementale évoquée et utilisés par l'auteur de référence, et d'autre part les termes génériques « perception de soi » lorsqu'il s'agit de considérations plus générales.

3 Repères historiques des modèles conceptuels du concept de soi

Au cours du temps, les modèles du concept de soi et de l'estime de soi ont évolué et ont été élaborés dans différents courants de la psychologie, ce qui en a diversifié les approches. On peut distinguer les approches psychosociales, interactionnistes, phénoménologiques, psychanalytiques, sociocognitives et motivationnelles.

3.1 Modèles selon une approche psychosociale

Depuis la fin du 19e siècle jusqu'à la moitié du 20e siècle, les modèles de James (1890), Baldwin (1899), Cooley (1902), Mead (1934) et Festinger (1954) se sont développés selon une approche sociale, culturelle de la conscience de soi et se centrant sur l'apport de l'environnement social et de la communication avec les autres dans la construction du soi.

Dès 1890, James explore la « conscience de soi » et décrit des caractéristiques fondamentales du concept de soi. Il propose la distinction entre « soi objet », correspondant à la connaissance et l'évaluation de soi-même, et « soi agent », correspondant à une structure exécutive orientant ses propres pensées, ses actes et ses expériences. Selon les significations du soi, il différencie le « soi matériel » incluant le corps, ce qu'il possède, les proches, le « soi social » relevant de l'entourage et lié à la personnalité, et le « soi connaissant » désignant une conscience momentanée. Selon cet auteur, le niveau d'estime de soi dépend de l'écart *versus* la cohésion entre les aspirations et les réussites d'un individu. Autrement dit, l'estime de soi dépend du rapport entre les résultats que cet individu veut atteindre et les résultats auxquels il aboutit effectivement. Ainsi, plus ses ambitions sont éloignées de ses niveaux de réussite, plus il risque d'avoir une faible estime de lui-même. Par contre, plus ses ambitions sont proches de ses niveaux de réussite, plus il percevra son efficacité et s'estimera de façon adéquate et positive. Selon les domaines de vie et d'activités, qu'ils soient d'ordre relationnel, scolaire, professionnel, l'individu évalue son soi selon ses aspirations, ses buts et les niveaux de réussite atteints. James (1890) met en exergue la diversité du soi et la dynamique entre le soi idéal et le soi perçu. Précisons que cette théorie ne s'applique qu'à partir du moment où l'individu conscientise son soi et peut verbaliser à son sujet.

Quant à Baldwin (1899), il a conçu la théorie du *socius*, inspirée d'une approche sociologique. Le soi est envisagé comme résultant de la culture et de l'environnement social, et se compose d'une part de l'*ego* qui réfère à ses propres pensées, et d'autre part de l'*alter* qui désigne les pensées à propos d'autrui.

Cooley (1902) insiste sur le rôle de la valorisation de la personne par son entourage. Il considère que l'estime de soi résulte d'une construction sociale, qui s'élabore au fil des interactions avec les autres. Pour l'auteur, l'image de soi que la personne se construit dépend de la manière dont elle est perçue et valorisée par autrui. Cooley emploie la métaphore du « miroir social » (*looking glass self*) pour expliquer le concept du « soi réfléchi » ou « soi miroir ». Autrement dit, ce que la personne est, est reflété dans le regard des autres. Plus l'entourage lui renvoie une image positive, plus elle se forge intérieurement une image positive de soi, associée à une haute estime de soi. À l'inverse, une faible opinion de l'entourage ou d'autrui à son sujet l'incite à développer un sentiment de soi faible, ou une estime de soi négative. Cet auteur souligne l'importance de la socialisation de la personne pour construire son soi, car elle recherche des approbations de la part des autres personnes de son réseau social.

C'est au fil des activités avec les autres, de l'expérience sociale, que le soi se construit en intériorisant les attitudes sociales des autres à l'égard d'une personne, selon Mead (1925). Cet auteur précise certains facteurs de l'environnement social influençant la construction de son soi par l'enfant : comme l'impact des « personnes significatives », le processus d'identification des rôles de ces personnes et la communication sociale. En effet, l'enfant intègre progressivement la façon dont il est considéré par ces personnes significatives et cela varie selon la période de vie. Lors de la petite enfance, l'approbation des parents constitue l'influence principale sur le soi, alors qu'à l'adolescence, l'approbation des pairs devient plus importante. En identifiant les rôles des autres, l'enfant découvre ses propres rôles. Par le biais de la communication sociale, l'enfant peut intérioriser ses propres attitudes sociales. Ainsi, s'articulent une composante sociale « le Moi » et une composante psychologique personnelle « je », comme l'explique Mead (1925).

Enfin, les types de comparaisons sociales effectuées par la personne influencent également l'estime de soi, d'après Festinger (1954,

1957). Au cours des interactions avec les personnes significatives, la personne se compare à celles-ci et évalue ses propres compétences. En fonction du groupe de comparaison, la personne s'attribuera une autoévaluation plus ou moins positive. Ainsi, en se comparant à un groupe social peu performant, la personne peut se préserver une image positive d'elle-même. Inversement, en se référant à un groupe social très compétent, la personne peut s'attribuer une valeur négative de soi.

3.2 Modèles selon une approche psychanalytique

C'est à partir des années 1960-1970 que divers courants psychanalytiques sont consacrés au soi. Ils se basent sur des processus de pulsions et des affects dans la construction du soi.

Dans sa conception, Freud (1952, 1969) postule que l'estime de soi résulte d'un narcissisme infantile construit dans la relation mère-bébé, et du sentiment de satisfaction qui dépend du lien entre le Surmoi ou l'idéal du Moi et de l'investissement libidinal de soi. Ce lien induit un affect positif ou, au contraire, un affect négatif qui rejaillit sur l'estime de soi.

Selon Winnicott (1975), la mère, par son regard sur son bébé, lui fait ressentir qu'elle l'investit affectivement, qu'elle l'aime et l'accepte. Ces attentions maternelles contribuent à ce que le bébé construise le noyau de son soi, sente qu'il a de la valeur. Ces attentions participent ainsi à la qualité de la relation affective mère-enfant.

Dans le courant *Self-Psychology*, Jacobson (1964), Kernberg (1980) et Kohut (1974) ont orienté leurs travaux sur la subjectivité et l'identité et se sont intéressés aux troubles psychopathologiques pouvant affecter celles-ci.

3.3 Modèles selon une approche développementale interactionniste

Au début des années 1970, certaines conceptualisations ont cherché à décrire et expliquer comment se développent la perception de soi et l'estime de soi depuis l'enfance jusqu'à l'adolescence, au fil des interactions avec l'environnement social, en intégrant plusieurs facteurs familiaux, sociaux et professionnels. Selon les réactions des autres personnes à ses actes, ses comportements, ses qualités ou ses défauts, l'enfant ou l'adolescent découvrira comment elles le perçoivent et il construira son sentiment de soi et ses perceptions de soi.

Un des modèles incontournables est la « théorie du soi » conçue par Harter (1983, 1998, 2003). Elle repose sur une construction à la fois cognitive et sociale du soi, en s'inspirant notamment des conceptions de James, Cooley et Mead, à divers points de vue. Cet auteur considère que la perception de soi et l'estime de soi d'un enfant ou adolescent proviennent du rapport entre le niveau de perception des compétences (correspondant aux réussites de James) et l'importance qu'il attribue aux domaines concernés (correspondant aux aspirations de James). Selon le degré de décalage entre le niveau de compétences perçues dans un domaine d'activité donné et l'importance de ce dernier, l'enfant ou l'adolescent a une estime de soi faible, bonne ou élevée. Les perceptions des autres à son égard (ou hétéroperceptions), leurs feed-back et la comparaison sociale à propos des compétences dans divers domaines peuvent également interférer dans le développement de l'autoperception de ses compétences. Selon une perspective développementale, Harter (2003) décrit une évolution en six stades des représentations de soi, respectivement trois stades au cours de l'enfance (2-4 ans, 5-7 ans, 8-10 ans) et trois stades au cours de l'adolescence (11-13 ans, 14-16 ans, 17-19 ans), que nous présenterons dans le chapitre 2. Les changements développementaux sont le fruit du développement cognitif, de l'évolution des comparaisons et des références sociales (parents, enseignants, pairs, amis) ainsi que des normes intériorisées et valorisées socialement (Harter, 1990a, 1999, 2003).

En s'inspirant du modèle de Harter, Crocker, Major et Steele (1998), Crocker et Wolfe (2001) ont développé le modèle du « désengagement psychologique ». Celui-ci correspond à une réduction du lien, dans l'évaluation par la personne, entre ses performances dans un domaine donné et la valeur qu'elle s'accorde. La personne peut attribuer une grande importance à un domaine spécifique, dans lequel elle atteint un niveau élevé de compétences, et elle augmente ainsi son estime de soi dans ce domaine. Ou bien la personne peut minimiser l'importance de ses vécus d'échec afin de maintenir une bonne estime de soi dans tel domaine. On parle de « contingences » de l'estime de soi (Crocker & Wolfe, 2001).

3.4 Modèles selon une approche phénoménologique

Au début des années 1970, on assiste également à un développement de quelques modèles d'approche phénoménologique, intégrant « l'autre » comme indissociable de la construction du soi (dont ceux de Gordon, 1968 ; Rodriguez-Tomé, 1972 ; Zavalloni, 1973 ; Ziller, 1973).

En s'inspirant de la conception de Wallon (1959), Rodriguez-Tomé (1972) propose de distinguer deux types de représentation de soi qui s'élaborent par l'interaction entre le Moi et l'Autre, en l'occurrence « l'image propre » et « l'image sociale » de soi. L'image propre se constitue à partir des caractéristiques que la personne décrit, selon son propre point de vue, à propos d'elle-même, ses habitudes, ses attitudes, ses capacités, ses dispositions, son corps, etc., comme une conscience de soi pour soi. Quant à l'image sociale, elle repose sur la façon dont la personne se décrit selon le point de vue d'autrui la concernant. Elle correspond à une conscience de soi pour autrui et elle réfère à la façon dont les proches, les parents ou pairs, la décrivent.

C'est une « théorie du changement personnel » ou « théorie de soi-autres » que Ziller (1973) a conçue. Il envisage le soi selon une approche « multifacettes » et il explique comment il se construit grâce à plusieurs sous-systèmes en interaction. La perception individuelle de sa valeur se développe dans un contexte social comprenant des personnes significatives avec lesquelles l'individu a des interrelations sociales particulières. L'individu se réfère aux perceptions des personnes significatives pour lui, se compare à celles-ci et aux autres personnes de ses groupes d'appartenance, pour développer les dix sous-systèmes suivants, décrits par Ziller (1973, pp. 62-64) :

(1) le « sentiment de valeur personnelle » ou l'estime de soi ;

(2) le « sentiment d'inclusion » au sein des personnes significatives, par l'intérêt social ;

(3) le « sentiment de non-appartenance » aux groupes d'appartenance de personnes significatives ou le sentiment de marginalité ;

(4) la « centration sur soi » (*self-centrality*) ;

(5) l'« image de soi » correspondant à une complexité des perceptions de l'individu ;

(6) le « sentiment de similarité entre soi et les personnes significatives » par l'identification à celles-ci ;

(7) le « sentiment de similarité entre soi et les personnes représentant une majorité » par l'identification aux personnes significatives les plus dominantes et valorisées ;

(8) le « sentiment de supériorité *versus* d'infériorité de soi » par rapport à ces personnes significatives, qui permet de déceler ou non un pouvoir sur celles-ci ;

(9) l'« ouverture de soi », ou au contraire l'« attitude introvertie de soi » par rapport à celles-ci ;

(10) le « sentiment d'inclusion par rapport à la majorité ».

Afin d'évaluer ces différentes dimensions et d'appréhender comment une personne se positionne par rapport aux autres, Ziller a élaboré des épreuves non verbales permettant à la personne de se projeter spatialement sur base de formes géométriques.

Quant à Mruk (1995), il représente son modèle phénoménologique de l'estime de soi sous la forme d'une matrice pour décrire différents types de profils d'estime de soi. Ceux-ci se caractérisent en fonction des combinaisons possibles entre l'axe de la compétence et l'axe de la valeur de soi, pour faire face aux situations et aux exigences de la vie. Pour chaque axe, un continuum allant de positif à négatif permet d'apprécier respectivement la compétence et la valeur de soi ; ce qui délimite quatre zones. Les quatre types de profils correspondent à une estime de soi défensive/narcissique ou défensive/pseudo, une estime de soi positive élevée ou faible (figure 1.2). Un style d'estime de soi peut prédominer chez une personne, en lien avec ses potentialités, son développement, les opportunités qui s'offrent à elle et ses choix personnels.

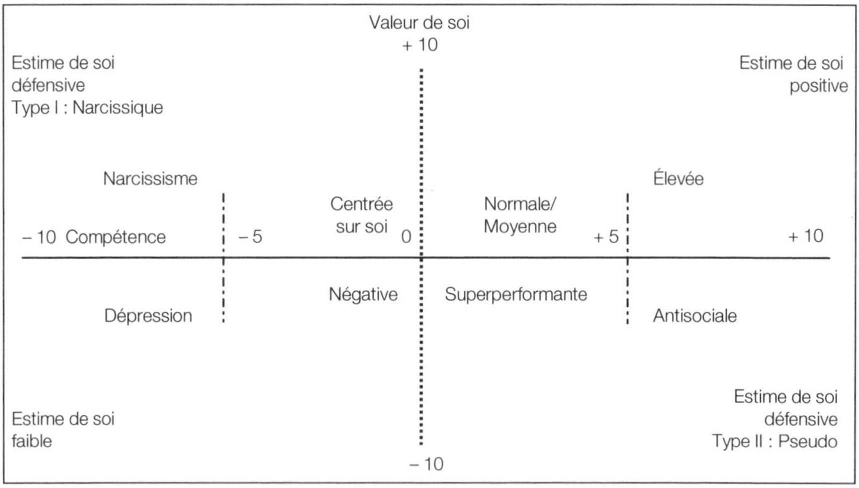

Figure 1.2. Matrice des quatre profils (selon Mruk, 1995, p. 142)

3.5 Modèles selon des approches cognitives et sociocognitives

À la fin du 20e siècle et au début du 21e siècle, on s'est également intéressé, en psychologie cognitive, au développement du concept de soi, y compris de la connaissance de soi, en se basant sur des modèles cognitifs.

Certaines conceptions se sont inspirées de modèles cognitifs de traitement de l'information, dont celles de Bower, Gilligan et Monteiro (1981) et de Markus (1977), afin de déterminer les mécanismes en jeu dans le traitement de l'information de soi.

C'est par un modèle de « Soi comme réseau associatif » que Bower *et al.* (1981) expliquent la connaissance de soi correspondant à des caractéristiques ou des « nœuds » connectés entre eux, de façon directe ou indirecte. Ceux-ci sont stockés en mémoire et en réseau. Lorsqu'on incite la personne à évoquer une caractéristique spécifique, les informations qui y sont associées en mémoire s'activent également. Elle peut donc parler de cette caractéristique en relation avec d'autres caractéristiques personnelles et de contextes dans lesquels cette caractéristique a du sens. Deux types de connaissances de soi sont encodés en mémoire ; d'une part les connaissances sémantiques qui se composent du lexique développé sur soi, et d'autre part les connaissances épisodiques se constituant en mémoire autobiographique.

Quant à Markus (1977), il a défini une théorie de « schémas de soi » (*self-concepts*) comme un ensemble structuré de concepts, de généralisations, de théories sur soi, stockés en mémoire à propos de soi, en référence à divers domaines particuliers. Des schémas de soi spécifiques intègrent les informations que la personne connaît d'elle-même, à travers les comportements qu'elle manifeste régulièrement dans un domaine et à partir de ses expériences personnelles dans des situations analogues. Ces schémas de soi correspondent à des filtres aidant la personne à interpréter les situations, à orienter ses intentions, à organiser son comportement et à l'expliquer.

Ces conceptions que nous venons d'évoquer ne considèrent toutefois pas les aspects évaluatifs, affectifs et émotionnels au sein de l'estime de soi. Pour dépasser cette limite, des théories sociocognitives intégrant le soi se sont également développées.

Dans la conceptualisation de « l'autodivergence » (*self-discrepancy*) d'Higgins (1989), l'aspect affectif est pris en compte, au-delà des deux types de dimensions cognitives de représentations de soi, les trois domaines de soi et les deux points de vue. D'une part, les domaines de soi comprennent le « soi actuel » (ce que la personne pense avoir comme attributs présents), le « soi idéal » (ce que la personne souhaite avoir idéalement comme attributs) et le « soi normatif » (ce que la personne pense qu'elle devrait avoir comme attributs). D'autre part, les points de vue du soi se traduisent par « le point de vue de la personne » elle-même ou « le point de vue de personnes significatives » à son propos. Ces points de vue se réfèrent à des valeurs et attitudes valorisées pour émettre un jugement. Pour déterminer les représentations de soi, Higgins propose de croiser les trois domaines du soi et les deux points de vue. Le concept de soi, selon cet auteur, s'élabore par le croisement entre le soi actuel et le point de vue de la personne. Les autres croisements entre le soi idéal, le soi normatif et le point de vue des personnes significatives servent d'autoguides (*self-guides*). Les écarts entre le concept de soi par la personne et ces autoguides sont désignés par des autodivergences (*self-discrepancies*), et induisent des émotions négatives et des vécus de situations psychosociales négatives. Cette dimension émotionnelle aurait une fonction régulatrice. Autrement dit, de ces écarts entre le soi actuel et le soi idéal, et d'une représentation de soi irréaliste résulte un affaiblissement de l'estime de soi.

D'autres conceptions ont accentué, dans l'approche de l'estime de soi, l'importance de l'autoévaluation et du « sentiment de compétence » (*self-efficacy*) développés par la personne, ainsi que la référenciation aux normes sociales pour s'autoévaluer (Bandura, 1997, 2003). Une attention particulière est accordée aux cognitions que l'individu développe à propos de ses compétences et/ou réussites, qu'elles soient réelles ou potentielles. On parlera de sentiment de compétence pour désigner l'évaluation que la personne attribue à ses propres compétences dans des domaines spécifiques. Contrairement à l'estime de soi, le sentiment de compétence ne se réfère pas à la valeur globale du soi, mais il réfère à certains aspects du fonctionnement de la personne. Bien que ce sentiment de compétence influence l'estime de soi, il n'en sera pas son unique déterminant. En cela, Bandura (2003, p. 25) se différencie de la conception de Harter, en critiquant la potentielle confusion entre estime de soi et sentiment d'efficacité ou efficacité personnelle perçue. Il explique que certaines personnes peuvent percevoir un bon niveau de performance dans plusieurs domaines, sans pour autant s'attribuer une estime de soi globale élevée. D'autres personnes peuvent ressentir une estime de soi globale très positive, en se référant à d'autres sources que leurs performances ou réussites. Duclos (1997) insiste sur le fait que ce n'est pas la valeur personnelle qui est en cause, mais bien les cognitions que la personne construit à cet égard. Dans la mesure où elles ne sont pas suffisamment conscientes de leurs qualités, certaines personnes peuvent manifester de grands talents sans pour autant avoir une haute estime de soi.

Soulignons également que l'estime de soi est envisagée, dans ces théories de l'apprentissage social (dont celles de Bandura, 1997, 2003 et de Perron, 1991), comme résultant d'un double processus d'apprentissage social et de personnalisation ou d'individualisation. Dans cette perspective, l'estime de soi dépendrait d'insertions particulières à propos de soi (personnalisation) et de ses rapports à autrui (apprentissage social). Au fil de la vie, l'estime de soi est mobilisée, elle servirait d'indice du bien-être de la personne et influencerait son ajustement émotionnel, social et ses comportements.

3.6 Modèles selon une approche motivationnelle liée à des approches cognitives et psychosociales

Selon cette approche, l'évaluation de soi d'une personne contribue à orienter ses actions et ses comportements. Le concept de soi d'une personne est alimenté par ses désirs, ses motivations qui l'incitent à chercher à atteindre des buts, ce qui contribue à maintenir ses représentations à propos d'elle-même. Plusieurs modèles ont été développés dans cette perspective. Ces théories motivationnelles expliquent comment les personnes ont une conception de soi positive et maintiennent l'estime de soi (Sedikides & Strube, 1995) par des théories de la cohérence de soi (*self-consistency*), de l'autoévaluation (*self-assessment*), de la valorisation de soi (*self-enhancement*), de l'amélioration de soi (*self-improvement* ou *self-help*) ou de la construction identitaire motivée (*motivated identity construction theory*).

La théorie de la « cohérence de soi » (*self-consistency*) (Elliott, 1986 ; Lecky, 1961) se centre sur l'importance du concept de soi dans la régulation des pensées et des idées par la personne, qui cherche à maintenir une certaine constance dans ses propres idées et ses comportements. Cette théorie est encore considérée comme pertinente pour des psychologues contemporains s'intéressant à la personnalité ou s'y référant en psychothérapie clinique (Stevens, 1992).

Quant à la théorie de la « valorisation de soi » (*self-enhancement*) (Sedikides & Gregg, 2008), elle différencie quatre niveaux de manifestation :

(1) l'effet observé ou le produit (par le fait de se valoriser et pouvant induire des illusions positives) ;

(2) le processus en cours (se valoriser peut entraîner des résultats favorables pour soi-même et défavorables pour les autres) ;

(3) le trait de personnalité (correspondant à une habitude ou non à se valoriser soi-même) ;

(4) le motif sous-jacent d'un désir conscient de se valoriser (par comparaisons sociales stratégiques par rapport à d'autres personnes faibles ou perçues comme inférieures).

La valorisation de soi peut se mettre en œuvre dans diverses situations et peut s'expliquer par différentes raisons sous-jacentes, plus ou moins dominantes selon la situation. Cette valorisation alimente l'estime de soi de la personne (Sedikides, 1993 ; Trope, 1986) et est liée à l'autoévaluation.

Dans le cadre de théories d'autoévaluation (*self-evaluation, self-assessment)*, le fait que la personne s'autoévalue se situe au cœur de ses processus d'apprentissage, au fil de ses expériences (Sedikides, 1993 ; Sedikides & Strube, 1997 ; Trope, 1986). Cette autoévaluation peut contribuer à améliorer ses apprentissages et à maintenir son estime d'elle-même. Trope (1986) suggère que l'autoévaluation est une manière par laquelle l'estime de soi peut être valorisée dans le futur. En effet, l'autoévaluation à court terme peut affecter le concept de soi de la personne, si elle constate qu'elle ne parvient pas atteindre aussi facilement ses objectifs. Toutefois, à plus long terme, ce constat par la personne pourrait l'inciter à un regain d'efforts pour atteindre un meilleur niveau pour aboutir à ses objectifs dans le futur. Si la personne redouble d'efforts et parvient à s'améliorer, son estime de soi peut être plus positive à plus long terme qu'avant l'autoévaluation. On peut d'autant mieux comprendre pourquoi l'autoévaluation se retrouve parmi les stratégies figurant dans des modèles d'autorégulation (*self-regulation*). Celle-ci peut faciliter la perception positive de soi et de ses compétences et inversement (Brown, 1990).

Quant à la théorie de « l'amélioration de soi » (*self-improvement*) et « d'autoaide » (*self-help*), elle a donné lieu à des programmes de groupes de soutien. Ceux-ci proposent notamment l'échange entre personnes sur des expériences communes ou des rôles communs entre pairs, ou un soutien émotionnel ou identitaire. Dans des théories d'autodétermination (*self-determination*), on retrouve également cette dimension de buts relatifs à l'amélioration de soi comme motivation interne, à travers des activités, au-delà d'autres motivations externes (Ryan & Deci, 2000).

La théorie de la « construction identitaire motivée » (Vignoles, 2011) propose un modèle intégratif incluant la composante d'estime de soi et s'inscrit également dans le champ de la psychologie sociale et culturelle. Ce modèle explique la façon dont les personnes arrivent à :

- se percevoir positivement (« motivation d'estime de soi », *self-esteem*) ;
- croire que leur identité perdure dans le temps (« motivation de continuité de soi », *continuity*) ;
- se considérer comme distinctes des autres (« motivation de distinction », *distinctiveness*) ;
- penser que leur vie a du sens (« motivation de sens », *meaning*) ;
- se sentir compétentes et capables d'influencer leur environnement (« motivation d'efficacité », *efficacy*) ;
- se sentir acceptées par les autres et incluses dans un groupe (« motivation d'appartenance », *belonging*).

Ces diverses motivations permettent les processus de définition d'identité et de mise en œuvre de l'identité (*identity motives*). Les personnes souhaitent que leur futur soi satisfasse leurs motivations identitaires et craignent ce qui peut les menacer (Vignoles, Manzi, Regalia, Jemmolo, & Scabini, 2008). Selon qu'elles vivent dans une culture collectiviste ou dans une culture individualiste, elles vont mobiliser des stratégies différentes pour maintenir une estime de soi positive. Dans une culture collectiviste dans laquelle le groupe prime, l'autocritique peut permettre de garder une estime de soi, notamment par des aspects relevant de l'accomplissement de certains devoirs, alors que dans une culture individualiste dans laquelle l'individu est privilégié, l'estime de soi peut être soutenue par des aspects d'identité, de contrôle et d'autonomie (Vignoles, Regalia, Manzi, Golledge, & Scabini, 2006).

Par ailleurs, cette dimension motivationnelle est également relevée comme incontournable dans le développement du sentiment de compétence et de l'estime de soi dès l'enfance, notamment par plusieurs auteurs, dont Duclos (2004, pp. 165-172).

3.7 Modèles selon une approche de la psychologie positive

La connaissance de soi et l'estime de soi figurent parmi les concepts-clés et processus psychologiques auxquels s'intéresse le courant de la psychologie positive, initié par Seligma (1998, 2002). La psychologie positive se définit comme « l'étude des conditions et processus qui contribuent à l'épanouissement ou au fonctionnement optimal des gens, des groupes et des institutions » (Gable & Haidt, 2005, p. 104). Elle prend en compte l'épanouissement, le développement personnel et le bonheur des individus, envisagés à la fois sur le plan individuel et sur le plan social en tant qu'êtres humains en relation avec les autres, insérés dans un tissu social et leur communauté. Ainsi, elle considère les niveaux personnel, interpersonnel et social du bien-être des personnes. Dans cette perspective, pour expliquer le bien-être et le bonheur ressentis, des travaux se penchent sur l'impact des caractéristiques individuelles, comme l'humour, la curiosité, la persévérance, la créativité, les compétences émotionnelles, ou encore les vécus d'émotions positives et d'expériences de vie positives (David, Boniwell, & Ayers, 2013 ; Martin-Krumm & Tarquinio, 2011). Selon les constats de ces derniers auteurs, les processus motivationnels, d'autodétermination, d'engagement vers un but, du sens de la vie, d'auto-efficacité, des qualités relationnelles, d'empathie, d'optimisme et de résilience constituent également des variables importantes dans cette approche.

Comme le souligne Shankland (2014, pp. 157-159), ce n'est pas en proposant des programmes de développement d'une estime de soi positive qu'il y aura d'emblée des répercussions favorables sur la santé et le bien-être ; il est plutôt essentiel de soutenir le développement de compétences émotionnelles et psychosociales. Il est important de relever que valoriser ou féliciter de façon excessive les comportements des enfants, adolescents ou jeunes adultes, ou autrement dit soutenir une estime de soi « trop » positive, peut impliquer des effets négatifs à moyen et long termes, tels que la diminution de confiance envers les adultes « survalorisants » ainsi qu'une limitation des efforts et de la persévérance (Seligman, Reivich, Jaycox, & Gillham, 2007). Cette démarche s'éloigne de ce qui est visé par la psychologie positive appliquée. Seligman (2007) propose une série de pistes pour faire évoluer ce qui peut être changé chez l'individu en faveur de son estime de soi, en lien avec d'autres processus psychologiques de ce courant.

3.8 Combiner les approches du soi en recherche pour en étudier la complexité ?

On peut s'apercevoir que les auteurs ayant porté leur intérêt au soi sont nombreux. Les modélisations et les diverses approches reflètent toute la complexité de l'estime de soi. Au vu des diverses approches proposées, l'estime de soi semble déterminée par de multiples facteurs. D'une part, les facteurs subjectifs s'observent par l'influence des valeurs personnelles et des cognitions développées par l'individu à propos de lui et de ses compétences : ce qui correspond au développement de « la perception par soi-même ». D'autre part, des facteurs environnementaux opèrent par l'influence des personnes significatives, des relations avec les proches et des groupes d'appartenance et des pairs : ce qui correspond au développement de « la perception de soi à travers les autres ». Dans la littérature actuelle, ces deux positions se retrouvent encore, selon que l'on mette l'accent sur la dimension de la personne elle-même ou sur la dimension sociale. Cependant, c'est une complémentarité de ces deux positions qui est envisagée dans les travaux actuels. Plutôt que d'opposer ces différentes approches, il paraît aujourd'hui plus pertinent d'en étudier les articulations. C'est pourquoi le consensus actuel est d'envisager l'estime de soi tant comme le résultat d'une construction psychique que le produit d'une activité cognitive et sociale ; l'estime de soi se construit progressivement et son développement est un processus dynamique et continu (Jendoubi, 2002).

Relevons toutefois que, malgré la diversité des efforts de conceptualisation, c'est particulièrement à la fin des années 1980 et au début des années 1990 que commencent à être publiés des articles influents sur les travaux de recherche menés sur le concept de soi et l'estime de soi (comme le suggère Baumeister, 1993), et un foisonnement de réflexions tant théoriques, scientifiques que d'implications pratiques voit le jour (Mruk, 1995). C'est au cours de ces trois dernières décennies que les études empiriques plus rigoureuses se sont développées pour mieux comprendre les facteurs de risque et de protection du soi, ainsi que les liens que le soi entretient avec d'autres processus psychologiques.

4 Conceptions : globalité, unidimensionnalité ou multidimensionnalité ?

Certains modèles envisagent le soi dans sa globalité, en tant que système complexe intégrant en un tout les dimensions spécifiques. D'autres modèles défendent l'aspect multidimensionnel du soi. Une conception intermédiaire est envisagée, selon laquelle le soi est composé de plusieurs dimensions hiérarchisées. Plusieurs outils faisant référence à certains de ces modèles sont présentés dans le chapitre 7 concernant l'évaluation de la perception de soi.

4.1 Modèles et approches globaux, unidimensionnels

Certains auteurs, tels que Rosenberg (1979) et Coopersmith (1967), envisagent l'estime de soi dans sa globalité et son unicité, selon une approche globale et unidimensionnelle. Rosenberg (1979) considère l'estime de soi comme renvoyant à l'évaluation globale de soi. Elle correspond à l'appréciation générale qu'un individu a de lui-même (Bariaud, 2006), envisagée comme un construit indifférencié (Dupras & Bouffard, 2011). Selon Coopersmith (1967), l'estime personnelle réfère à l'évaluation qu'une personne se fait et maintient généralement d'elle-même. Elle est le reflet d'une attitude d'approbation-désapprobation qui indique jusqu'à quel point cette personne se perçoit comme ayant de la valeur, de l'importance et comme étant capable de réussir (Michaud, Bégin, & McDuff, 2006).

Ces modèles et cette approche globale de l'estime de soi ont été critiqués et remis en question par leurs limites quant à l'explication sur les attitudes et le fonctionnement psychologique des personnes et par l'intérêt de considérer des dimensions spécifiques de l'estime de soi que cette personne développe. En cherchant à prouver l'unidimensionnalité de l'estime de soi, Piers et Harris (1964) ont constaté au contraire que des jeunes s'évaluent en référant à différents domaines de leur vie et, par conséquent, ils apprécient leur estime de soi en diverses dimensions spécifiques. Marsh, Ellis et Craven (2002) déplorent que l'approche globale du concept de soi ait été trop mise en avant dans de nombreux travaux.

4.2 Modèles et approches multidimensionnels

Apparue dans les années 1980, la notion de multidimensionnalité implique non seulement la différenciation du concept de soi et de l'estime de soi en plusieurs dimensions, mais aussi que les dimensions soient reliées entre elles (Byrne, 1984 ; Fortes, 2003 ; Marsh & Craven, 2006 ; Marsh, Craven, & Martin, 2006 ; Marsh & Shavelson, 1985). La figure 1.3, adaptée de Marsh (1997) par Fortes (2003), illustre cette conception multidimensionnelle de la structure du soi. Selon ces modèles, le concept de soi et l'estime de soi considérés comme une construction multidimensionnelle sont élaborés par les autoévaluations de la personne à propos de ses compétences dans divers domaines d'activités relativement indépendants ; ces autoévaluations varient en fonction de l'importance que la personne accorde à ces domaines, et en fonction de son âge (Crocker & Wolfe, 2001 ; Dupras & Bouffard, 2011 ; Harter, 1986, 1994 ; Harter & Pike, 1984). Autrement dit, la personne développe des sentiments de satisfaction de soi qui sont différents selon les domaines et cela constitue des perceptions de soi selon des dimensions spécifiques. Comme les individus s'autoévaluent, de façon variable, en fonction des domaines de vie, les modèles multidimensionnels sont jugés comme étant plus adéquats. Plus l'individu accorde de l'importance à un domaine particulier et plus il perçoit détenir des compétences dans ce domaine spécifique, plus cette perception positive aura une incidence sur l'estime de soi globale.

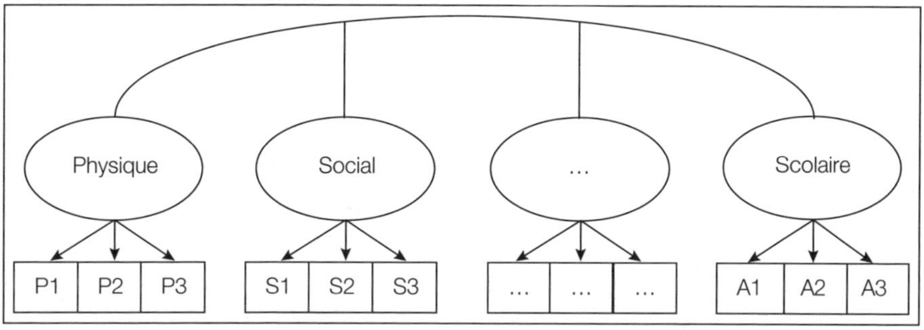

Figure 1.3. Modèle multidimensionnel corrélé du concept de soi (Marsh, 1997, reproduit à partir de Fortes, 2003, p. 16)

Selon le modèle multidimensionnel de Harter (1982, 2003, figure 1.4), les dimensions de la perception de soi se différencient selon la période de vie[1]. Cependant, certaines dimensions se retrouvent sous une forme analogue, entre l'âge préscolaire et au début de l'âge adulte. Il s'agit des perceptions des compétences cognitives, scolaires ou intellectuelles ; des compétences physiques, athlétiques ou sportives ; de l'apparence physique, de l'acceptation sociale par les pairs ; et de la conduite comportementale. L'ensemble des perceptions de ces dimensions contribue à une appréciation d'estime de soi globale. Précisons qu'un enfant d'âge préscolaire, même s'il est capable d'élaborer des représentations cognitives de caractéristiques observables de soi, envisagées comme des attributs séparés, n'est pas encore capable de développer et verbaliser une estime de soi globale concernant sa personne (Harter, 1990b, 2006b). Selon la perspective développementale de Harter (1983, 1989, 2003), l'importance des domaines change avec l'âge.

1. Une vue synoptique de cette différenciation depuis l'enfance précoce à la fin de l'adolescence (Harter, 2003) est présentée au point 3.7 du chapitre 2.

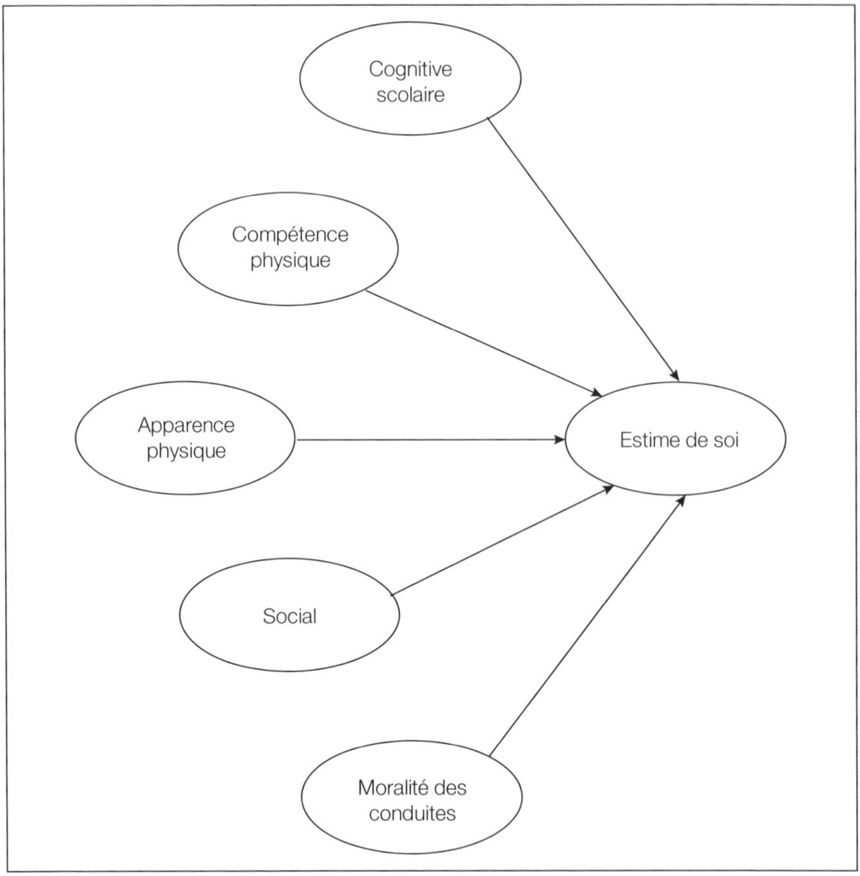

Figure 1.4. Modèle multidimensionnel de Harter (1982)

Précisons brièvement les principales dimensions de la perception de soi.

- Soi cognitif et scolaire

À l'âge préscolaire, la perception de ses compétences cognitives se rapporte à des prérequis d'apprentissages de base[2], par exemple, connaître les couleurs, être capable de compter, pouvoir faire un puzzle, etc. D'autres termes sont employés pour signifier le soi cognitif, comme le « soi scolaire » ou le « soi académique », selon la période développementale ciblée et l'outil utilisé dans des études empiriques. Lorsque la perception de soi se développe au travers des interactions que l'enfant entretient avec son environnement scolaire

2. Traduits à partir des termes anglais *rudimentary readiness skills* (Harter & Pike, 1984).

en situation d'apprentissage, le soi cognitif correspond à la perception que l'enfant se fait de ses compétences à apprendre les comportements scolaires (Bragard, 1999). Au début de l'âge scolaire, le soi cognitif repose sur la perception de ses compétences cognitives se référant aux apprentissages relatifs à la lecture, l'écriture, les mathématiques, etc. (Harter & Pike, 1984).

- Soi physique : apparence physique et compétences physiques ou athlétiques

Le soi physique se rapporte à la manière dont la personne se perçoit physiquement. Deux aspects entrent en jeu dans cette dimension de la perception de soi : l'apparence physique et les compétences physiques ou athlétiques. Concernant la formation de la perception de ses compétences physiques, Guérin et Famose (2005) soulignent qu'en dépit de repères concrets (tels que les performances physiques ou sportives), une comparaison supplémentaire des compétences physiques individuelles avec une autre norme ou un autre cadre de référence semble requise. En effet, le concept de soi se développe dans un environnement social qui comprend tant des comparaisons de groupe que des comparaisons individuelles (Festinger, 1954). Sous cet angle, l'enfant évaluerait ses compétences physiques en fonction de celles démontrées par ses pairs. Les auteurs pointent également une influence des évaluations renvoyées par autrui. En accord avec la théorie de Cooley, la personne se construirait son concept de soi physique en fonction de ce qu'elle croit que son entourage significatif pense à propos de son physique.

- Soi social ou acceptation sociale

L'enfant élabore son soi social en fonction de la façon dont il perçoit ses compétences sociales et dont il se sent accepté socialement par ses pairs. Rappelons toutefois que les perceptions concernant son acceptation sociale n'impliquent pas nécessairement des jugements à l'égard de soi, puisqu'ils peuvent se baser sur des caractéristiques de soi et/ou d'autrui. Harter et Pike (1984, p. 1971) illustrent leurs propos par deux exemples. D'un côté, une caractéristique du soi chez l'enfant peut être à l'origine du fait de ne pas avoir d'amis. D'un autre côté, ce manque d'amis peut découler de certaines caractéristiques des pairs, pouvant ne pas être gentils ou aimables à l'égard d'un enfant. De façon analogue, le manque de soutien parental peut s'expliquer de deux façons ; l'enfant peut se percevoir lui-même comme « peu aimable » (*unlovable*), ou il peut percevoir ses parents comme « peu aimants » (*unloving*) à son égard.

Lorsqu'on aborde cette dimension du soi social, il est judicieux de distinguer les personnes significatives impliquées dans la relation.

À ce propos, Andersen et Chen (2002) s'intéressent au soi relationnel et proposent un modèle interpersonnel sociocognitif du soi et de la personnalité. Plus précisément, leur théorie postule que les individus possèdent de multiples sois en relation avec les différentes personnes significatives rencontrées dans leur vie, et chacun est relié en mémoire à un autrui significatif particulier. Vu ces liens entre le soi et des représentations d'autrui significatives, lorsqu'une de ces représentations est activée dans une rencontre avec une nouvelle personne, la connaissance associée au soi en relation avec cet autrui significatif est enclenchée. En conséquence, le soi relationnel adéquat entre en jeu et se manifeste dans les réponses émotionnelles, motivationnelles et comportementales impliquées dans la rencontre interpersonnelle. Différents sois relationnels sont activés en fonction du contexte interpersonnel.

- Soi comportemental ou perception des conduites

Cette dimension se traduit par la perception que la personne développe à propos des comportements et des conduites qu'elle manifeste à l'égard d'autrui ou observables par autrui. Dès la deuxième année, l'enfant conscientise l'effet de ses propres comportements sur les adultes qui l'entourent et la façon dont ils y réagissent. Progressivement, l'enfant en âge scolaire perçoit ses propres conduites, en référence progressivement aux normes et aux conventions sociales.

De manière à tenir compte de l'évolution des perceptions de soi en fonction du développement dans tous les domaines, tant physique que cognitif et social, les travaux de Harter ont opérationnalisé son modèle par la création d'outils[3] d'évaluation multidimensionnels applicables à chaque période développementale. Ainsi, ces outils sont conçus sous forme de série de questions et d'énoncés indépendants respectivement pour chaque dimension, auxquels l'individu répond de façon variable selon le domaine concerné. Ceci permet de déterminer la relation entre sa perception, son évaluation dans chacun de ces domaines spécifiques et l'estime de soi générale de soi en tant que personne.

Actuellement, ce sont les modèles et les approches multidimensionnelles qui fondent la majorité des travaux empiriques et les pratiques. La plupart des auteurs soutiennent la nécessité d'une approche multidimensionnelle du soi par les chercheurs et les praticiens pour mieux comprendre la complexité du soi et pour fonder des évaluations de plusieurs dimensions du soi permettant d'établir un profil à différentes périodes de vie (Bolognini, Plancherel, Bettshart, & Halfon, 1996 ; DuBois & Hirsch, 2000 ; Harter, 1993 ; Marsh *et al.*, 2002).

3. Ils sont présentés dans le chapitre 7.

4.3 Modèles hiérarchiques

Au-delà des conceptions multidimensionnelles, plusieurs auteurs ont souligné l'intérêt d'une organisation hiérarchique intégrant à la fois les dimensions spécifiques et la globalisation de l'estime de soi (L'Écuyer, 1978 ; Marsh & O'Mara, 2008 ; Shavelson, Hubner, & Stanton, 1976). Les modèles hiérarchiques ont alors été envisagés, établissant un lien entre perceptions spécifiques et perceptions globales et situant généralement l'estime de soi globale au sommet de la hiérarchie, au-dessus des dimensions particulières (Fortes, 2003). Le facteur global du concept de soi résulte de différentes dimensions et sous-dimensions distinctes, organisées et structurées de manière hiérarchique (cf. figure 1.5).

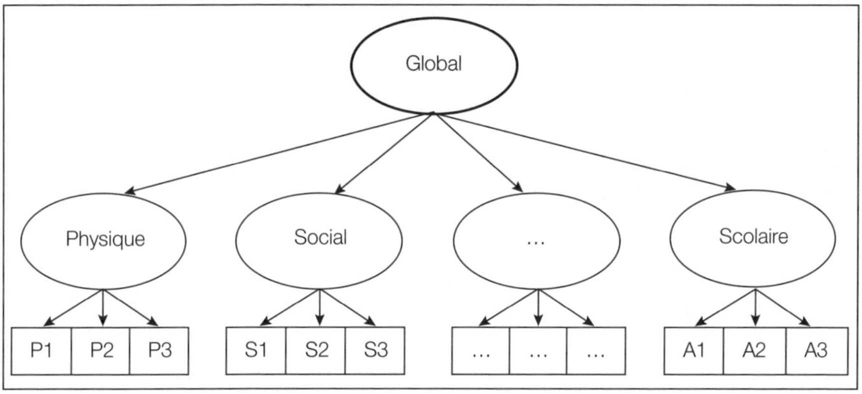

Figure 1.5. Modèle multidimensionnel hiérarchique du concept de soi (Marsh, 1997, reproduit à partir de Fortes, 2003, p. 17)

Afin de pallier à des formulations théoriques peu précises à l'égard de la conception du soi, Shavelson *et al.* (1976) ont proposé un modèle hiérarchique du concept de soi défini par les caractéristiques suivantes :

- organisé : chacun catégorise les informations à propos de soi, tout en reliant ces catégories les unes aux autres ;
- multidimensionnel : les différentes dimensions reflètent un système composé de catégories autoréférencées, adoptées par la personne seule ou partagées par un groupe ;
- hiérarchique : les perceptions de son comportement au niveau de base, les inférences à propos de soi dans certains domaines au niveau intermédiaire, et les inférences à propos de soi en général ;

- stable : le concept de soi global au sommet de la hiérarchie est stable, tandis que les dimensions du soi spécifiques sont moins stables aux niveaux inférieurs ;
- développemental : la multidimensionnalité du concept de soi augmente avec l'âge ;
- différenciable : le concept de soi peut se différencier des autres construits avec lesquels il est théoriquement relié (par exemple, la réussite scolaire).

La figure 1.6 présente une illustration possible de cette organisation hiérarchique du concept de soi, proposée par Shavelson *et al.* (1976).

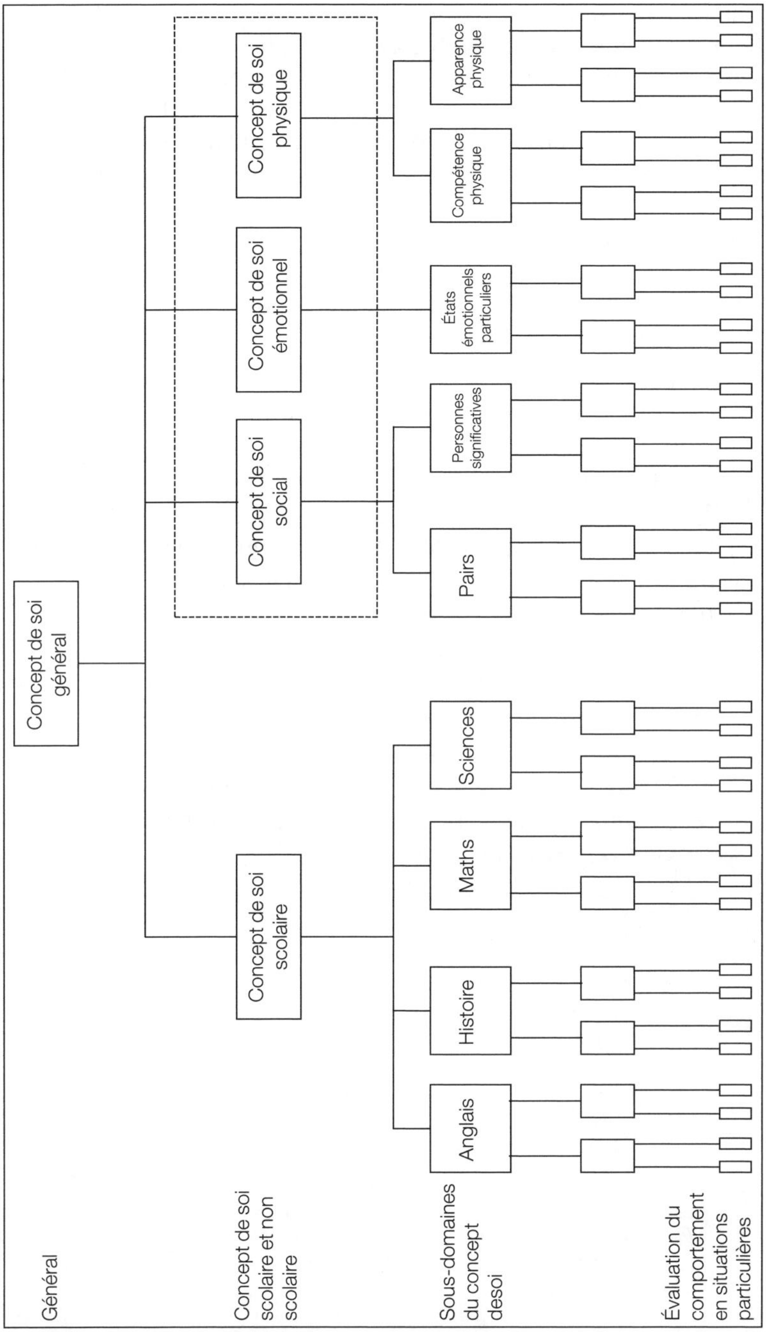

Figure 1.6. **Représentation de l'organisation hiérarchique du concept de soi (Shavelson *et al.*, 1976, p. 413)**

Dans cette lignée, le modèle de L'Ecuyer (1978, 1990) se veut multidimensionnel et organisé hiérarchiquement (cf. figure 1.7). Celui-ci sera décrit de façon plus détaillée dans le chapitre 2, relatif à l'évolution développementale de la perception de soi. Cet auteur distingue cinq structures ou dimensions de soi : matérielle, personnelle, adaptative, sociale, soi-non-soi, qui se construisent dès l'enfance.

(1) Le « soi matériel » se scinde en deux sous-structures, le « soi somatique » lorsque l'enfant se réfère à sa condition physique et « le soi possessif » lorsque l'enfant se réfère à la possession d'objets ou de personnes.

(2) Le « soi personnel » s'élabore en deux sous-structures, « l'image de soi » se traduisant par l'énumération par l'enfant des activités qu'il sait faire et « l'identité de soi » que l'enfant exprime en précisant son nom, son adresse, son anniversaire de naissance, etc.

(3) Le « soi adaptatif » se manifeste à travers la « valeur de soi » que l'enfant aborde par tout ce qu'il sait faire seul et ce qu'il possède.

(4) Le « soi social » s'observe à travers « les préoccupations et les attitudes sociales ». Pour se décrire, l'enfant réfère souvent aux activités réalisées avec des membres de sa famille.

(5) Le « soi-non-soi » est essentiellement différencié en référence à autrui. Une grande partie des identifications de l'enfant se réfère aux autres, en fonction d'une ressemblance ou différence avec eux, ou d'une association à eux.

Concept de soi
Modèle expérientiel-développemental du concept de soi

Structures	Sous-structures	Catégories
Soi matériel	Soi somatique	Traits et apparence physiques Condition physique et santé
	Soi possessif	Possession d'objets Possession de personnes
Soi personnel	Image de soi	Aspirations Énumération d'activités Sentiments et émotions Goûts et intérêts Capacités et aptitudes Qualités et défauts
	Identité de soi	Dénominations simples Rôles et statut Consistance Idéologie Identité abstraite
Soi adaptatif	Valeur de soi	Compétence Valeur personnelle
	Activités du soi	Stratégies d'adaptation Autonomie Ambivalence Dépendance Actualisation Style de vie
Soi social	Préoccupations + attitudes sociales	Réceptivité Domination Altruisme
	Référence à la sexualité	Références simples Attrait + expérience sexuels
Soi-non-soi	Références aux autres Opinions des autres	

Figure 1.7. Modèle expérientiel-développemental du concept de soi (L'Écuyer, 1978, 1990)

Quant à Duclos (1997, 2004), il envisage dès l'enfance quatre composantes de l'estime de soi globale, qu'il décrit comme suit (voir figure 1.8).

(1) Le « sentiment de confiance » fait référence au sentiment de sécurité physique et psychologique. Il est essentiel pour que l'enfant, rassuré par le regard confiant que ses parents lui portent, prenne à son tour confiance en ses capacités.

(2) Le « sentiment d'appartenance » se réfère à l'aspect social de l'estime de soi. Le besoin de faire partie d'un groupe augmente au fur et à mesure que l'enfant se développe. « Pour parvenir à vivre pleinement un sentiment d'appartenance, il faut faire un long apprentissage d'habiletés sociales, de collaboration et de coopération » (Duclos, 1997, p. 74).

(3) Le « sentiment de connaissance de soi » correspond à la conscience de ses habiletés et qualités personnelles ; l'enfant se découvre ainsi comme l'être unique au monde. C'est également en se percevant différent des autres que l'enfant découvre peu à peu qu'il est unique. La connaissance de soi se transformera plus tard en un sentiment d'identité, dont une première synthèse sera réalisée à l'adolescence (Duclos, 1997).

(4) Le « sentiment de compétence » équivaut à l'évaluation que l'individu fait à propos de ses compétences dans différents domaines. Pour vivre ce sentiment, l'enfant doit se fixer des objectifs personnels dans ces domaines. Duclos (2004, p. 158) le définit alors comme l'intériorisation et la conservation des souvenirs de ses expériences d'efficacité et de succès personnels dans l'atteinte de ses objectifs.

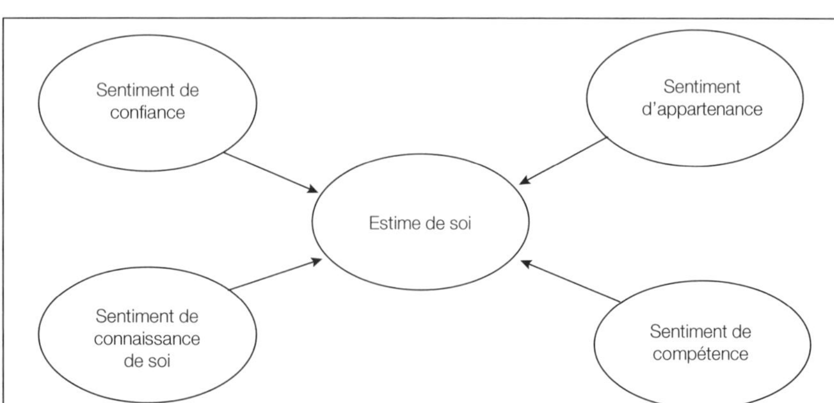

Figure 1.8. Quatre composantes de l'estime de soi selon Duclos (1997, 2004)

Bien que la visée devienne multidimensionnelle, les chercheurs ont estimé nécessaire d'envisager également la notion d'estime de soi globale dans leurs modèles et dans leurs mesures applicables dès l'enfance, d'âge préscolaire à début scolaire. Un instrument procurant des mesures en fonction de différents domaines de vie et une mesure indépendante de la valeur globale du soi, apporte au praticien un tableau plus riche et plus informatif que les outils aboutissant à un seul score (Bariaud, 2006).

Nous ne prétendons pas être exhaustives quant aux modèles du concept de soi. Parmi les modèles existants, nous avons privilégié ceux qui apportent des repères clairs pour approcher la perception de soi tant globale que spécifique et auxquels des concepteurs d'outils d'évaluation se sont principalement référés. Précisons que certains de ces outils d'évaluation se rapportent à la fois au modèle multidimensionnel et au modèle hiérarchique, en fonction des scores que le praticien utilise pour donner sens aux résultats obtenus. Ces outils d'évaluation seront présentés dans le chapitre 7.

Par ailleurs, d'autres modèles font état de la dynamique entre la perception de soi et certaines composantes psychologiques. Relevons le modèle proposé par Bosacki (2000) pour mettre en relation le concept de soi, l'adaptation sociale et la théorie de l'esprit. Nous présenterons certains de ces modèles dans le chapitre 3.

5 Comment différencier les trois facettes de l'estime de soi?

Bien qu'il y ait une tendance dans les études à combiner certaines approches en s'inspirant des conceptions, selon Brown et Marshall (2006, pp. 4-5), il y a parfois une confusion et un manque de consensus quant à l'usage même du terme « estime de soi », et ils le décryptent en trois construits :

(1) *Global self-esteem* ou *Trait self-esteem*, qui réfère à une variable de personnalité correspondant à la façon dont la personne se sent généralement à propos d'elle-même, qui reste relativement stable à travers le temps et les situations ; ce qui se retrouve dans des approches cognitives (Coopersmith, 1967 ; Crocker & Park, 2004 ; Crocker & Wolfe, 2001) ou affectives et émotionnelles (Brown, 1993, 1998 ; Brown & Marshall, 2001) ;

(2) *Feelings of self-worth* ou *State self-esteem*, qui réfère aux réactions autoévaluatives de la personne selon la valence négative ou positive des événements vécus, de ses expériences qui

génèrent des ressentis et qui affectent ou *boostent* son estime d'elle-même ; ce qui se situe dans l'approche de James (1890) ;

(3) *Self-evaluations* ou *Domain specific self-esteem*, qui réfère à la façon dont une personne évalue ses capacités et compétences variées en divers domaines et ses attributs ou ses caractéristiques ; ce qui se situe dans une approche multidimensionnelle de soi (Harter, 1986 ; Marsh, 1997 ; Marsh & Craven, 2006 ; Marsh, Craven, & Martin, 2006 ; Marsh & Shavelson, 1985).

Malgré la différence conceptuelle de ces trois construits, Brown et Marshall (2006, pp. 5-8) reconnaissent qu'ils sont fortement reliés et s'influencent mutuellement. Au regard de ces concepts et de la littérature ayant des approches de l'estime de soi soit cognitive, soit affective, ils dégagent deux modèles à tester que nous représentons aux figures 1.9 et 1.10 : le *Cognitive -Bottom-up- Model of self-esteem* et l'*Affective -Top-Down- Model of self-esteem.*

Selon le *Cognitive -Bottom-up- Model of self-esteem*, il est postulé que le feed-back évaluatif (par exemple, les réussites, les échecs, l'acceptation interpersonnelle ou le rejet) influence les autoévaluations par la personne et ces autoévaluations déterminent les sentiments d'estime de soi (*Feelings of self-worth)* et l'estime de soi globale (*Global self-esteem*).

Selon l'*Affective -Top-Down- Model of self-esteem*, il est avancé que l'estime de soi se développe au cours de l'enfance en fonction de facteurs relationnels, de tempérament, etc., et une fois formée, elle influence les autoévaluations et les sentiments d'estime de soi (*Feelings of self-worth)*. Ainsi, l'estime de soi globale et le feed-back évaluatif se combinent pour influer sur les autoévaluations et les sentiments d'estime de soi, selon une dynamique interactive.

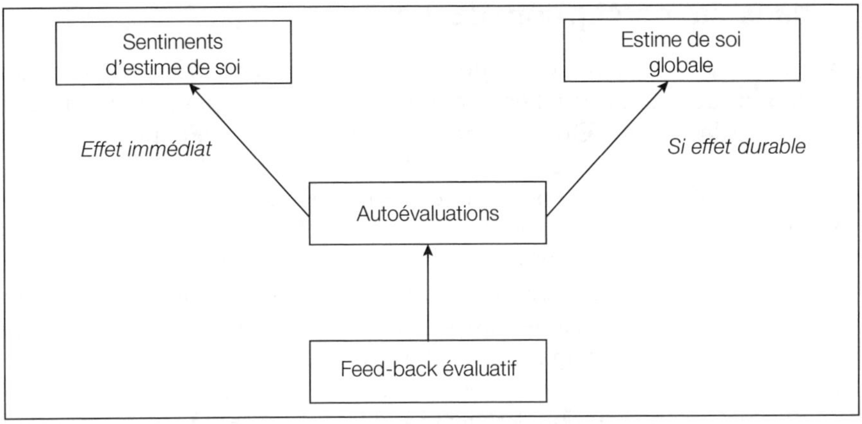

Figure 1.9. ***A Cognitive -Bottom-up- Model of self-esteem*** **(traduit de Brown & Marshall, 2006, p. 6)**

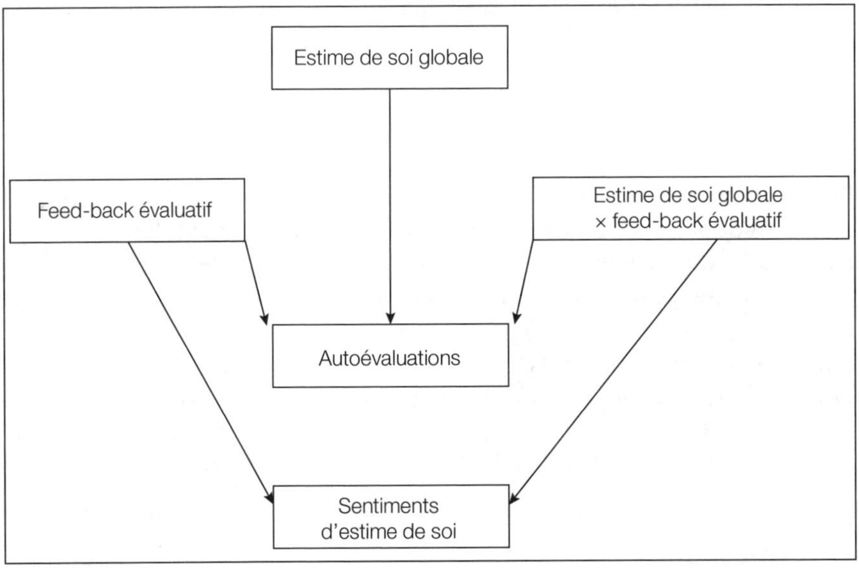

Figure 1.10. ***An Affective -Top-Down- Model of self-esteem*** **(Brown & Marshall, 2006, p. 7)**

6 Notions de réalisme et de convergence dans la perception de soi

Le terme de « réalisme » a une connotation objective aux yeux de la plupart des gens qui l'envisagent comme une perception de soi proche de la réalité. Or, le degré de réalisme du concept de soi est dégagé de la comparaison entre l'autoperception et l'hétéroperception (Cadieux, 2003). Lorsqu'on parle de réalisme dans ce champ conceptuel, il est question de comparer des perceptions issues de deux personnes différentes. Prenons l'illustration de cet auteur à propos d'un élève et de son professeur. Il n'est pas question de prétendre que le professeur détient la vérité, impartiale et objective, sur les compétences de l'élève. Il s'agit plutôt d'évaluer l'ampleur de l'écart entre les perceptions de l'élève et celles du professeur pour déterminer si l'enfant a une perception « réaliste ». L'écart observé provient donc d'une proximité *versus* différence de perceptions entre les deux personnes. Pour Cadieux (2003), cette différence peut être expliquée de deux manières, à savoir par les caractéristiques développementales de l'enfant et par les caractéristiques de l'enseignant. Par exemple, un enseignant se basant sur un jugement plus normatif pourrait avoir une perception plus négative sur les compétences d'un enfant présentant une déficience intellectuelle que sur celles d'un autre enfant. Le réalisme diffère donc selon les personnes. Il est en effet déterminé par le degré de correspondance entre le concept de soi de l'enfant et le jugement d'autrui, en l'occurrence de son professeur. Le réalisme de la perception de soi évolue en fonction de l'âge, comme nous l'évoquerons dans le chapitre 2 consacré à l'évolution développementale du concept de soi et de la perception de soi.

Lorsqu'on s'intéresse à la proximité ou la distance entre l'autoperception de l'enfant ou de la personne et leurs performances effectives dans divers domaines tels que les performances scolaires, l'adaptation ou l'atteinte de niveaux scolaires ou sociaux, évaluées par des mesures dites objectives, on parle de « convergence » *versus* « divergence » (O'Brien, Bartoletti, Leitzel, & O'Brien, 2006).

7 Conclusion

Dans ce chapitre, nous avons expliqué comment se définissent les termes de conscience de soi, d'image de soi, de représentation de soi, de concept de soi, de perception de soi et d'estime de soi. Ensuite, nous avons fourni quelques repères historiques concernant les principales conceptualisations à propos du concept de soi ou de l'estime de soi. Nous avons introduit les conceptions les plus connues, selon des approches psychosociales, psychanalytiques, développementales interactionnistes, phénoménologiques, cognitives, sociocognitives et motivationnelles. Enfin, pour mieux comprendre pourquoi certaines évaluations portent sur un niveau global d'estime de soi et d'autres sur des niveaux de perception ou d'estime de soi dans des domaines spécifiques, nous avons distingué les modèles globaux ou unidimensionnels, multidimensionnels ainsi que multidimensionnels hiérarchiques qui ont fondé la construction des instruments (présentés en chapitre 7).

Au regard de cette littérature et comme le proposent Kaiser et Jendoubi (2009), nous pouvons en dégager que l'estime de soi correspond à :

- un jugement de valeur, subjectif, que chaque personne s'attribue selon le degré de satisfaction de soi-même (« comment je m'apprécie tel que je me perçois ») ;
- une construction sociale, par l'effet de miroir social, du regard et de l'appréciation d'autrui, en particulier des personnes significatives, que la personne intériorise (« comment je m'apprécie à travers la façon dont je suis perçu par les autres ») ;
- une construction à multiples facettes ou dimensions, que la personne intègre à partir de ses perceptions différenciées de ses compétences, de son degré de satisfaction dans divers domaines, et selon l'importance qu'elle y accorde (« comment je m'apprécie à travers mes compétences dans différents domaines de ma vie et ce qui m'importe ») ;
- un processus dynamique et continu, qui se traduit par une évolution de la perception de soi de la personne tout au long de sa vie, qui est tributaire des liens privilégiés, des opportunités offertes, des ressources et des événements de vie (« comment je m'apprécie au fil de mon développement et de mon adaptation »).

Au-delà de ces modèles et de ces notions, il est indispensable pour un chercheur et un praticien de connaître comment se construisent et se développent le concept de soi, la perception de soi et l'estime de soi, depuis l'enfance jusqu'au début de l'âge adulte. C'est ce que nous proposons au prochain chapitre.

Chapitre 2

Évolution développementale de la perception de soi

1 Introduction

Approcher la perception de soi selon une perspective développementale permet de comprendre comment se construisent et s'intègrent le concept de soi, l'estime de soi et leurs composantes. Dans ce chapitre, nous aborderons les étapes du développement du soi, depuis la naissance jusqu'au début de l'âge adulte. Nous nous référons principalement aux observations et aux synthèses de Bee et Boyd (2003), d'Harter (1990a, b, c, 2003, 2006a, b) et de L'Ecuyer (1990)[1], ainsi qu'à des constats d'études empiriques portant sur une étape développementale plus particulière.

Pour des étudiants et des jeunes chercheurs désireux de se spécialiser en psychologie du développement, il est indispensable de connaître les étapes développementales de la perception de soi pour savoir interpréter leurs observations à propos d'un enfant ou d'un adolescent, en tenant compte de son niveau de développement global et de son profil de développement en différentes dimensions de perception de soi. Les praticiens souhaitant intégrer

1. Cet auteur a réalisé une importante étude longitudinale pour examiner la genèse des perceptions de soi (appelée méthode GPS) auprès d'enfants, d'adolescents et d'adultes. Celle-ci correspond à une approche autodescriptive libre par laquelle la personne est invitée à se décrire telle qu'elle se perçoit en réponse à la question « Qui es-tu ? » ou « Qui êtes-vous ? » (L'Ecuyer, 1990, p. 133). L'autodescription est proposée sous forme verbale pour les enfants et les personnes âgées et sous forme écrite pour les adolescents et les adultes.

dans le bilan d'un enfant le profil de développement de la perception de soi, afin d'orienter une prise en charge ou de guider ses parents, peuvent actualiser leurs connaissances sur la façon dont se développe celle-ci. Quelques exemples de profils seront proposés à titre illustratif.

2 Soi en petite enfance (de 0 à 2 ans)

Plusieurs auteurs se sont penchés sur la manière dont un enfant en bas-âge développe sa perception de soi, en s'intéressant spécifiquement aux dynamiques sous-tendant l'émergence du soi (L'Écuyer, 1990), la conscience de soi (Lewis, 1991 ; Rochat, 1993, 2003a, b) et la connaissance de son corps (Bénavidès, 1997 ; Streri, 2002). De récents travaux expérimentaux ont également étudié les réactions précoces de nouveau-nés ou jeunes bébés à des stimuli sensoriels produits par de brèves vidéos pour identifier comment ils construisent une conscience de leur propre corps (dont notamment Filippetti et ses collègues en 2013).

2.1 Dynamiques sous-tendant l'émergence du soi

Cette période de zéro à deux ans correspond à un premier stade que L'Écuyer (1990) nomme « l'émergence du soi ». L'auteur explique, comme suit, les dynamiques entre l'émergence, la différenciation et le développement de la conscience du soi *versus* non-soi, à travers trois types de relations symbiotiques entre l'enfant et son environnement (pp. 140-141).

(1) Sur base de la symbiose corporelle, l'enfant prend graduellement conscience de son propre corps comme différent de celui de ses parents.

(2) Sur base de la symbiose physique par le biais des contacts réguliers de l'enfant avec son environnement matériel, son image corporelle continue à se différencier des objets qui l'entourent. Grâce aux connaissances nouvelles acquises de la sorte et au contrôle qu'il exerce de plus en plus sur les objets, d'autres aspects de soi émergent progressivement, dont le sentiment de compétence.

(3) Sur base de la symbiose affective qui se traduit par la relation de dépendance qui lie l'enfant à ses parents et ensuite à son entourage social élargi, il prend conscience de nombreux autres aspects de soi. Il découvre les sensations d'être aimé ou non, d'être bon ou mauvais, d'être accepté ou rejeté,

d'être capable ou non de réaliser des choses, d'entrer ou non en communication avec autrui, etc.

2.2 Conscience de soi

Synthétisant les travaux de Lewis (1991), Bee et Boyd (2003, p. 114) indiquent que l'enfant comprend vers deux ou trois mois qu'il possède une existence propre, séparée de celle de sa mère. Il commence à découvrir qu'il peut agir sur les objets et les personnes qui l'entourent (quand il touche le mobile, il le bouge, quand il pleure, quelqu'un vient le chercher). Entre huit et douze mois, il acquiert la compréhension de la permanence de l'objet lorsqu'on le cache et de la permanence de la personne. Cet apprentissage contribue à construire la conscience que ses parents continuent d'exister même hors de sa vue. À cette même période, le jeune enfant découvre sa propre permanence en tant que sujet et son moi existentiel. Il se rend compte qu'il existe de façon stable et continue dans le temps et dans l'espace. Les prémices de l'imitation précoce sont également considérées comme un processus intéressant pour relever des indices de conscience de soi chez le bébé (Meltzoff & Moore, 1992).

Pour Rochat (1993), il est déjà possible de distinguer chez le bébé quatre aspects d'une conscience de soi exprimée dès la naissance et au cours des premiers mois.

(1) Le « soi différencié » se réfère à la manifestation chez le nouveau-né de signes comportementaux d'un dualisme initial. En effet, certains de ses comportements (imitation, ajustements posturaux, mouvement de la main vers la bouche) expriment une différenciation entre les stimulations externes au corps propre (extéroceptives) et les stimulations internes (intéroceptives).

(2) Le « soi coordonné » est exprimé par la variété de réponses sensori-motrices manifestées dès la naissance qui sont potentiellement intégrées et organisées entre elles, plutôt qu'indépendantes et juxtaposées. Par exemple, suite à la distribution de quelques gouttes d'un liquide sucré, le bébé double la durée et la fréquence des contacts de ses mains avec sa bouche.

(3) Le « soi agent » correspond, lorsque la situation le permet et dans le contexte de paradigmes expérimentaux spécifiques, à la capacité du bébé à percevoir un lien entre ses actions propres et leurs conséquences visuelles ou auditives dans l'environnement. Par exemple, le nouveau-né peut être capable

de moduler la fréquence de ses succions pour maintenir le son de la voix de sa mère.

(4) Le « soi projeté » est assimilé au fait que très tôt le bébé peut exprimer par son comportement des attentes et des plans qui projettent son action dans le futur. Par exemple, lorsqu'une séquence régulière est présentée au bébé, il est rapidement capable de l'anticiper.

Alors qu'une conscience de soi par l'action guide l'activité sensorimotrice du nourrisson dans ses échanges avec le milieu dès la naissance, la connaissance conceptuelle au sens d'un soi identifié n'apparaît que vers le milieu de la deuxième année (Rochat, 1993, 2003a, b ; Legrain, Cleeremans, & Destrebecqz, 2011). C'est précisément entre dix-huit et vingt-quatre mois qu'il se conçoit comme un « moi différentiel » ; il se reconnaît dans un miroir (Bee & Boyd, 2003, p. 115)[2].

De façon synthétique, Rochat (2003b) décrit cinq niveaux de développement de la conscience de soi, que nous présentons brièvement dans le tableau 2.1.

Tableau 2.1. Cinq stades de conscience de soi en période précoce selon Rochat (2003b)

Stades	Caractéristiques
Stade 1 – Différenciation À partir de la naissance	Émergence de la capacité du nourrisson à différencier le soi du non-soi On observe qu'il différencie l'autostimulation de la stimulation provenant d'une autre personne.
Stade 2 – Situation À partir de 2 mois	Situation du jeune bébé dans sa relation à un modèle On observe qu'il est capable d'imiter la protusion de la langue à partir du modèle de l'adulte et il se différencie par le contact qu'il initie peu à peu envers les objets pour les atteindre.
Stade 3 – Identification À partir de 2 ans	Stade de la conscience de soi habituellement identifié par la reconnaissance du jeune enfant dans le miroir et le début de la référence à lui-même par le langage
Stade 4 – Permanence	L'enfant a conscience qu'il existe de façon permanente à travers le temps et quel que soit l'espace.
Stade 5 – Méta-conscience de soi	L'enfant peut s'envisager à la troisième personne ou comment il est perçu par les autres.

2. Cependant, Rochat (1993) rappelle que cette reconnaissance de soi par l'enfant requiert une compréhension du miroir en tant qu'objet et des principes optiques de son reflet.

2.3 Connaissance de son corps

Dès sa période de vie dans le ventre de sa mère, le bébé peut établir les prémisses d'un schéma corporel au moyen des systèmes kinesthésiques et proprioceptifs.

De récents travaux expérimentaux mettent en évidence les premières réactions de nouveau-nés confrontés à des stimuli sensoriels produits par de brèves vidéos ; ils observent notamment un temps de regard plus long envers l'écran illustrant leur propre visage, ce qui témoignerait d'un précurseur, dès la naissance, à l'autoconscience de leur propre corps (dont Filippetti, Johnson, Lloyd-Fox, Dragovic, & Farroni, 2013).

Pour Streri (2002), la connaissance de soi prend ses racines dans les mouvements du corps du bébé. La connaissance de son corps a une importance particulière lorsqu'on s'intéresse à la perception de soi du jeune enfant.

D'après Bénavidès (1997), la connaissance du corps renvoie à la manière dont le sujet fait siennes ses expériences corporelles. Cette connaissance repose sur une construction progressive tout au long de la vie d'un individu et lui permet d'affirmer son identité et d'être propulsé dans la vie relationnelle. Cet auteur synthétise l'acquisition du schéma corporel comme suit :

- au début de la vie, l'activité motrice prédomine. L'observation des premiers schèmes sensori-moteurs induit une découverte fragmentaire du corps ;
- à partir du quatrième mois, l'apparition de la préhension donne lieu à l'émergence d'un schéma corporel sensori-moteur ;
- les réactions de l'enfant confronté à un miroir peuvent ensuite être catégorisées en trois temps et constituent un paradigme[3] dans l'élaboration de la connaissance du corps.

  (1) Jusqu'à 12-15 mois, l'enfant ne fait aucun lien entre l'image reflétée dans le miroir et sa source, il se focalise sur l'image dans le miroir. (2) À partir de 10-15 mois, l'enfant commence à découvrir les rapports entre l'image et sa source, il découvre la similitude des perceptions (entre la réalité et la réalité perçue dans le miroir) et le synchronisme des mouvements (entre ses mouvements réels et ses mouvements perçus dans le miroir). (3) Entre 15 et 24 mois, l'enfant identifie son corps comme le modèle de l'image perçue dans le miroir.

3. C'est sur ce paradigme que se fonde l'épreuve de reconnaissance de soi dans un miroir chez le jeune enfant. Celle-ci sera présentée dans le chapitre 7 concernant l'évaluation du soi.

Cet auteur précise également que l'identification du soi dans le miroir signale l'accès à une représentation mentale, visuelle et spatiale du corps.

3 Soi en âge préscolaire et primoscolaire (de 2 à 7 ans)

3.1 Le soi de 2 à 5 ans

Selon L'Écuyer (1990), à partir de l'âge de deux ans, le concept de soi se développe progressivement en cinq structures fondamentales, le soi matériel, le soi personnel, le soi adaptatif, le soi social et le soi-non-soi. Ainsi, l'enfant construit son « soi matériel » en référant à sa condition physique (le « soi somatique ») et à la possession d'objets ou de personnes (« le soi possessif »). Son « soi personnel » s'élabore par l'énumération des activités qu'il sait faire (« l'image de soi »), et par l'expression à propos de qui il est en précisant son nom, son adresse, son anniversaire de naissance, etc. (« l'identité de soi »). Son « soi adaptatif » se manifeste à travers les activités qu'il parvient à faire seul et ce qu'il possède, reflétant la « valeur de soi ». Quant au « soi social », l'enfant l'acquiert en se décrivant en référant aux activités qu'il réalise avec sa famille et en s'observant à travers ses préoccupations et ses attitudes sociales. Le « soi-non-soi » provient de la différenciation de l'enfant qui s'identifie en se référant aux autres, en distinguant ses ressemblances et ses différences avec eux. Toutes ces structures de soi se juxtaposent et ne sont pas encore réellement organisées et reliées entre elles à l'âge préscolaire. L'existence de ces cinq structures correspondant à des perceptions centrales témoigne des prémices d'organisation de base du concept de soi en différentes dimensions.

Cette période de deux à cinq ans équivaut à la confirmation du soi (L'Écuyer, 1990). À ce stade, l'existence de perceptions de soi est davantage évidente, puisque l'enfant devient capable de les verbaliser. Cette verbalisation l'aide aussi à se reconnaître lui-même. Lorsqu'on pose à un enfant de trois ans la question « Qui es-tu ? », il parvient à fournir quelques indications. Certaines verbalisations prouvent qu'à cet âge préscolaire, l'enfant essaie de confirmer l'authenticité de ces images de soi. Il emploie régulièrement les expressions « je », « moi », « moi-même » ou se réfère à de nombreuses activités identificatoires (faire comme son papa). À la fin de cette période, un enfant peut se décrire à partir d'un grand nombre de critères concrets. Il a tendance à se décrire à partir de ses caractéristiques personnelles visibles : quelle est son apparence, s'il est un garçon ou une fille, avec qui il joue, où il habite, ce qu'il réussit le mieux, etc.

Selon Harter (2006), l'enfant de deux à cinq ans peut construire des représentations cognitives concrètes de caractéristiques observables de soi, mais elles sont considérées comme des attributs séparés, isolés, taxonomiques. Ces attributs simples s'expriment sous la forme de capacités, d'activités que l'enfant sait faire, de possessions ou de préférences. Il ne fait pas encore la distinction entre un soi réel et un soi idéal. Il est sensible aux réactions de l'adulte qui le critique ou fait son éloge. Mais il a seulement une appréciation rudimentaire de l'adéquation de sa propre perception de ses attributs par rapport aux normes externes des autres. Il s'exprime sur la manière dont il perçoit ses compétences cognitives, physiques et son acceptation sociale par les pairs ou par sa mère (Harter & Pike, 1984). Son « soi cognitif » ou la perception de ses compétences cognitives se rapporte à des prérequis d'apprentissages de base[4] (tels que connaître les couleurs, pouvoir faire un puzzle, être capable de compter, etc.). Concernant le « soi physique », il se compose de la perception de son apparence physique et de ses compétences physiques. L'enfant est capable de représenter les différentes parties de son corps et il apprend à décrire ses caractéristiques d'apparence physique (couleur de ses cheveux, de ses yeux, etc.). Pour la perception de ses compétences physiques, l'enfant se réfère à de repères concrets témoignant de ses propres performances physiques. Il compare, en outre, ses compétences physiques individuelles à celles démontrées par ses pairs ; les compétences physiques de ceux-ci lui servent de normes ou de cadres de référence dans son environnement social. L'appréciation des adultes significatifs et de pairs sur son apparence physique et ses compétences physiques influence aussi la façon dont l'enfant construit son soi physique. À propos du « soi social », il développe peu à peu une perception de ses compétences sociales et de son acceptation sociale par ses pairs. Toujours à l'âge préscolaire, c'est l'acceptation sociale quant aux relations entretenues par l'enfant avec ses pairs et sa mère qui prime. D'après Bee et Boyd (2003, pp. 190-191), à cette période, l'enfant développe particulièrement son soi social, car il comprend peu à peu qu'il a un rôle à jouer au sein du réseau familial, à l'égard de ses frères ou sœurs, et parents. La perception de sa propre acceptation sociale implique à la fois la référence à ses propres caractéristiques sociales et à celles d'autrui, comme l'illustrent, par deux exemples, Harter et Pike (1984, p. 1971). D'une part, le fait de ne pas avoir d'amis peut provenir d'une caractéristique du soi de l'enfant. D'autre part, certaines caractéristiques des pairs, pouvant ne pas être gentils ou aimables, peuvent induire la

4. Traduits à partir des termes anglais *rudimentary readiness skills* (Harter & Pike, 1984).

perception d'une acceptation sociale limitée par l'enfant. De façon analogue, l'enfant peut se percevoir lui-même comme peu aimable (*unlovable*), ou il peut percevoir ses parents comme peu aimants (*unloving*) à son égard s'il manque de soutien parental.

Concernant le réalisme de la perception de soi, entre deux et cinq ans, l'enfant n'est pas capable d'une estimation réaliste de ses capacités ; il surestime ses compétences et minimise ses faiblesses (Harter & Pike, 1984). Les caractéristiques relatives à cette période développementale, telles que la confusion entre souhait et réalité et l'égocentrisme, empêchent une réflexion en profondeur sur le soi (Harter, 1990b).

Entre deux et cinq ans, l'enfant prend progressivement conscience de son « soi sexué » (Bee & Boyd, 2003, pp. 192-193). En effet, sur le plan cognitif, il construit le « concept de genre », par la prise de conscience de son identité sexuelle et de celle des autres. Il comprend peu à peu la stabilité du genre chez une personne et la constance du genre, même si elle change son apparence, par son habillement ou la longueur des cheveux. Sur le plan social, il apprend le « rôle sexuel » approprié à son genre à travers les comportements fréquemment associés au fait d'être un garçon ou une fille. Certains auteurs ont vérifié si le genre faisait varier la perception de soi à l'âge préscolaire. Parfois on relève une différence, dans le sens où les filles envisagent plus positivement leurs compétences sociales relatives aux pairs que les garçons (Mantzicopoulos, 2004), parfois on n'en relève aucune (Harter & Pike, 1984 ; Mantzicopoulos, 2006).

Par ailleurs, quelques auteurs parlent du soi émotionnel en âge préscolaire, lorsque la vie émotionnelle de l'enfant se complexifie (Bee & Boyd, 2003, pp. 190-191 ; Bosacki & Moore, 2004). Le soi émotionnel est très peu investigué dans la littérature, en particulier chez de jeunes enfants qui présentent des capacités limitées à communiquer sur leurs propres expériences émotionnelles (Warren & Stifter, 2008). Deux aspects développementaux plaident en faveur d'une approche du soi émotionnel chez l'enfant d'âge préscolaire. D'une part, il est capable d'identifier des émotions et de les relier à des situations particulières, à partir de deux ans (Bosacki & Moore, 2004 ; Maillochon, 2008). D'autre part, il utilise des mots émotionnels (dont les adjectifs descriptifs émotionnels), il comprend ces termes dans les conversations avec les adultes et il commence à employer un langage émotionnel lorsqu'il éprouve des besoins émotionnels (Bosacki & Moore, 2004). Certains auteurs se sont intéressés au rôle de la perception de soi dans les émotions en étudiant les émotions « autoconscientes » qui correspondent aux émotions secondaires, la culpabilité, la fierté et la honte (Bosacki & Moore, 2004 ;

Lewis, 1997, 1999 ; Lewis, Sullivan, Stanger, & Weiss, 1989 ; Tracy & Robins, 2004). L'étude des émotions autoconscientes sera spécifiquement abordée dans le chapitre 3, point 6, qui concerne le lien entre la perception de soi et les émotions.

3.2 Le soi de 5 à 7 ans

Entre cinq et sept ans, l'enfant vit de nombreuses nouvelles expériences à l'école et en famille. Au fil de ces expériences, il découvre de mieux en mieux les différences et les ressemblances entre lui et les autres ; sa perception de soi devient plus réaliste (Harter, 1990a, b), même si cette perception reste empreinte d'un certain degré d'idéalisme et d'égocentrisme. Comme l'explique Harter (2003, 2012), l'enfant de cet âge se centre sur des compétences spécifiques, il élabore des attributs taxonomiques à son sujet et il établit des liens rudimentaires, non nuancés, entre ses représentations. Il fait des comparaisons temporelles entre ce qu'il est actuellement et son soi à un plus jeune âge. Il se compare à ses pairs du même âge pour déterminer l'adéquation de ses capacités ou attributs. Il reconnaît que les autres évaluent son soi, ont une opinion sur lui ; et les normes provenant des autres lui servent pour réguler son propre comportement. Dès le début de l'âge scolaire, le soi cognitif repose sur la perception de ses compétences cognitives se référant aux apprentissages scolaires relatifs à la lecture, l'écriture et l'arithmétique (Harter & Pike, 1984).

Quant à L'Écuyer (1990), il explique ce changement développemental à partir de cinq ans par le début d'un troisième stade dénommé « l'expansion du soi », qui se réalise grâce à l'accroissement du nombre et de la variété des nouvelles expériences de l'enfant. Progressivement, de nouvelles dimensions du soi apparaissent, respectivement chez les garçons (goûts et intérêts, sentiments et émotions, consistance, autonomie, dépendance, domination, référence à la sexualité) et chez les filles (goûts et intérêts, qualités et défauts, référence à la sexualité).

La tranche d'âge préscolaire à primoscolaire s'étend jusqu'aux huit ans de l'enfant, âge charnière vers lequel il devient capable de développer un regard critique sur lui-même, en construisant de la sorte son estime de soi. Le concept de soi constitue donc un prérequis aux capacités d'estime de soi apparaissant vers sept ou huit ans. Avant cet âge, l'enfant n'est pas encore capable d'analyser rétrospectivement et de façon critique ses actions passées, de manière séquentielle, causale et logique (Duclos, 1997).

3.3 Études sur les perceptions de soi dans ses dimensions spécifiques en âge préscolaire

Quelques études longitudinales et transversales se sont intéressées à la façon dont se développait la perception de soi dans ses dimensions spécifiques à la période d'âge préscolaire. En voici les constats.

Dans son étude longitudinale d'une durée de quatre ans, Mantzicopoulos (2006) a exploré les changements de concept de soi chez 87 enfants, issus de familles économiquement désavantagées, âgés de 5 ans à 6 ans et demi, couvrant l'âge préscolaire jusqu'à la deuxième année primaire. Il a postulé un déclin progressif des moyennes des scores en concept de soi au cours de cette période. Des effets de l'année scolaire fréquentée par l'enfant ont été identifiés pour les trois échelles utilisées, relatives aux dimensions cognitive, physique et sociale. Des patterns de changements spécifiques sont observés par domaine. En effet, l'hypothèse du déclin progressif est confirmée pour la perception du soi social. Les enfants perçoivent plus positivement leur acceptation sociale à l'âge préscolaire, puis cette perception diminue progressivement en primaire. Selon Mantzicopoulos (2006), les opportunités différenciées d'interactions avec les pairs auraient un impact sur l'autoperception de leurs compétences sociales. Par contre, les perceptions des compétences cognitives et physiques des enfants sont déjà positives à l'âge préscolaire et les enfants continuent à augmenter leur perception du soi cognitif à l'âge scolaire, ce qui ne va pas dans le sens de l'hypothèse de l'auteur. D'après Mantzicopoulos (2006), le contenu des items de la *Pictorial Scale of Perceived Competence and Social Acceptance for young children* (PSPCSA, Harter & Pike, 1980) ne distingue pas suffisamment des exigences académiques demandées à l'enfant au début du primaire. L'augmentation de la perception positive du soi cognitif pourrait résulter du fait que les enfants réfléchissaient aux compétences déjà maîtrisées.

Par ailleurs, une question intéressante est soulevée par Anderson et Adams (1985) concernant l'impact du contexte scolaire, au-delà de celui de l'âge de l'enfant, sur la perception de soi. Ceux-ci observent, dans une étude longitudinale, des différences d'autoperceptions chez 76 enfants dont l'âge s'étend de 5 à 6 ans. D'une part, 42 enfants, dits *preschoolers*, fréquentent une classe d'école maternelle et ont un âge moyen de 5 ans et 4 mois. D'autre part, 34 enfants, dits *kindergarteners*, suivent une année de préparation à l'école primaire et ont un âge moyen de 5 ans et 5 mois. Les résultats montrent que les *kindergarteners* estiment leurs compétences cognitives de manière plus élevée que ne le font les *preschoolers*. Étant donné les âges moyens similaires des deux groupes, les auteurs attribuent cette différence d'autoperception à l'influence de leur année scolaire fréquentée ou de leur curriculum scolaire. La nature du programme scolaire suivi semble avoir un impact sur les réalisations scolaires de l'enfant et dès lors sur sa perception de celles-ci.

Étudiant spécifiquement le soi cognitif à l'âge préscolaire, Marsh, Ellis et Craven (2002) distinguent le concept de soi verbal et le concept de soi en mathématique. L'analyse de réponses d'élèves, âgés d'un an de plus, montre une différenciation entre des deux facteurs de perception de la dimension cognitive scolaire (Marsh, Craven, & Debus, 1998). Marsh *et al.* (2002) suggèrent que la transition entre l'âge préscolaire et l'âge scolaire, caractérisée par une mise en emphase à l'école primaire des leçons de mathématique et de lecture, renforce la distinction entre concept de soi en mathématique et en lecture.

Dans une étude transversale, Fiasse et Nader-Grosbois (2011) ont examiné le concept de soi de 45 enfants d'âge préscolaire et vérifié le lien avec leur âge. Trois dimensions, cognitive, sociale et physique, sont évaluées au moyen de la version francophone (Fiasse & Nader-Grosbois, 2012a) de la *Pictorial Scale of Perceived Competence and Social Acceptance for young children* (PSPCSA, Harter & Pike, 1980). Les résultats montrent que les enfants à cette période perçoivent positivement leur acceptation sociale par les pairs ainsi que leurs compétences cognitives et physiques. Toutefois, des relations négatives et significatives sont obtenues entre l'âge des enfants et leur concept de soi global ainsi que leur perception de leur acceptation sociale. Plus l'enfant avance en âge, moins il se perçoit comme compétent ou accepté socialement. Ces résultats vont dans le sens des observations de Duclos (1997), selon lesquelles en grandissant l'enfant développe ses capacités intellectuelles et devient capable de poser un regard plus critique sur lui-même, en analysant ses actions passées de manière séquentielle, causale et logique.

Par ailleurs, Fiasse et Nader-Grosbois (2013) constatent que la dimension émotionnelle du soi est très peu investiguée à l'âge préscolaire, par manque d'outil adapté. Les auteurs ont donc créé un outil original à cet usage et adapté à cette tranche d'âge. L'Échelle de Perception du Soi Émotionnel (EPSE, Fiasse et Nader-Grosbois, 2013[5]) traite de la perception des émotions négatives (tristesse, colère,

5. Cette échelle sera présentée en détail dans le chapitre 7 concernant l'évaluation de la perception de soi, ainsi que dans l'annexe.

peur, honte et culpabilité) et positives (joie, surprise, fierté). Les relations entre l'âge et le soi émotionnel (relatif aux émotions tant négatives que positives), relevées chez 45 enfants d'âge préscolaire, sont positives. Plus l'enfant avance en âge, plus il perçoit ressentir des émotions négatives et positives.

En résumé, ces études montrent tout l'intérêt d'apprécier plusieurs dimensions du concept de soi à l'âge préscolaire, étant donné que l'on peut déjà repérer des forces ou faiblesses dans certaines dimensions spécifiques, variant selon l'âge. Les outils permettant d'établir des profils multidimensionnels sont présentés dans le chapitre 7.

3.4 Études sur le réalisme et la convergence dans diverses dimensions de soi à l'âge préscolaire et primoscolaire

Les études consultées concernant le réalisme de la perception de soi de l'enfant se réfèrent à des indicateurs externes donnés par (1) l'hétéroperception de l'enseignant à propos de son élève et/ou (2) un test standardisé d'évaluation des compétences scolaires. Outre les compétences scolaires, la perception de l'enseignant se penche également sur l'acceptation sociale de l'enfant.

3.4.1 Réalisme évalué en référence à la perception de l'enseignant

Certaines études ont évalué le réalisme par la comparaison entre autoperception par l'enfant et hétéroperception de l'enseignant. Précisons que l'hétéroperception d'autres personnes de l'entourage de l'enfant – comme un parent, un frère ou une sœur, ou un éducateur de référence – peut être également prise en compte.

Alors que l'étude d'Harter et Pike (1984), menée auprès d'enfants de 4 à 7 ans, montre que l'autoperception du soi cognitif est corrélée positivement et significativement avec l'évaluation de l'enseignant, celle de Gullo et Ambrose (1987) n'indique pas de relation entre l'autoperception de l'enfant et l'hétéroperception de son enseignant. Selon cette dernière étude, les enfants d'âge préscolaire ne seraient pas capables de prédire leurs compétences. Étant donné leurs résultats, Gullo et Ambrose (1987) estiment que les corrélations obtenues par Harter et Pike (1984) sont faibles et que les résultats significatifs pourraient être dus à d'autres facteurs. Harter et Pike regroupent, en effet, des enfants de 4, 5, 6 et 7 ans.

Or, les perceptions des enfants plus âgés correspondent davantage aux perceptions de leur enseignant à leur égard. Gullo et Ambrose (1987) postulent que la grande variance en âge du groupe d'Harter et Pike a pu contribuer à rendre significatifs leurs résultats. Les résultats de Gullo et Ambrose vont, quant à eux, dans le sens d'un manque de réalisme des enfants d'âge préscolaire. Néanmoins, il s'agit de savoir si cette incapacité est due à des limites cognitives ou à un manque de feed-back approprié et spécifique de la part de l'enseignant de l'enfant.

Bragard (1999) s'est, quant à lui, inspiré de la PSPCSA (Harter & Pike, 1984) pour créer une échelle originale adaptée à des enfants scolarisés en première année d'école primaire. Les résultats de son étude, menée auprès de 82 enfants de 6-7 ans, montrent que 77 % de ces enfants ont globalement une perception de soi positive. Plus spécifiquement, certaines variations se remarquent en fonction des quatre sous-échelles ; le soi cognitif est le plus positif (82 %) comparé aux autres dimensions. Précisons que, globalement, les enseignants manifestent une perception positive pour 64 % des enfants évalués. Concernant cette différence globale entre autoperception (82 %) et hétéroperception (64 %), Bragard (1999) rappelle la tendance de l'enfant à confondre son désir d'être compétent ou d'être bien accepté socialement et la réalité. Plus spécifiquement, la différence se marque davantage concernant les compétences cognitives. L'auteur suggère que l'évaluation de l'enseignant est la plus nette à ce niveau de compétence, car, par exemple, soit l'enfant sait lire, soit il ne sait pas lire seul.

Fiasse et Nader-Grosbois (soumis) analysent la perception de soi de 124 enfants, âgés d'environ 3 ans à 6 ans et demi et scolarisés en classes de la première à la troisième maternelle[6], pour les dimensions cognitive, physique et sociale. Une seule différence significative est obtenue, entre autoperception et hétéroperception, pour les compétences cognitives. Les enfants perçoivent leurs compétences cognitives de manière plus favorable que ne les perçoivent leurs enseignants. Ce résultat reflète l'optimisme et la vision très positive que les enfants d'âge préscolaire développent sur soi (Verrier, 2004). Cependant, aucune différence de perception n'existe à propos des compétences physiques et l'acceptation sociale par les pairs. Les enfants ont donc une perception dite réaliste à l'égard de ces deux dimensions, puisque leur autoperception est en adéquation avec la perception de leur enseignant, considérée comme

6. En France, cela correspond à l'école maternelle, de la petite à la grande section (3 à 5 ans) jusqu'au cours préparatoire (6 ans).

un critère externe. Différencier les réponses des enfants les plus jeunes de celles des enfants les plus âgés pourrait toutefois amener des résultats plus nuancés à l'égard du réalisme du concept de soi à l'âge préscolaire (Fiasse & Nader-Grosbois, 2012a). La nature du programme scolaire suivi peut avoir un impact sur les réalisations scolaires de l'enfant et sur l'autoperception qu'il développe à leur égard (Anderson & Adams, 1985). Dans le même sens, on peut supposer que l'année scolaire fréquentée par l'enfant influence également l'hétéroperception de l'enseignant, notamment en fonction d'attentes plus exigeantes à l'égard des enfants d'année scolaire plus élevée.

En outre, Fiasse et Nader-Grosbois (2013) s'intéressent au réalisme de la perception de soi concernant la dimension émotionnelle. Cette dimension a été évaluée au moyen de l'Échelle de Perception du Soi Émotionnel (EPSE, Fiasse & Nader-Grosbois, 2013), pour 118 enfants âgés d'environ 3 ans à 6 ans et demi et scolarisés en classes de la première à la troisième maternelle. Cette étude montre que la perception du soi émotionnel des enfants d'âge préscolaire ne semble pas réaliste, vu qu'ils perçoivent ressentir moins les émotions, tant négatives que non négatives, par contraste à la perception de l'enseignant. L'analyse du soi par les auteurs, en fonction de l'année scolaire, nuance un tel résultat. Les enfants de troisième maternelle perçoivent en effet ressentir plus les émotions négatives que les enfants de première et de deuxième maternelle. Étant plus âgés, les enfants de troisième maternelle ont vécu des expériences sociales plus diversifiées et plus nombreuses. Ils ont probablement été confrontés à un panel plus varié d'expériences émotionnelles à valence négative. De ce fait, ils seraient plus susceptibles d'avoir vécu réellement la situation critique présentée dans l'item, ce qui faciliterait leur identification au personnage exprimant ces émotions et leur perception de ressentir davantage ces émotions dans ce type de situation. Par conséquent, ceux-ci différencieraient mieux les émotions négatives. Dans le même sens, les enseignants perçoivent que les enfants de première maternelle ressentent globalement moins les émotions que les enfants de deuxième et de troisième maternelle. De plus, tant pour l'autoperception que pour l'hétéroperception, les relations entre l'âge et le soi émotionnel sont toutes positives et, pour la majorité, significatives. Plus l'enfant grandit, plus il perçoit ressentir des émotions d'une part, et plus son enseignant perçoit qu'il ressent des émotions d'autre part.

3.4.2 Convergence évaluée en référence à des compétences effectives

D'autres études ont préféré étudier la convergence de la perception de soi en comparant l'autoperception à des compétences effectives, mesurées directement auprès de l'enfant à l'aide d'un test standardisé.

Anderson et Adams (1985) ont administré trois sous-tests de la *Woodcock-Johnson Psycho-Educational Battery*, mesurant la maturation scolaire et la PSPCSA, à 76 enfants âgés de 5 ans. Les résultats indiquent globalement que ces enfants ont une vision plus convergente dans l'évaluation de leur réussite. Leur concept de soi cognitif est significativement corrélé aux trois mesures de maturation scolaire. Ce constat contraste par rapport aux résultats d'autres études préalables. Bien que les corrélations trouvées restent modestes, elles sont plus élevées que celles relevées dans la méta-analyse d'Hansford et Hattie (1982). Anderson et Adams (1985) expliquent que cette différence de résultats proviendrait de la nature de l'instrument d'évaluation du concept de soi choisi. En effet, les six items de la sous-échelle de soi cognitif de la PSPCSA décrivent des performances spécifiques basées sur des activités (bon en puzzle, bon pour compter, etc.). Selon ces auteurs, il est probable que ces items favorisent la capacité des enfants à poser un jugement bien ajusté dans ce domaine spécifique. Par contre, ils mettent en évidence que l'autoperception des enfants de leurs compétences physiques est liée significativement à une seule des mesures de maturité scolaire et aucun lien significatif n'est obtenu entre l'autoperception des enfants de leur acceptation sociale par les pairs et leur mère et leur niveau de maturité scolaire.

Quant à Gullo et Ambrose (1987), ils ont administré le *Metropolitan Readiness Test* (MRT), afin d'obtenir une mesure objective des compétences scolaires, et la PSPCSA à 30 enfants de 6 ans. Ils mettent en évidence que leur autoperception n'est pas globalement liée à leurs compétences scolaires effectives évaluées par le MRT, ce qui se traduit par un manque de convergence du concept de soi chez ces enfants. Par contre, ils obtiennent des corrélations positives et significatives entre l'hétéroperception du soi par les enseignants et la mesure objective des compétences chez ces enfants. Les enseignants, lorsqu'on leur demande d'évaluer les compétences des enfants en fin d'année, semblent pouvoir prédire adéquatement leurs compétences scolaires, évaluées au moyen d'un test standardisé.

Sur base des études empiriques menées en âge préscolaire à primoscolaire, il est important de nuancer ces résultats à propos du réalisme et de la convergence de l'autoperception de soi chez les enfants. D'une part, la comparaison de cette autoperception est variable selon les études ; soit l'hétéroperception d'adultes familiers, souvent les enseignants (réalisme), soit des mesures de performances, de compétences ou de maturité scolaires (convergence). Selon la dimension concernée de la perception de soi et l'âge ciblé, et l'année de la scolarité maternelle, les constats varient concernant le réalisme ou la convergence de la perception de soi chez ces enfants à cette période. D'où l'importance de procéder à une approche multidimensionnelle de la perception de soi et d'interpréter les observations à propos du réalisme de façon nuancée, selon qu'il s'agisse de liens ou d'absence de liens avec d'autres mesures évaluant la façon dont les enseignants perçoivent l'enfant ou ses compétences effectives.

Encadré 2.1. Profils de perception de soi de deux enfants d'âge préscolaire

Au moyen de la version francophone (Fiasse & Nader-Grosbois, 2012a) de la *Pictorial Scale of Perceived Competence and Social Acceptance for young children* (PSPCSA, Harter & Pike, 1980)

À propos de Re

Re est un garçon âgé de 4 ans, scolarisé en deuxième maternelle.

Globalement, Re a une perception très positive de lui dans tous les domaines. Il se perçoit comme ayant de très bonnes compétences cognitives et physiques, et comme très bien accepté socialement par ses pairs et par sa mère.

Quant à l'enseignante de Re, son hétéroperception est modérée pour les trois domaines, les compétences cognitives et physiques ainsi que l'acceptation par les pairs. Ces différences entre autoperception et hétéroperception pour ces domaines montrent un manque de réalisme dans la perception de Re.

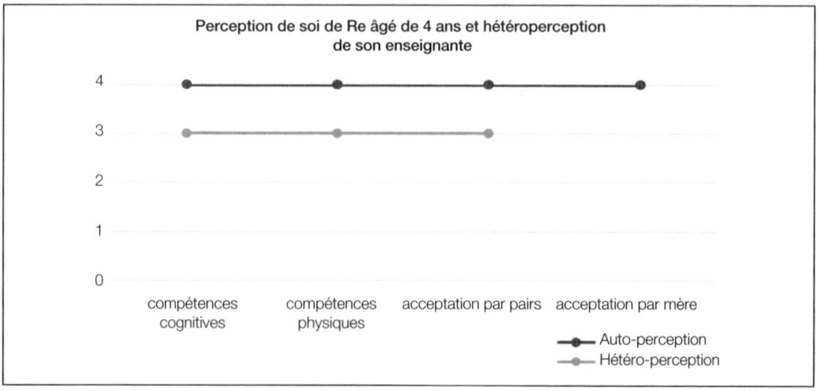

À propos d'Al

Al est un garçon âgé de 5 ans, scolarisé en troisième maternelle.

Globalement, Al a une perception très positive de lui. Il se perçoit comme ayant de très bonnes compétences cognitives et physiques, et de façon plus modérée comme accepté socialement par ses pairs et par sa mère. Plus précisément, il évalue ses compétences cognitives (telles pouvoir compter ou connaître l'alphabet), et ses compétences physiques (dont pouvoir courir vite) comme meilleures par rapport à ses compétences sociales (telles qu'avoir des amis pour jouer à la plaine de jeux et les échanges avec sa mère).

Quant à l'enseignante, son hétéroperception élevée des compétences cognitives d'Al rejoint l'autoperception élevée d'Al. Mais l'hétéroperception de l'enseignante à propos des compétences physiques est plus modérée que l'autoperception d'Al. Inversement, l'enseignante perçoit très positivement l'acceptation d'Al par ses pairs alors qu'Al se perçoit comme modérément accepté par ses pairs. On peut soupçonner, à travers ces deux différences entre autoperception et hétéroperception pour les domaines de compétences physiques et sociales, un réalisme modéré dans la perception d'Al.

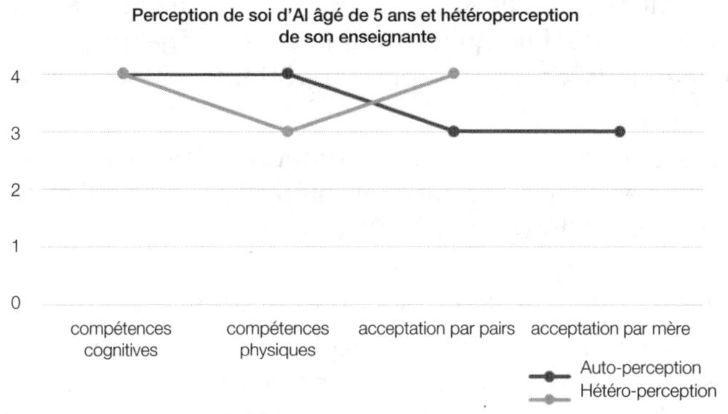

4 Soi en âge scolaire (de 7 à 12 ans)

Lorsque l'enfant entre à l'école, il s'est déjà construit des perceptions de soi dans quelques dimensions, qui peuvent être plus ou moins positives et favorables, mais les nouvelles expériences, ses vécus, ses apprentissages, ses réussites ou difficultés dans le contexte scolaire vont avoir une portée conséquente sur la perception de ses compétences et l'estime de soi.

Lors de l'entrée en première primaire ou en cours préparatoire, une nouvelle composante – le « moi psychologique » – s'ajoute au concept de soi de l'enfant (Bee & Boyd, 2003, p. 197). L'enfant comprend qu'il possède une personnalité propre, à savoir des traits internes stables. Le concept de soi devient plus abstrait, comparatif et commence à être généralisé.

Le stade d'expansion du soi (L'Ecuyer, 1990), initié vers cinq ans, s'étend jusqu'à 10 ans et se réfère donc principalement au développement d'enfants d'âge scolaire primaire[7]. Cet auteur décrit trois caractéristiques qui s'observent à ce stade.

(1) Le concept de soi devient une *gestalt* davantage cohérente étant donné les liens qui commencent à s'établir entre les différentes perceptions de soi.

(2) Le concept de soi synthétise de façon plus globale ce que l'enfant est et ce à travers quoi il se reconnaît.

(3) Dès 8 ans, le concept de soi s'apparente à une configuration plus organisée et plus hiérarchisée de perceptions de soi ; ces dernières étant devenues différenciées, conscientes et sélectivement reconnues par l'enfant. L'Ecuyer illustre cette caractéristique du fait qu'un enfant de cet âge peut identifier les perceptions de soi les plus importantes à ses yeux.

Plusieurs perceptions centrales demeurent les mêmes qu'au stade précédent. Cependant, l'organisation hiérarchique et les contenus perceptuels diffèrent. L'Ecuyer (1990)[8] a notamment observé de grandes différences dans l'organisation générale du concept de soi des filles et des garçons quant à leurs perceptions de soi centrales.

Selon les travaux de Harter (2003, 2012), entre l'âge de 8 et 10 ans, l'enfant arrive à se décrire par des étiquettes de trait qui se centrent sur des capacités et des caractéristiques interpersonnelles par la comparaison aux pairs. Il est capable d'une évaluation globale de valeur, en faisant des généralisations qui englobent plusieurs de ses comportements. Tantôt il fait des évaluations positives, tantôt négatives à propos de lui-même, avec une meilleure exactitude dans son autoévaluation, notamment par la comparaison sociale et l'internalisation des normes d'autrui comme références. Autrement dit, c'est au début de cette période, vers 7 ou 8 ans, qu'apparaissent l'estime de soi et une perception globale de soi. À cet âge, les capacités intellectuelles permettent à l'enfant de poser un regard critique sur lui-même (Duclos, 1997). Il devient capable de se décrire de manière globale, en tant que personne, il peut expliquer ce qu'il pense de lui-même, dire s'il est heureux ou s'il aime la façon dont il mène sa vie. L'apparition de la pensée logique à partir de l'âge de 8 ans

7. En France, cela correspond au cours préparatoire, qui est suivi par les cours élémentaires de niveau 1 et 2, puis aux cours moyens 1 et 2.

8. Cet auteur propose une description détaillée des changements opérés à ce stade et des différences observées entre filles et garçons.

lui permet en effet de récupérer les images positives de soi, provenant d'expériences antérieures, et de les intégrer pour constituer son estime de soi (Duclos, 1997).

La perception de soi se complexifie avec l'âge. Les dimensions de soi, existantes à l'âge préscolaire, se déclinent à partir de l'âge scolaire en différentes sous-dimensions et de nouvelles dimensions apparaissent. Selon les travaux de Harter (2003, 2012), dès l'âge de 8 ans, la perception de soi se différencie selon qu'elle concerne la compétence scolaire, la compétence athlétique, l'apparence physique, l'acceptation par les pairs et la conduite comportementale. Les enfants d'âge scolaire portent en effet de nouveaux jugements sur leur apparence physique, leurs habiletés scolaires et sportives, leur acceptation sociale, leurs amitiés et leurs relations avec leurs parents, selon Marsh *et al.* (1998). Ces dimensions se spécifient encore davantage, surtout pour la perception des compétences selon des disciplines scolaires. Renick et Harter (1988, 2012) distinguent, chez des jeunes de 8 ans jusqu'à l'âge de 18 ans, les perceptions dans plusieurs domaines. Il s'agit des perceptions des capacités intellectuelles générales, des compétences en écriture, en rédaction, en lecture, en mathématiques, des compétences sportives ou athlétiques, de l'acceptation sociale par les pairs, de l'apparence physique et de la conduite comportementale.

Selon Harter (2003, 2012), entre l'âge de 11 et 13 ans, l'enfant différencie ses attributs selon les rôles, il coordonne ses étiquettes de trait à son sujet en abstractions simples et compartimentées. Il est capable de percevoir des attributs positifs à un moment donné dans le temps et des attributs négatifs à un autre moment. Toutefois, il fait encore des surgénéralisations inexactes. La comparaison sociale continue, même si elle paraît moins manifeste. Ses compétences sociales et ses attributs influencent ses interactions avec les autres ou son attrait social. On observe une transition d'une attention compartimentée à l'internalisation de différentes normes et opinions des autres, selon les différents types de relations variant en fonction des contextes.

Les constats d'études longitudinales et transversales, portant sur la période de transition entre le préscolaire et le début de la scolarité primaire ainsi que sur la scolarité primaire, montrent des variabilités du concept de soi et de l'estime de soi chez les élèves, selon leur année de scolarité, leur genre et les dimensions concernées.

En utilisant l'échelle primaire du concept de soi et une version québécoise du SDQ-1, Potvin et Paradis (2000) observent, dans leur étude longitudinale, qu'en début de scolarité primaire le concept de soi global des élèves est très positif. En maternelle jusqu'au début de la deuxième primaire[9], les garçons et les filles ne diffèrent pas pour leur concept de soi global. Par contre, en fin de deuxième primaire, les garçons ont des niveaux plus élevés en concept de soi global et pour les domaines des mathématiques et non-académiques que les filles ; toutefois, celles-ci montrent un meilleur concept de soi en lecture que les garçons. Ces évolutions peuvent dépendre des expériences positives ou négatives des élèves et de leurs attitudes.

Certains travaux (Bressoux & Pansu, 2003 ; Kaiser & Jendoubi, 2009) révèlent également l'impact de la perception des enseignants et leur jugement sur les compétences scolaires, sociales et comportementales, sur la façon dont les élèves perçoivent leurs propres compétences et se valorisent.

Dans une étude portant sur 350 élèves de cinquième et sixième primaire[10], Kaiser et Jendoubi (2009) ont tenté de décrire leurs perceptions de leurs niveaux de compétence, le degré d'importance des domaines, ainsi que leur perception de soi globale, en utilisant la version francophone du SPPC (Harter, 1985 ; Pierrehumbert, Plancherel, & Jankech-Caretta, 1987), complétée par les élèves et les enseignants. Ils ont également comparé, d'une part, les autoperceptions des compétences entre filles et garçons et, d'autre part, ces autoperceptions avec les hétéroperceptions des enseignants. Leurs résultats montrent, chez les élèves, leur perception positive de leurs compétences sociales et l'importance plus élevée qu'ils attribuent à ce domaine, par contraste avec leur perception et l'importance pour les autres domaines. Ils se réfèrent à une « logique de popularité entre pairs » et à des situations de relations amicales. Ceci reflète bien qu'à cet âge, l'influence des pairs est plus importante que celle de la famille. Plus précisément, les garçons se perçoivent comme mieux acceptés socialement que les filles, mais aucune différence selon le genre n'apparaît pour la perception des compétences scolaires et des conduites comportementales. Concernant l'importance des domaines de compétences, seule l'importance attribuée aux compétences athlétiques est significativement plus élevée chez les garçons. Comme les filles présentent un plus grand écart entre leurs perceptions de compétences et l'importance qu'elles accordent à ces domaines, cela peut induire une certaine dévalorisation de leur part, en particulier pour le domaine de l'apparence physique. De plus, il semble que leur valeur globale de soi est liée positivement à la perception de compétences

9. En France, cela correspond à l'école maternelle (de la petite à la grande section), au cours préparatoire jusqu'au cours élémentaire de niveau 1.
10. En France, cela correspond au cours moyen 2 et à la sixième au collège.

dans les différents domaines, mais de façon plus élevée pour celui de leur apparence physique. La valeur de soi globale est également liée au rapport entre la perception de compétences et l'importance des domaines, comme d'autres auteurs l'ont relevé (dont Harter, 1993). Autrement dit, plus la perception des élèves est positive pour l'apparence physique et pour les compétences sociales et scolaires, plus ces domaines sont importants pour les élèves, plus leur valeur de soi globale est positive. Moindre est l'écart entre l'importance de ces domaines et la perception de leurs compétences, plus ces élèves se valorisent globalement. La comparaison de l'autoperception des élèves et de l'hétéroperception des enseignants montre qu'il y a à la fois des similitudes et des divergences quant à l'attribution de compétences. Selon l'hétéroperception des enseignants, les filles et les garçons sont indifféremment perçus comme moins acceptés socialement que ne le perçoivent les élèves eux-mêmes. Les enseignants ne perçoivent pas non plus de différence selon le genre quant à l'apparence physique des élèves, mais leur hétéroperception est plus positive pour ce domaine que celle des élèves, *a fortiori* des filles qui apprécient moins leur apparence physique. L'hétéroperception des enseignants à propos des compétences athlétiques, scolaires et comportementales rejoint la même logique que celle relevée dans l'autoperception des élèves, selon laquelle les garçons ont nettement plus de compétences athlétiques que les filles, alors que les filles ont plus de compétences scolaires et comportementales. Selon l'hétéroperception des enseignants, se dégagent deux groupes d'élèves respectivement « à compétences fortes » et « à compétences faibles » et les filles sont plus nombreuses dans le groupe jugé comme ayant davantage de compétences. Vu ces similitudes et différences de perception entre élèves et enseignants, Kaiser et Jendoubi (2009, pp. 19-20) suggèrent qu'il faut les interpréter en fonction de l'articulation de facteurs externes aux personnes, en l'occurrence les normes, les stéréotypes notamment liés au genre, les utilités sociales du jugement selon le rôle (élève ou enseignant) et les contextes (y compris le contexte scolaire).

5 Soi à l'adolescence

Les changements majeurs lors de la puberté, sur les plans corporel, psychique et social, et l'évolution cognitive impliquent une évolution et des transformations de la perception de soi dans ses diverses dimensions, de la connaissance de soi et de l'estime de soi.

Alors que l'enfant se conçoit surtout en termes d'attributs et de réalisations concrètes, et que l'évaluation qu'il porte sur lui-même se fonde principalement sur l'adéquation à des références externes, la pensée abstraite de soi se développe à l'adolescence (Bariaud & Bourcet, 1998). Le jeune se décrit davantage à partir de qualités internes stables et d'idéologies (Bee & Boyd, 2003, p. 270). Pour L'Écuyer (1990), à partir de 10-12 ans, débute le stade de réorganisation du soi, car d'importantes modifications apparaissent dans les profils de perception et les autodescriptions formulées par les jeunes adolescents. À cette période, de nouvelles dimensions du concept de soi apparaissent. Elles traduisent une intense recherche d'identité, une nécessité de s'adapter à de nouvelles situations et préoccupations sociales. L'adolescent intègre donc des conceptions de soi de plus en plus variées dans un ensemble relativement unifié qui le définit en tant que personne ayant une unicité psychologique (Bariaud & Bourcet, 1998). Autrement dit, l'adolescent développe une certaine autonomie de pensée qui lui permet « une vision de soi singulière, différenciée, complexe et hiérarchisée (Bardou & Oubrayrie-Roussel, 2014, p. 130).

D'après Harter (1990c, 2003, 2012), l'adolescent, entre 14 et 16 ans, différencie plus finement ses attributs selon ses différents rôles et les contextes relationnels. Il établit des liens entre ses attributs pouvant être contradictoires. En effet, il peut se reconnaître simultanément des attributs positifs et négatifs. Ceci reflète une instabilité à propos de soi qui peut induire de la confusion, voire des inexactitudes à son sujet ou un conflit cognitif. Comme il se compare à d'autres personnes significatives dans différents contextes relationnels, il devient conscient de la diversité des normes et des opinions des autres. Celles-ci peuvent donc introduire de la confusion dans sa propre autoévaluation et le rendent indécis quant à ses comportements. Concernant les dimensions de perception de soi, Harter (1990c, 2003, 2012) propose la différenciation, entre l'âge de 11 à 18 ans, des perceptions suivantes : la compétence scolaire et professionnelle, la compétence athlétique, l'apparence physique, l'acceptation par les pairs, y compris des amitiés et des relations romantiques, et la conduite ou moralité qui alimentent l'estime de soi globale. Vers l'âge de 16 à 18 ans, cet auteur distingue les perceptions des dimensions suivantes : la compétence scolaire, la capacité intellectuelle, la créativité, la compétence professionnelle, la compétence athlétique, l'apparence physique, l'acceptation par les pairs, y compris des amitiés et des relations romantiques, les relations avec les parents, la moralité et le sens de l'humour qui contribuent à l'estime de soi globale. Même si les perceptions de compétences en divers domaines par les adolescents alimentent leur estime de soi générale, elles ne peuvent à elles seules contribuer à celle-ci, d'autres facteurs interviennent, selon Bariaud et Bourcet (1994). Inversement, même si l'estime de soi générale des adolescents influe sur leurs perceptions de soi dans des domaines spécifiques, elle n'est pas non plus leur seul et principal déterminant.

Entre la puberté et l'adolescence, les modèles théoriques et les travaux mettent en évidence et expliquent des variabilités de la perception de soi et de l'estime de soi en fonction de l'âge, de la maturation pubertaire perçue par le jeune et du genre. Vu les changements pubertaires d'ordres biologique, physique, cognitif, psychologique, social et scolaire, une baisse d'estime de soi s'observe en préadolescence qui correspond à une période critique et de transition. Au cours de l'adolescence, la représentation de soi et des autres change et l'estime de soi s'améliore, se consolide progressivement selon leurs nouvelles connaissances, compétences et une autonomie grandissante (Alsaker & Olweus, 1993 ; Bardou & Oubrayrie-Roussel, 2014 ; Harter, 1998 ; Rodriguez-Tomé, Jackson, & Bariaud, 1997 ; Wigfield & Eccles, 1994 ; Wigfield, Eccles, Mac Iver, Reuman, & Midgley, 1991). Selon la perception du rythme de maturation pubertaire, ou le *timing* pubertaire tel qu'il est perçu par le jeune (comme *timing* précoce, normal ou tardif), l'intégration des changements sur les plans physique, de l'image de soi, de son vécu et du regard d'autrui ainsi que l'éventuelle (dés)synchronisation de la maturation pubertaire en comparaison aux pairs, vont avoir une incidence sur sa perception de soi et l'estime de soi (Alsaker, 1995 ; Berg-Kelly & Erdes, 1997 ; Glowacz, Domine, Ledent, & Bourguignon, 2008). Dans les études longitudinales[11], on a observé des moyennes d'estime de soi supérieures chez les garçons, et une dépréciation de soi plus importante chez les filles, concernant particulièrement l'apparence physique, les compétences athlétiques, scolaires et émotionnelles, surtout au début de l'adolescence, quel que soit l'outil employé. Certains de ces travaux rapportent tantôt une différence de perception de soi selon le genre pour les domaines de relations sociales et de relations sentimentales, tantôt aucune différence (Seidah *et al.*, 2004).

Les auteurs proposent plusieurs interprétations de cette différence, comme « la valorisation que nos cultures attachent au masculin ou les effets d'une socialisation qui pousse davantage les garçons à l'affirmation d'eux-mêmes et à la conquête de pouvoir »

11. (Bariaud & Bourcet, 1998 ; Block & Robins, 1993 ; Bolognini *et al.*, 1996 ; Bolognini & Prêteur, 1998 ; Cantin & Boivin, 2002 ; Deihl, Vicary, & Deike, 1997 ; Jacobs, Finken, Griffin, & Wright, 1998 ; Oubrayrie, de Léonardis, & Safont-Mottay, 1994 ; Oubrayrie, Safont, & Tap, 1991 ; Prohon & Lescarret, 1998 ; Rodriguez-Tomé *et al.*, 1993 ; Seidah, Bouffard, & Vezeau, 2004 ; Trent, Russell, & Cooney, 1994).

(Bariaud & Bourcet, 1998, p. 136). Les filles sont plus préoccupées par leur apparence physique, vu leur confrontation régulière aux modèles physiques exposés par les médias (dont la valorisation de la minceur, de la beauté), doutent plus facilement d'elles-mêmes, s'autocritiquent plus souvent que les garçons, ce qui rejaillit sur l'estime d'elles-mêmes de façon différente par rapport à ces derniers (Bardou & Oubrayrie-Roussel, 2014, p. 134 ; Seidah *et al.*, 2004). Les filles rencontreraient plus de conflits de rôles et auraient plus conscience des difficultés sociales de leur propre accomplissement que les garçons, ce qui peut induire également cette différence développementale selon le genre (Bariaud & Bourcet, 1994). Concernant ces différences selon le genre, observées dans les différentes dimensions du soi, elles tendent à être consistantes à travers les âges avec les stéréotypes traditionnels à propos des filles et des garçons (Marsh *et al.*, 2002). D'une part, les garçons auraient un niveau de concept de soi plus élevé à propos de leurs compétences physiques, leur apparence, leurs compétences en mathématiques, la stabilité émotionnelle, les résolutions de problèmes et l'estime de soi. D'autre part, les filles auraient un niveau de concept de soi plus élevé pour les domaines verbal, scolaire et spirituel ainsi que pour l'honnêteté. Toutefois, il est important de nuancer ces constats. Selon la méta-analyse de Kling, Hyde, Showers et Buswell (1999), ces différences selon le genre sont légères. Et signalons que certaines études n'ont pas toujours mis en évidence de différence développementale de perception de soi selon le genre au cours de l'adolescence (Greene & Wheatley, 1992 ; Hoge, Smith, & Hanson, 1990 ; Simpson, Gangestad, & Lerma, 1990), et quelques autres ont même relevé une différence dans l'autre sens, en faveur des filles (Connell, Spencer, & Aber, 1994 ; Ma & Leung, 1991).

Lorsqu'on s'intéresse au degré d'importance que les adolescents attribuent aux domaines de compétences, on observe que certains domaines sont plus privilégiés par rapport à d'autres à cette période ; en l'occurrence, l'apparence physique, l'acceptation et les relations sociales avec les pairs, et parfois les compétences scolaires ou les relations sentimentales. Ainsi, il semble que l'estime de soi générale chez les adolescents est particulièrement influencée par leurs perceptions dans ces domaines d'apparence physique (DuBois & Hirsch, 2000 ; Harter, 1988 ; Lerner, Karabenick, & Stuart, 1973 ; Mendelson, 1982 ; Siegel, 2002) et de compétences sociales (Harter, 1988 ; Woody, Lemare, & Ditner, 1987). Autrement dit, plus les adolescents perçoivent positivement leur apparence physique et les compétences sociales, plus ils sont susceptibles de développer une meilleure estime de soi générale. Cependant, Seidah *et al.* (2004)

nuancent les observations quant à l'impact des compétences sociales selon le genre à l'adolescence. Ces auteurs expliquent une différence entre les garçons et les filles par le fait que les filles réorganisent l'importance relative des personnes significatives dans leur vie plus tôt que ne le font les garçons, par des expériences différentes de socialisation dans le sens où la recherche d'intimité, le partage et le soutien affectif sont plus valorisés dans les stéréotypes de féminité. En conséquence, les adolescentes développent une perception de leurs compétences en relations sociales qui influence leur estime d'elles-mêmes en tant que personnes, plus tôt que les garçons. D'autres études mettent en exergue des constats pour d'autres dimensions. Alors qu'Harter (1988) relève que la compétence dans les relations sentimentales est liée positivement et de façon élevée à l'estime de soi générale des adolescents (plus que ne l'est leur compétence athlétique), Trent *et al.* (1994) constatent l'inverse, en obtenant un lien modéré entre le domaine de la compétence athlétique et leur estime de soi générale, alors que la compétence dans les relations sentimentales s'avère être le domaine le moins important. Quant à Seidah *et al.* (2004), ils précisent que, chez les filles, les perceptions de compétence en relations sentimentales sont liées positivement à leur estime de soi contrairement à ce qu'ils observent chez les garçons, qui y accordent moins d'importance aux mêmes âges. Concernant le lien entre la perception des compétences scolaires à l'adolescence et l'estime de soi générale des adolescents, il est positif et relativement élevé selon les résultats de l'étude de Seidah *et al.* (2004).

Au regard de cette littérature sur la perception de soi et de l'estime de soi à l'adolescence, de multiples facteurs (individuels, relationnels, transitionnels, etc.) peuvent faire varier celles-ci ou certaines dimensions de perception de soi. En outre, Harter (2006, p. 148) souligne non seulement les variabilités interindividuelles, mais aussi des variabilités intra-individuelles, à travers soit des fluctuations plus ou moins importantes de l'estime de soi d'un(e) adolescent(e) selon les moments, soit une relative stabilité dans la façon dont il ou elle se perçoit et s'estime.

Encadré 2.2. Profils de perception de soi de trois adolescents

Au moyen de la version francophone du *Self-perception Profile for Students* (Renick & Harter, 1988)

À propos d'An

An est une adolescente de 14 ans qui rencontre des difficultés dans plusieurs apprentissages scolaires. Elle éprouve une gêne quant aux transformations corporelles depuis sa puberté.

La valeur personnelle de soi globale d'An est faible. Elle semble avoir une estime de soi modérée concernant ses capacités intellectuelles générales et ses compétences sportives. Par contre, son estime de soi est faible pour ses compétences en lecture, en écriture, en orthographe, en mathématiques, en relations sociales, en apparence physique et en comportement.

An attribue une importance élevée aux capacités intellectuelles générales, aux compétences en lecture, en mathématiques, à l'apparence physique et au comportement. L'importance qu'elle accorde aux compétences en écriture, en orthographe, en relations sociales et en compétences sportives est modérée.

Quant à l'hétéroperception de l'enseignant, elle est modérée pour tous les domaines et élevée pour les relations sociales, et elle est meilleure que l'autoperception d'An pour presque tous les domaines.

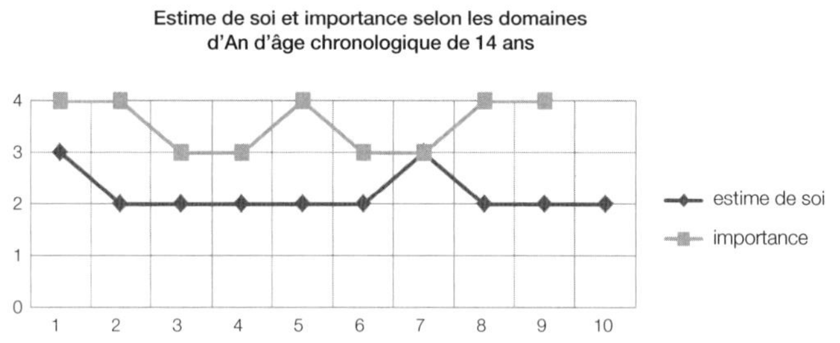

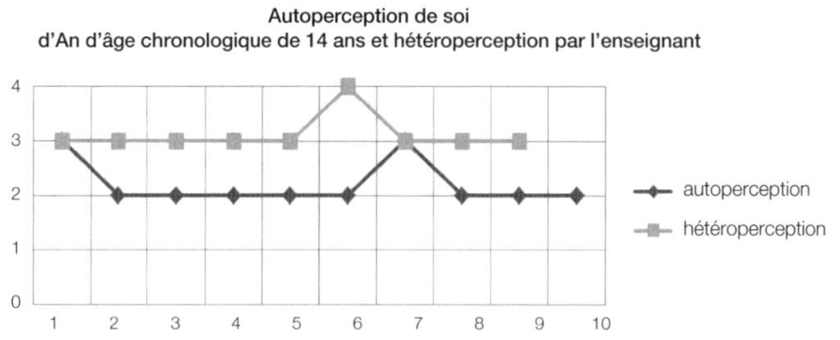

Note : domaines

1 = capacités intellectuelles générales
2 = compétences en lecture
3 = compétences en écriture
4 = compétences en orthographe
5 = compétences en mathématiques
6 = relations sociales
7 = compétences sportives
8 = apparence physique
9 = comportement
10 = valeur personnelle globale

À propos de Na

Na est un adolescent de 16 ans qui a rencontré quelques difficultés à s'orienter dans sa scolarité. Il est peu populaire auprès des autres élèves. Il s'est lancé dans le sport pour développer sa musculature parce qu'il se trouvait trop fluet.

La valeur personnelle de soi de Na est modérée. Il présente une estime de soi élevée pour ses compétences en lecture, ses compétences sportives et son comportement, mais elle est modérée quant à ses capacités intellectuelles générales, ses compétences en écriture et en orthographe. Son estime de soi paraît faible pour ses relations sociales, mais elle est particulièrement négative quant à son apparence physique et ses compétences en mathématiques.

L'importance que Na attribue est élevée pour les capacités intellectuelles générales, les compétences en mathématiques, les relations sociales, les compétences sportives, l'apparence physique et le comportement. Cette importance est modérée pour les compétences en lecture, en écriture et en orthographe.

Quant à l'hétéroperception de l'enseignant, elle est élevée pour la majorité des domaines et est modérée pour les compétences en mathématiques et en apparence physique.

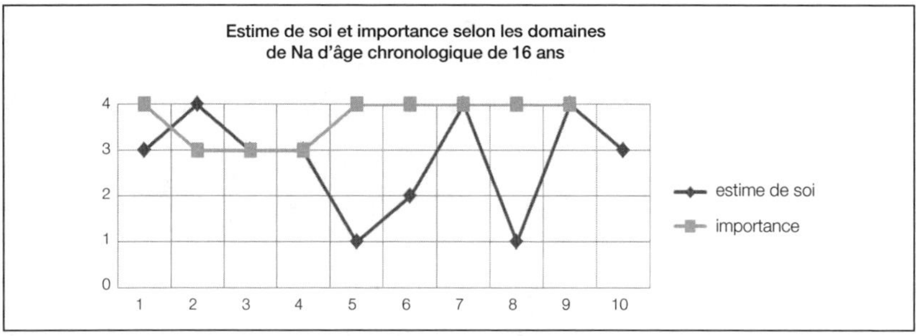

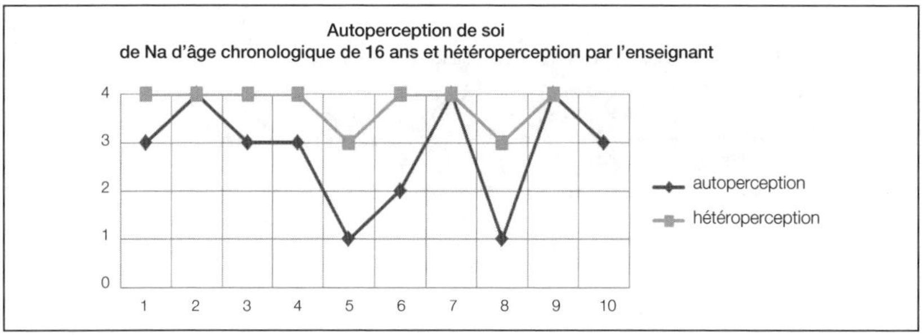

Note : domaines

1 = capacités intellectuelles générales
2 = compétences en lecture
3 = compétences en écriture
4 = compétences en orthographe
5 = compétences en mathématiques
6 = relations sociales
7 = compétences sportives
8 = apparence physique
9 = comportement
10 = valeur personnelle globale

À propos de Ro

Ro est un adolescent de 17 ans qui est populaire auprès des autres élèves, ses amis et les jeunes de son club sportif. Il est apprécié par les jeunes et les adultes. Dans sa scolarité, il doit faire des efforts réguliers pour réussir, mais il a des difficultés importantes en mathématiques, alors qu'il doit maîtriser des bases de comptabilité.

La valeur personnelle de soi globale de Ro est modérée. Son estime de soi paraît élevée pour ses relations sociales, ses compétences sportives et son comportement. Il présente une estime de soi modérée pour ses capacités intellectuelles générales, ses compétences en lecture, en écriture, en orthographe et pour son apparence physique. Par contre, il présente une plus faible estime de soi pour ses compétences en mathématiques.

Ro accorde une grande importance aux capacités intellectuelles générales, aux compétences en mathématiques, aux relations sociales, aux compétences sportives, à l'apparence physique et au comportement. L'importance qu'il attribue aux compétences en lecture, en écriture et en orthographe est modérée.

Quant à l'hétéroperception de l'enseignant, elle est élevée pour tous les domaines, à l'exception de celle relative aux compétences mathématiques où elle s'avère modérée.

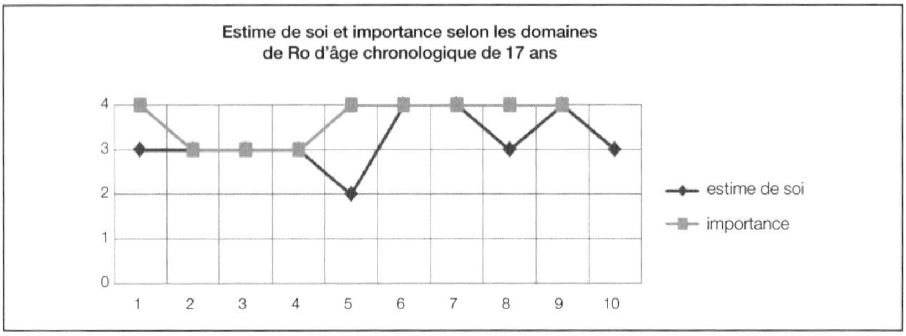

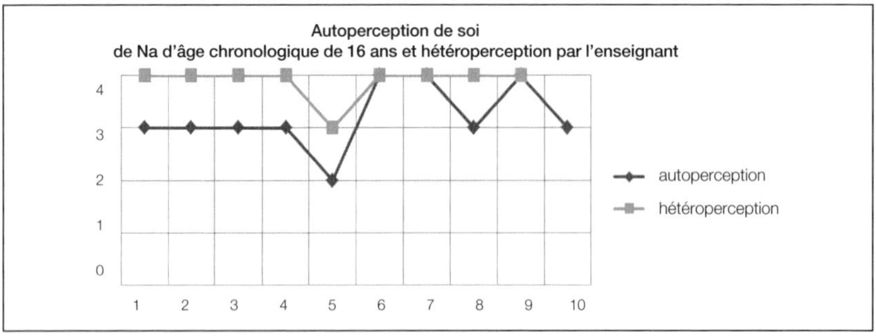

Note : domaines

1 = capacités intellectuelles générales
2 = compétences en lecture
3 = compétences en écriture
4 = compétences en orthographe
5 = compétences en mathématiques
6 = relations sociales
7 = compétences sportives
8 = apparence physique
9 = comportement
10 = valeur personnelle globale

6 Soi chez le jeune adulte

Entre l'âge de 17 et 19 ans, selon Harter (2003, 2012), le jeune adulte normalise ses différents attributs relatifs à ses rôles, et ses attributs reflètent ses croyances personnelles, ses valeurs et ses normes morales. Il réalise des abstractions qui dépassent les inconsistances. Il parvient à avoir un point de vue plus équilibré, stable des attributs à la fois positifs et négatifs, ce qui implique une meilleure exactitude sur soi et même une acceptation de ses propres limites. Alors que la comparaison sociale diminue, la comparaison à ses propres idéaux prend le dessus. Le jeune adulte construit progressivement ses propres normes à propos de soi, qui orientent ses choix personnels. Il porte son intérêt pour son soi futur et il se crée ses propres étiquettes vers lesquelles son soi aspire.

Le jeune adulte doit désormais être autonome et s'adapter à plusieurs nouveaux rôles dans sa vie personnelle, sociale et professionnelle. Ces nombreuses nouvelles réalités exigent alors de lui une grande flexibilité, ou polyvalence, en vue de s'adapter continuellement et rapidement. Par exemple, l'estime du soi social des jeunes de 16 à 24 ans se réfère essentiellement à leur sentiment de compétence dans diverses situations relationnelles et à leur impression plus subjective d'être appréciés dans leurs relations amicales et amoureuses (Michaud *et al.*, 2006). Étant donné la nécessité de leur fonctionnement quotidien en société, le soi adaptatif et le soi social deviennent des dimensions centrales chez les jeunes adultes (L'Ecuyer, 1990). L'importance des interactions sociales s'exprime de diverses manières, comme l'écoute des autres et le besoin d'être écouté, l'ouverture et le respect envers les autres et manifestés à son égard, les relations diversifiées avec les pairs ainsi que les relations amoureuses. Ce premier sous-stade de cette période adulte, entre 24-25 ans et 42-43 ans, est dénommé par L'Écuyer (1990) la « polyvalence du soi », qui se situe au début de la période de la « maturation du soi » qui s'étend jusque 55-57 ans. En effet, la personne se doit de mûrir continuellement pour être en mesure de faire face aux nouvelles exigences qui jalonnent la vie adulte.

Concernant les dimensions des perceptions de soi chez le jeune adulte, Harter (2003, 2012) distingue les perceptions d'intelligence, de compétence professionnelle, de compétence athlétique, d'apparence physique et sociabilité, y compris les amitiés et les relations intimes, la moralité, le sens de l'humour, la *nurturance*, la gestion du ménage, l'adéquation comme *provider*, qui participent à l'estime de soi globale.

7 Vue synoptique de l'évolution développementale de la perception de soi

Harter (2003, 2012) propose une vue synoptique des changements développementaux de la représentation de soi, respectivement durant l'enfance (tableau 2.2) et durant l'adolescence jusqu'à la transition du tout début de l'âge adulte (tableau 2.3). Chacune de ces deux périodes développementales est scindée en trois sous-périodes pour lesquelles les changements dans la représentation de soi sont décrits en fonction de cinq axes : (1) le contenu principal, (2) la structure et l'organisation, (3) l'exactitude et la valence, faisant référence à la notion de réalisme du soi, (4) la nature des comparaisons et (5) la sensibilité aux autres.

Tableau 2.2. Changements développementaux des représentations de soi durant l'enfance (traduit de Harter, 2003, p. 617 ; Harter, 2012, p. 28).

Période de vie	Contenu pertinent	Structure/ Organisation	Valence/ Exactitude *(réalisme)*	Nature des comparaisons	Sensibilité aux autres
2-4 ans	Caractéristiques concrètes et observables Attributs taxonomiques simples sous la forme de capacités, d'activités, de possessions, de préférences	Représentations isolées Manque de cohérence et de coordination Pensée « tout ou rien »	Positive et irréaliste Incapacité à faire la distinction entre soi réel et soi idéal	Aucune comparaison directe	Anticipation des réactions de l'adulte (éloge, critique) Appréciation rudimentaire de l'adéquation par rapport aux normes externes des autres
5-7 ans	Attributs taxonomiques élaborés Centrage sur des compétences spécifiques	Liens rudimentaires entre les représentations Liens typiquement opposés Pensée « tout ou rien »	Typiquement positive Inexactitudes persistent	Comparaisons temporelles avec soi à un plus jeune âge Comparaisons avec les camarades du même âge pour déterminer l'adéquation	Reconnaissance que d'autres évaluent le soi Introjection initiale des opinions des autres Les normes des autres deviennent des autoguides dans la régulation de son propre comportement
8-10 ans	Étiquettes de trait qui se centrent sur des capacités et des caractéristiques interpersonnelles Comparaison aux pairs Évaluation globale de valeur	Généralisations d'ordre supérieur qui englobent plusieurs comportements Capacité à intégrer des attributs opposés	Évaluations à la fois positives et négatives Meilleure exactitude	Comparaison sociale à des fins d'autoévaluation	Internalisation des opinions et normes des autres, qui fonctionnent comme des autoguides

Tableau 2.3. Changements développementaux des représentations de soi durant l'adolescence (adapté et traduit de Harter, 2003, p. 618 ; Harter, 2012, p. 74).

Période de vie	Contenu pertinent	Structure/ Organisation	Valence/ Précision *(réalisme)*	Nature des comparaisons	Sensibilité aux autres
11-13 ans	Compétences sociales, attributs qui influencent les interactions avec les autres ou son attrait social Différenciation des attributs selon les rôles	Intercoordination des étiquettes de trait en abstractions simples Abstractions compartimentées Pensée « tout ou rien » Opposés Pas de détection, d'intégration des abstractions contraires	Attributs positifs à un moment donné dans le temps Attributs négatifs à un autre moment Surgénéralisations inexactes	Comparaison sociale continue, quoique moins manifeste	Transition d'une attention compartimentée à l'internalisation de différentes normes et opinions des autres dans différents contextes relationnels
14-16 ans	Différenciation supplémentaire d'attributs associés à différents rôles et contextes relationnels	Liens initiaux entre des abstractions simples, opposant souvent des attributs Conflit cognitif provoqué par des caractéristiques apparemment contradictoires Préoccupation qui reflète son « vrai » soi	Reconnaissance simultanée d'attributs positifs et négatifs Instabilité induisant de la confusion et des inexactitudes	Comparaisons avec les autres personnes significatives dans différents contextes relationnels Légende personnelle	Conscience que les différentes normes et opinions des autres représentent des autoguides contradictoires, induisant une confusion à propos de l'autoévaluation et une indécision en ce qui concerne le comportement Auditoire imaginaire
17-19 ans	Normalisation de différents attributs relatifs à des rôles Attributs reflétant des croyances personnelles, des valeurs et des normes morales Intérêt pour les sois futurs	Abstractions d'ordre supérieur qui intègrent significativement des abstractions simples et résolvent inconsistances et conflits	Point de vue plus équilibré, stable des attributs à la fois positifs et négatifs Meilleure exactitude Acceptation de ses limites	Comparaison sociale diminue Comparaison à ses propres idéaux augmente	Sélection parmi des autoguides alternatifs Construction de ses propres normes à propos de soi qui gouvernent les choix personnels Création de ses propres étiquettes vers lesquelles le soi aspire

8 Vue synoptique et évaluation des dimensions du soi au fil des périodes de vie

Bien que les dimensions de la perception de soi aux différentes périodes soient majoritairement similaires, certains auteurs les distinguent de façon plus précise et adaptent la dénomination de ces dimensions. Dans les outils d'évaluation, ces dimensions sont évaluées par des groupes d'énoncés ou d'items qui donnent lieu à des scores spécifiques de perception de soi et de ses compétences, par dimension (ces outils sont présentés dans le chapitre 7).

Nous reprenons ci-dessous les dimensions distinguées par Harter et qui sont reprises dans les outils d'évaluation que l'auteur a conçus avec ses collègues pour les différentes périodes de vie. Le tableau 2.4 présente les domaines de perception de soi considérés par période de vie par Harter et qui ont été intégrés dans les outils d'évaluation qu'elle a développés.

Tableau 2.4. Dimensions de perception de soi par période de vie selon Harter

Âge préscolaire et primoscolaire (< 8 ans)	Âge scolaire (> 8 ans)	Adolescence (11-18 ans)	Années collège (16-18 ans)	Âge adulte émergeant
Compétence cognitive	Compétence scolaire	Compétence scolaire Compétence professionnelle	Compétence scolaire Capacité intellectuelle Créativité Compétence professionnelle	Intelligence Compétence professionnelle
Compétence physique	Compétence athlétique	Compétence athlétique	Compétence athlétique	Compétence athlétique
Apparence physique	Apparence physique	Apparence physique	Apparence physique	Apparence physique
Acceptation par les pairs	Acceptation par les pairs	Acceptation par les pairs Amitié proche Relations romantiques	Acceptation par les pairs Amitié proche Relations romantiques Relations avec les parents	Sociabilité Amitié proche Relations intimes
Conduite comportementale	Conduite comportementale	Conduite/ Moralité	Moralité Sens de l'humour	Moralité Sens de l'humour *Nurturance* Gestion du ménage *Adequacy as a provider*
	Estime de soi globale	Estime de soi globale	Estime de soi globale	Estime de soi globale

9 Conclusion

Ce chapitre a relaté l'évolution du concept de soi à travers les âges de la vie, à la fois dans sa globalité et dans plusieurs dimensions, ainsi que le degré de réalisme de l'autoperception de soi ou de convergence à certains âges. Néanmoins, la perception de soi ne varie pas uniquement en fonction des âges de la vie. Une variabilité individuelle la caractérise également en fonction de facteurs individuels, comme le genre notamment, ainsi que les niveaux de développement psychologique de divers domaines que nous allons traiter au chapitre 3, et d'éventuels troubles de développement, comme la déficience intellectuelle, les troubles du spectre de l'autisme et les troubles du comportement, abordés aux chapitres 4, 5 et 6. Par ailleurs, l'environnement dans lequel vit l'enfant ou l'adolescent, la famille et le milieu scolaire peuvent également avoir un impact sur sa perception de soi et l'estime de soi. On peut comprendre l'importance de se référer au niveau de développement de l'enfant ou de l'adolescent en évaluant adéquatement son concept de soi (que nous envisagerons au chapitre 7) et en intervenant si nécessaire, afin de soutenir son développement de façon ajustée, en famille ou en milieu scolaire (comme nous l'aborderons au chapitre 8).

Chapitre 3

Perception de soi et développement psychologique typique

1 Introduction

Les deux premiers chapitres ont abordé toute la complexité et les dimensions du concept de soi et de l'estime de soi, ainsi que leur évolution développementale et les facteurs influant sur ce développement. Pour mieux comprendre comment le concept de soi et l'estime de soi contribuent au développement de l'enfant et de l'adolescent dans d'autres domaines, ou comment ils y sont liés, il est indispensable de préciser quelles relations sont postulées et mises en évidence dans des études empiriques.

Dans ce chapitre, nous évoquerons les relations entre la perception de soi et le développement cognitif, scolaire ou académique, communicationnel et langagier, affectif, émotionnel, social, en cognition sociale, en autorégulation et en métacognition. Des liens sont également relevés entre la perception de soi et le bien-être psychologique, la résilience et la qualité de vie. L'influence des facteurs familiaux et d'éducation parentale sur la perception de soi vient compléter la compréhension de son développement.

Sans être exhaustives, nous mettrons en exergue comment des travaux ont investigué ces liens à des périodes d'âge différentes, en l'occurrence auprès d'enfants d'âges préscolaire, scolaire, préadolescents et adolescents, et quels en sont les principaux constats.

2 Perception de soi et cognition

De manière générale, le concept de soi devient plus précis au fil du développement cognitif et de la maturation du fonctionnement cognitif (Marsh, Ellis, & Craven, 2002).

Concernant la petite enfance, Streri (2002) mentionne que la réussite à l'épreuve de reconnaissance de soi dans un miroir s'inscrit dans un parcours développemental bien défini. Elle souligne la corrélation entre le développement de la reconnaissance de soi dans le miroir et le développement de la permanence de l'objet, bien que ces deux types de tâches ne se développent pas en parfaite synchronie chez certains enfants.

À partir de 3 ans, les enfants prennent conscience que le soi se réfère aux expériences actuelles et passées et ils découvrent la dimension temporelle du soi (Rochat, 2003a).

À l'âge préscolaire, bien qu'Harter (1990a) n'exclue pas l'influence des facteurs sociaux[1], elle explique la tendance optimiste du concept de soi, qui dépendrait de facteurs cognitifs. Pour Duclos (1997, 2004, p. 27), les capacités cognitives des enfants d'âge préscolaire ne sont pas assez développées pour qu'ils puissent avoir un regard critique sur eux-mêmes et accéder à un véritable monologue intérieur. Étant donné la perception magique et naïve de soi de l'enfant âgé de 3 à 5 ans, il n'est pas encore capable d'analyser de façon critique ses actions passées de manière séquentielle, causale et logique pour guider son appréciation. Entre 5 et 7 ans, les images de soi se multiplient et se hiérarchisent peu à peu (Evans, 1998). L'amélioration des compétences cognitives (dont le traitement de l'information, la mémoire, la prise de perspective) favoriserait la précision et la différenciation dans la façon dont les enfants évaluent leurs compétences dans divers domaines. Progressivement, les capacités émergentes de comparaison sociale et de prise de perspective d'autrui de ces enfants leur permettent de développer un concept de soi plus réaliste (Harter, 1990a).

Quant à l'étude de Simmons et Zumpf (1986), elle s'est intéressée notamment au concept de soi d'enfants surdoués âgés de 4 à 7 ans qui ont été évalués au moyen de la PSPCSA. Leurs résultats montrent que les enfants surdoués se perçoivent comme plus compétents dans le domaine cognitif qu'un groupe d'enfants tout-venant du même âge, dont le niveau intellectuel se situait dans la norme. Tandis que les enfants surdoués se perçoivent comme moins bien acceptés

1. Concernant les expériences de socialisation, le feed-back positif que les enfants d'âge préscolaire reçoivent de l'entourage pour leurs efforts devient plus spécifique et concerne des talents individuels à l'âge de l'école primaire, ce qui peut influencer leur concept de soi (Harter, 1990a).

socialement, en particulier par leur mère. Par contre, l'autoperception des compétences physiques ne diffère pas entre les deux groupes.

À l'âge scolaire, des liens encore plus étroits sont relevés entre le concept de soi, l'estime de soi et les compétences cognitives. Certains auteurs indiquent que l'estime de soi apparaît vers 7 ou 8 ans, étant donné que c'est à cet âge que l'enfant acquiert les aptitudes cognitives nécessaires à la comparaison sociale de ses performances à celles de ses pairs (Ruble, Boggiano, Feldman, & Loebl, 1980). Avant l'âge de 8 ans, l'enfant n'a pas atteint le niveau cognitif suffisant pour comprendre les idées abstraites impliquées dans l'évaluation du concept de soi (Davis-Kean & Sandler, 2001). D'après Duclos (1997, 2004), l'apparition de la pensée logique vers 7 ou 8 ans lui permet de récupérer les images positives de soi, provenant d'expériences antérieures, et de les intégrer pour constituer l'estime de soi.

En âge scolaire primaire et à l'adolescence, le développement cognitif, l'entraînement des compétences cognitives dans les apprentissages scolaires, les résolutions de problèmes et les expériences culturelles permettent aux enfants et adolescents d'affiner leurs perceptions, leur sentiment de compétence selon les domaines et les contextes, en se comparant à leurs pairs ou en observant leurs progrès, ce qui fait évoluer leur estime de soi (Harter, 2003, 2012).

Pour résumer, l'évolution du concept de soi et des perceptions de soi est liée au développement cognitif. Des compétences cognitives plus spécifiques, telles que des capacités de traitement de l'information, de prises de perspective, d'abstraction, de comparaison sociale sont favorables au développement de perceptions de soi et d'une estime de soi plus nuancée selon les dimensions concernées. Celles-ci sont également influencées par des expériences cognitives provenant de résolutions de problèmes, d'apprentissage et des expériences culturelles.

Ajoutons que l'on peut également apprécier dans quelle mesure les liens entre perception de soi et cognition sont intriqués à travers les apports des études menées à propos de la perception de soi auprès d'enfants ou d'adolescents à haut potentiel (McCoach & Siegle, 2003 ; Villatte, de Léonardis, & Prêteur, 2008 ; Yan & Haihui, 2005), ou présentant une déficience intellectuelle (voir littérature proposée au chapitre 4).

3 Perception de soi et développement scolaire ou académique

Par développement scolaire, nous intégrons la réussite ou performance scolaire, les stratégies mises en place face aux difficultés scolaires, la motivation scolaire, ainsi que les performances dans des apprentissages scolaires spécifiques, en mathématiques, lecture, écriture, etc. Plusieurs auteurs considèrent que la performance ou l'adaptation scolaire de l'enfant et sa perception de lui-même en tant qu'élève sont interdépendantes (Bragard, 1999, Lavoie, 1993 ; Martinot, 2001). De nombreuses études ont cherché à identifier les liens entre la perception de soi ou l'estime de soi et des variables scolaires, en fin de période préscolaire jusqu'à la formation supérieure chez l'adulte.

Concernant la période préscolaire, Marsh *et al.* (2002) distinguent le concept de soi verbal et le concept de soi en mathématiques. Les auteurs mettent en lien ces deux composantes respectives avec la réussite scolaire verbale et en mathématiques d'enfants d'âge préscolaire. D'après leurs résultats, la réussite scolaire est significativement et positivement liée au concept de soi cognitif. Plus l'enfant réussit à l'école, plus il perçoit positivement ses compétences cognitives et inversement. Toutefois, d'autres résultats faisant la distinction entre concept de soi verbal et concept de soi en mathématiques sont moins clairs. Comme attendu par les auteurs, la réussite en mathématiques est significativement liée au concept de soi en mathématiques ; cette corrélation est un peu plus élevée que celle observée entre la réussite en mathématiques et le concept de soi verbal. Par contre, la réussite verbale n'entretient aucune relation significative avec respectivement le concept de soi verbal et le concept de soi en mathématiques, bien que les corrélations observées avec ces deux variables scolaires soient plus positives qu'avec quatre autres variables non scolaires. Ainsi, selon le type de domaine scolaire concerné, des relations variables peuvent fluctuer entre la perception de l'enfant à propos de ses compétences dans divers domaines et la réussite dans des apprentissages spécifiques.

Concernant le début de la scolarité primaire[2], rapportons quelques constats. En utilisant l'échelle primaire du concept de soi et une version québécoise du SDQ-1, Potvin et Paradis (2000) constatent que ce sont les élèves perçus sans difficulté scolaire qui présentent le concept de soi global le plus élevé et ce sont les élèves perçus avec difficultés scolaires qui présentent le concept de soi global le moins positif. Cependant, des liens spécifiques et variables dans le temps sont relevés entre le rendement en lecture et le concept de soi global ; des élèves moins compétents en lecture montrent un concept de soi global légèrement supérieur aux élèves réussissant bien en lecture, au début du primaire. Les perceptions de soi, dans les domaines non académiques, dont l'apparence physique et les relations avec les

2. En France, cela correspond aux cours préparatoires et aux cours élémentaires de niveau 1.

parents, des élèves échouant en lecture sont meilleures que celles des élèves réussissant en lecture, en fin de deuxième primaire[3]. Dans une autre étude, on relève un effet de l'évaluation formative proposée à des élèves de première année primaire sur le développement de leurs compétences en lecture et en écriture ainsi que sur leur concept de soi en lecture et leur estime de soi (Deslauriers, 1998).

Quant à Guay, Marsh et Boivin (2003), ils ont mené une étude longitudinale portant sur 385 enfants, évalués à trois moments en trois cohortes correspondant à la scolarité de la deuxième à la quatrième primaire[4]. Ils ont évalué, au début de leur scolarité, leur perception du soi cognitif avec la version française du *Self-Perceptions Profile for Children* d'Harter (1985) et leurs résultats scolaires, au moyen d'un questionnaire hétérorapporté par l'enseignant concernant trois domaines scolaires, l'écriture, la lecture et les mathématiques. Ils démontrent que les enfants témoignant d'une perception positive élevée du soi cognitif en début d'école primaire présentent dans les années de scolarité ultérieures des résultats scolaires qui augmentent.

Dans le même sens, parmi les facteurs personnels de protection d'élèves à risque de difficultés scolaires en primaire, Potvin et Lapointe (2010, p. 14) soulignent que le fait de « développer sa maîtrise de soi, une forte estime de soi et une foi dans ses compétences et ses forces (sentiment d'autoefficacité) » est un facteur important.

À l'adolescence, de nombreuses études ont relevé des liens positifs entre les résultats scolaires et l'estime de soi, en expliquant notamment que le sentiment de compétence est lié au niveau de performance (Bardou & Oubrayrie-Roussel, 2014, p. 139). Ces études vont majoritairement dans le sens de relations « circulaires » ou réciproques qui opèrent entre les performances scolaires et l'estime de soi chez les jeunes (Bardou, 2011 ; Guay, Ratelle, Roy, & Litalien, 2010 ; Leyrit, 2010 ; Marsh & Craven, 2005 ; Martinot, 1995, 2001 ; Meyer, 1987). Ainsi, les vécus d'échecs scolaires, de faibles performances scolaires ou le redoublement amènent les jeunes à se dévaloriser ; et inversement, lorsqu'ils se dévalorisent, cela rejaillit sur leur réussite scolaire (Lamia, 1999 ; Leyrit, 2010 ; Ross & Broh, 2000).

La motivation scolaire dépend également en partie du niveau d'estime de soi. Des liens positifs sont relevés entre le concept de soi scolaire et des comportements d'approches ou d'engagement dans des tâches scolaires, dès l'école primaire (Cadieux, 1992 ; Lavoie, 1993). Plus les élèves évaluent positivement leurs compétences scolaires en

3. En France, cela correspond à aux cours élémentaires de niveau 1.
4. En France, cela correspond à aux cours élémentaires de niveau 1 et 2 et au cours moyen 1.

primaire et en secondaire, plus ils sont enclins à être motivés et à effectuer des efforts dans leurs apprentissages scolaires, favorisant ainsi une meilleure qualité de ceux-ci (Bardou & Oubrayrie-Roussel, 2014, pp. 171-202 ; Brunner *et al.*, 2010 ; Cadieux, 1992 ; Diseth, Danielsen, & Samdal, 2012 ; Duclos, Laporte, & Ross, 1995 ; Marsh, 1992 ; Molloy, Ram, & Gest, 2011 ; Skinner, Wellborn, & Connell, 1990). Dès la scolarité primaire, le processus de motivation, influencé par des aspects provenant du contexte, de l'élève, de l'enseignant, est lié à la façon dont l'élève perçoit son propre contrôle et ses performances ; et ces variables agissent entre elles comme une boucle de rétroaction (Skinner *et al.*, 1990). On observe également que de faibles performances scolaires, des comportements d'évitement de tâches scolaires, des attitudes négatives envers le milieu scolaire, la démobilisation et le décrochage scolaires peuvent être augmentés par une faible estime de soi chez les élèves (Bardou & Oubrayrie-Roussel, 2014, pp. 182-183 ; Bardou, Oubrayrie-Roussel, & Lescarret, 2012, a, b ; Muha, 1991 ; Reis & Mc Coach, 2000).

Certaines études se sont intéressées au lien entre le concept de soi ou l'estime de soi et les stratégies mises en œuvre par des adolescents pour dépasser des difficultés scolaires. Dans une étude longitudinale, Bariaud et Bourcet (1998) ont observé qu'un concept de soi de « bons élèves » chez de jeunes adolescents de 12 à 15 ans en début de secondaire[5] prédit le type de stratégies qu'ils vont mobiliser pour faire face à une difficulté scolaire en deuxième partie du secondaire[6], aux âges de 15 à 18 ans. Un niveau élevé de concept de soi faciliterait l'ajustement efficace de types : émotionnel (par la confiance en soi), cognitif (par la remise en cause personnelle constructive) ou comportemental (par la recherche de soutien social). Alors qu'un niveau plus faible de concept de soi induirait plutôt des stratégies dysfonctionnelles, telles que le fatalisme, la passivité, la fuite ou la tristesse.

Par ailleurs, quelques auteurs parlent de « stratégie d'autohandicap » (*Behavioural Self handicapping*) pour désigner le fait qu'un enfant ou un adolescent, se dévalorise et se désengage d'activités scolaires ou autres par crainte de ne pas les réussir ; cela correspondrait à une stratégie de protection de l'estime de soi (Leyrit, 2010 ; Martinot, 2001 ; Midgley, Arunkumar, & Urdan, 1996 ; Thill, 1999 ; Thompson, Dinnel, & Dill, 2003a). Ainsi, il peut expliquer ses échecs par un manque d'efforts ou des obstacles extérieurs, plutôt que par son incompétence. Et dans le cas de réussites, il peut s'attribuer à

5. En France, au collège.
6. En France, au lycée.

lui-même son succès, en dépit des obstacles. De cette manière, il peut continuer à se valoriser. Parmi les facteurs propices à l'usage de cette stratégie autohandicapante, figurent des facteurs relatifs aux tâches (son degré de familiarité, sa complexité, son importance), à l'insécurité ressentie par l'incertitude d'un résultat positif, aux croyances d'une amélioration possible, et aux feed-back négatifs, etc.

En résumé, les travaux réalisés à différentes périodes de la scolarité des enfants et des adolescents, mettent clairement en évidence des liens bidirectionnels et d'interdépendance entre le développement de perceptions de soi ou de l'estime de soi et le développement scolaire, observés à travers différentes variables : la réussite scolaire, la motivation scolaire, certaines performances dans des apprentissages dans des domaines spécifiques ainsi que des stratégies mises en œuvre face aux difficultés scolaires. Ces liens semblent varier selon la période de vie.

4 Perception de soi, communication et langage

Nous considérons les compétences en communication et en langage comme des caractéristiques individuelles et développementales pouvant influencer la perception de soi de l'enfant et la façon dont il peut se décrier ou parler de lui-même.

D'une part, Harter (2003) envisage la représentation de soi en tant qu'attributs ou caractéristiques de soi consciemment connus par l'individu à travers le langage, c'est-à-dire comment on se décrit soi-même. Le développement du langage est en effet particulièrement important dans le développement de la perception de soi, du fait qu'il permet à l'enfant de se représenter soi-même. Selon Thompson, Laible et Ontai (2003b), le langage fait évoluer les représentations de l'enfant sur lui-même et sa compréhension psychologique. Ils expliquent le rôle du langage de plusieurs manières.

- Le langage permet la reconstruction, chez le jeune enfant, de la compréhension, plus précoce et implicite, d'états mentaux en une connaissance plus explicite, qui peut être représentée en utilisant des mots. Par exemple, un enfant d'âge préscolaire qui peut nommer ses sentiments et en parler, pourra se rassurer et mieux comprendre.
- Puisque l'enfant peut échanger des informations avec autrui à travers le langage, des représentations directes d'expérience personnelle peuvent être comparées avec les représentations secondaires d'un autre qui a partagé ou a été témoin de cette

expérience. Cela peut contribuer à clarifier la compréhension du jeune enfant à propos d'expériences personnelles. Discuter avec un autre peut aussi constituer un apprentissage à propos d'états mentaux divergents, quand l'enfant et la personne de référence ont des représentations différentes de l'expérience qu'ils ont partagée. La conscience d'états mentaux divergents est conceptuellement provocante pour de jeunes enfants, en ce sens qu'ils réalisent que différentes personnes ont des compréhensions différentes d'événements partagés et qu'ils sont motivés à faire des efforts pour comprendre la raison de ces divergences.

- De manière plus significative, le langage contribue implicitement à l'appropriation par l'enfant de valeurs, de croyances et du sens d'être une personne, puisque ces caractéristiques sont incorporées dans la structure et le contenu du langage.

Au cours de l'enfance et de l'adolescence, le développement du langage en compréhension et en expression, orale ou écrite, a clairement une incidence sur la façon dont s'élaborent les perceptions de soi. En outre, plus ces perceptions sont positives, plus elles peuvent être propices à ce que l'enfant ou l'adolescent s'exprime verbalement à leur sujet. Certains apprentissages scolaires en lecture ou en écriture peuvent également influer sur la perception de ces compétences.

Outre l'influence du langage sur la formation de la perception de soi, son évaluation[7] implique immanquablement certaines compétences langagières. Comme les évaluations de la perception de soi requièrent des capacités verbales pour comprendre les questions ou pour les lire et pour y répondre ; si les termes utilisés ne sont pas familiers aux enfants, s'ils s'expriment difficilement, ils éprouveront des difficultés à répondre aux questions à leur sujet (Davis-Kean & Sandler, 2001). C'est pourquoi Fiasse et Nader-Grosbois (soumis) ont analysé les relations entre l'autoperception et les compétences langagières en compréhension chez 71 enfants d'environ 3 ans à 6 ans et demi. Les réponses d'autoperception des enfants concernant leurs compétences globales ne sont pas en lien avec leur score global en compréhension langagière syntaxique et sémantique. Jambunathan et Norris (2000) expliquent un tel résultat du fait que les items issus de la PSPCSA relatifs aux compétences ne sont pas complexes du point de vue linguistique. Par contre, ils soulignent

7. Le choix de l'outil pour évaluer la perception de soi (cf. chapitre 7) doit être adapté au niveau de compétences langagières de la personne. Certains outils proposent des supports sous forme d'images illustratives des questions ou des énoncés pour faciliter la compréhension langagière.

que certains items d'acceptation sociale requièrent un plus haut degré de compétences linguistiques, à savoir un langage inférentiel ou un raisonnement plus complexe. Suivant cette logique, plus l'enfant a de bonnes compétences langagières, au mieux il comprend les items d'acceptation sociale. Dans les résultats de Fiasse et Nader-Grosbois (soumis), plus les enfants obtiennent un bon score global en compréhension langagière, moins ils se perçoivent acceptés socialement de manière globale. Les enfants d'un niveau linguistique plus élevé pourraient mieux comprendre les nuances entre chaque item du facteur social et y répondre de manière plus critique, et donc plus négative, ce qui contraste avec l'autoperception très positive des enfants d'un moins bon niveau linguistique. À l'instar d'une meilleure compréhension des items de l'échelle, de meilleures compétences linguistiques permettent à l'enfant une meilleure compréhension des commentaires émis par son entourage à son sujet. Les commentaires reçus de la part de ses pairs et de sa mère à l'âge préscolaire font probablement plus souvent référence aux domaines relationnel et social, qu'à des compétences cognitives et physiques spécifiques. Mieux comprendre l'avis d'autrui pourrait alors entraîner inévitablement une perception plus critique de soi.

En résumé, le développement du langage peut influencer le développement des perceptions de soi, y compris des nuances dans ces perceptions. Relevons également le potentiel biais méthodologique dans l'évaluation des perceptions de soi qui peut découler du niveau de compréhension et d'expression langagière des personnes évaluées.

5 Perception de soi, attachement enfant-parents et états affectifs

« À l'arrivée du bébé, le parent entreprend un dialogue qui durera toute la vie. Ce dialogue permettra à l'enfant de définir d'abord son existence et plus tard son identité. C'est ce dialogue qui lui fera sentir qu'il mérite d'être aimé et respecté » (Duclos, 2004, p. 40). « Cette sensation d'être aimable, qui naît de se sentir aimé, c'est le noyau de l'estime de soi » (Duclos, 2004, p. 41). En référant à la théorie de l'attachement de Bowlby (1969), la base même de la sécurité du jeune enfant se construit à travers le mode d'attachement mère-enfant et influence la façon dont l'enfant va développer son modèle d'attachement et son exploration de l'environnement. Si le jeune enfant présente un attachement de type sécure, il l'intériorise peu à peu et les relations sociales avec l'entourage et autrui seront influencées par ce mode d'attachement.

Pour montrer l'importance des liens entre la perception de soi et l'attachement, ainsi que l'acceptation sociale, prenons appui sur les résultats de deux études de Verschueren, Marcoen et Schoefs (1996/2008) qui ont testé les liens entre le Modèle interne de soi et le Modèle de l'attachement selon Bowlby (1969). Ils ont évalué la perception de soi, la positivité sur soi et l'ouverture à admettre ses imperfections, par l'entretien avec marionnettes (*Puppet Interview*, Cassidy, 1988) avec les enfants. Les enseignants ont complété la *Pictorial Self-Evaluation Scale* (Verschueren & Marcoen, 1993) concernant l'acceptation sociale et ont évalué l'adaptation comportementale à l'école et les manifestations comportementales de l'estime de soi. Les Histoires à compléter (*Attachment Story Completion task*, Bretherton, Ridgeway, & Cassidy, 1990) ont évalué l'attachement mère-enfant. La première étude porte sur 95 enfants âgés de 51 à 76 mois. Elle identifie des relations significatives et positives entre la perception positive de soi des enfants et la perception de l'enseignant quant à leur acceptation sociale, leur adaptation comportementale à l'école, et aux manifestations comportementales de l'estime de soi. Dans la deuxième étude, portant sur 50 enfants âgés de 55 mois et 75 mois, des liens positifs et forts sont relevés entre la représentation d'attachement sécure mère-enfant et la perception positive de soi chez ces enfants. Ainsi, cette représentation d'entretenir un attachement sécure avec la mère soutient le développement positif de soi, d'où l'importance des attitudes parentales à l'égard de l'enfant.

En effet, l'approbation et l'acceptation parentale sont également intériorisées par le jeune enfant, ce qui prédit non seulement la façon dont il se perçoit durant son enfance, mais aussi son estime de soi à un âge ultérieur (Bolognini & Prêteur, 1998 ; Coopersmith, 1967 ; Duclos, 2004, pp. 40-41). Cette approbation et attitude parentale implique le respect de l'enfant et la référence à des normes claires. Les attitudes parentales imprégnées d'implication affective, d'ouverture aux intérêts de l'enfant, à l'exploration du monde favorisent ainsi l'estime de soi chez l'enfant jusqu'à l'adolescence (Coopersmith, 1967).

Au cours de l'enfance et de l'adolescence, la perception de soi et l'estime de soi sont nourries par l'intériorisation des jugements positifs et négatifs émis par des personnes significatives et importantes pour l'individu, et *a fortiori* à toute période de changement, de réorganisation de soi, en particulier lors de la transition vers l'adolescence (Bardou & Oubrayrie-Roussel, 2014 ; Rosenberg, 1979). L'indifférence parentale affecte le sentiment de sécurité chez l'enfant et le sentiment de valeur personnelle ou l'estime de soi à l'adolescence (Algan, 1979, 1980 ; Bardou & Oubrayrie-Roussel, 2014).

Il semble que les états affectifs et l'humeur des adolescents, le fait qu'ils soient gais ou au contraire affectivement déprimés ou anxieux joue un rôle dans leur estime de soi ; plus leurs états affectifs sont positifs, plus ils sont susceptibles d'avoir une bonne estime d'eux-mêmes, et inversement, plus leurs états affectifs sont négatifs, plus ils ont des risques d'une faible estime de soi (Beck, Brown, Steer, Kuyken, & Grisham, 2001 ; Bolognini & Prêteur, 1998 ; Harter, 1998 ; Rosenberg, 1979).

En résumé, le développement affectif, dont le type d'attachement précoce, le sentiment de sécurité et les états affectifs au cours de l'enfance et de l'adolescence sont des facteurs essentiels dans le développement de la perception de soi comme une « personne de valeur » et digne d'intérêt, cela même à long terme.

6 Perception de soi et émotions

La littérature scientifique soutient l'existence d'un lien fort entre le soi et les émotions. Le soi peut être modelé par les émotions qui fluctuent au fil des expériences. Selon le degré d'efficacité que l'enfant ou l'adolescent évalue, des ressentis positifs (comme la fierté) ou négatifs (comme la honte) peuvent également influer sur ses perceptions de soi. Une variété d'émotions différentes peut être liée à la perception de soi ou à l'estime de soi. Dans la littérature, on trouve à la fois des conceptions théoriques expliquant ce lien et des études empiriques cherchant à éclairer ces liens aux différentes périodes de développement.

De nombreux auteurs se sont intéressés au rôle particulier de la perception de soi dans les émotions chez l'enfant, à travers l'étude des émotions « autoconscientes » qui apparaissent dès l'enfance, telles les émotions secondaires de culpabilité, de fierté ou de honte (Bosacki & Moore, 2004 ; Lewis, 1997, 1999 ; Lewis *et al.*, 1989 ; Tracy & Robins, 2004). Ces émotions secondaires sont également qualifiées de complexes, car elles nécessitent des capacités cognitives spécifiques (Lewis *et al.*, 1989). À cet égard, le modèle de Lewis (1997) présente l'interface entre la cognition et le développement des émotions autoconscientes, incluant trois étapes.

(1) Les émotions primaires, telles la joie, la tristesse, la peur, la colère ou la surprise, apparaissent lors des six premiers mois de vie de l'enfant.

(2) Certaines capacités cognitives se développent particulièrement entre 18 et 24 mois, comme la capacité de différenciation entre soi et les autres et la capacité de permanence de l'objet.

(3) La consolidation de ces capacités permet, vers 2 ans, l'émergence de la troisième étape, constituée par les émotions autoconscientes ou secondaires. D'une part, ces émotions autoconscientes, comme l'embarras et l'empathie, sont caractérisées par un comportement référencé à soi. D'autre part, l'enfant commence à apprendre les règles et les normes, ce qui le mène vers l'âge de 3 ans au deuxième type d'émotions autoconscientes appelées émotions autoévaluatives, comme la culpabilité, la honte et la fierté.

Lewis (1997) précise que ces émotions autoconscientes sont susceptibles de requérir des classes d'événements identifiés uniquement par l'enfant lui-même. L'auteur prend la fierté pour exemple. Cette émotion requiert plusieurs facteurs relatifs aux cognitions à propos de soi. La fierté nécessite que l'enfant évalue son comportement en référence à une norme « culturelle » ou une règle transmise par ses parents, qu'il évalue avoir réussi par rapport à cette norme et qu'il s'attribue ce succès. De plus, le soi intervient dans le développement d'émotions autoconscientes ; l'enfant doit être conscient de son propre comportement, comparer son comportement à la norme et s'attribuer le blâme ou le succès à soi-même ou l'attribuer aux autres (Lewis, 1999). Dans le même sens, Izard (2011) estime que des émotions, telles que la honte et la culpabilité, dépendent de capacités cognitives relatives à la perception de soi et aux comparaisons entre soi et autrui.

Au vu de ces explications, le développement des émotions autoconscientes se trouve donc à l'intersection du développement des émotions, de la théorie de l'esprit et de l'acceptation sociale. Le développement des émotions autoconscientes dépend d'une conscientisation de ses propres émotions, de celles d'autrui ainsi que du regard social porté sur sa propre personne.

Par ailleurs, quelques travaux ont examiné le lien entre la perception de soi d'enfants d'âge préscolaire et leur régulation des émotions négatives et positives. Précisons que la régulation des émotions correspond aux mécanismes par lesquels une personne gère le type d'émotions qu'elle ressent, leur force, leur moment d'apparition et la façon dont elle les vit et les exprime (Nader-Grosbois, 2011). Dans une étude longitudinale, Maughan, Cicchetti et Toth (2007) ont examiné les effets de la dépression maternelle et des comportements parentaux négatifs concomitants sur la perception de soi et sur la régulation émotionnelle en contexte interactif. Leurs résultats mettent en exergue qu'une dépression maternelle avant les 21 mois des enfants est un facteur de risque pour le développement de leur régulation émotionnelle à l'âge de 4 ans. En effet, la majorité des enfants de mère déprimées présente une régulation émotionnelle dysfonctionnelle à l'âge de 4 ans et ils perçoivent plus négativement leurs compétences et leur acceptation sociale, un an plus tard, comparativement aux enfants qui régulaient mieux leurs émotions. Dans son étude transversale, Mazzone (2009) a analysé la relation entre la perception de soi pour les dimensions sociale, cognitive et physique, et la régulation émotionnelle en contexte interactif dyadique chez 26 enfants âgés en moyenne de 5 ans. Une relation positive significative est obtenue entre leur perception du soi social et leur régulation émotionnelle. Plus l'enfant se perçoit comme accepté socialement par les pairs, plus il parvient à exprimer et réguler ses émotions lors de jeux en dyades, et inversement.

Lors de la transition entre l'âge préscolaire et primoscolaire, ces liens entre perception de soi et des compétences socioémotionnelles ont également été investis. Dans une étude longitudinale menée par Verschueren, Buyck et Marcoen (2001), les liens entre les représentations de soi de 60 enfants à l'âge de 5 ans, et leurs perceptions de soi, leurs compétences socioémotionnelles selon la perception du professeur et l'acceptation sociale par les pairs à l'âge de 8 ans, ont été examinés. Les représentations de soi ont été évaluées par l'entretien avec marionnettes (*Puppet Interview*, Cassidy, 1988). Les résultats montrent des liens prédictifs entre la perception positive du soi à l'âge de 5 ans et les perceptions de soi et le fonctionnement socioémotionnel à l'âge de 8 ans. Autrement dit, plus les enfants se percevaient positivement à 5 ans, plus ils continuent à se percevoir positivement à 8 ans et plus ils disposent de bonnes compétences socioémotionnelles. Ainsi, on observe que de jeunes enfants sont capables, à l'âge préscolaire, d'avoir un sens rudimentaire d'être dignes de valeur et aimables, ce qui peut avoir un impact sur leur développement émotionnel au début de l'âge scolaire.

En période d'âge scolaire, d'autres constats intéressants sont également rapportés quant aux liens entre perception de soi et développement émotionnel. Dans leur étude portant sur 330 enfants âgés en moyenne de 10 ans, Terwogt, Rieffe, Miers, Jellesma et Tolland (2006) ont observé que des enfants ayant une faible estime de soi faisaient l'expérience de pensées négatives, évoquaient des souvenirs négatifs quand ils vivaient un épisode difficile. Au contraire, des enfants ayant une estime de soi plus élevée montraient une pensée émotionnelle positive. Autrement dit, selon le niveau d'estime de soi, l'enfant peut augmenter ou diminuer le ressenti d'émotions négatives ou positives, et probablement permettre le développement de stratégies de *coping* plus efficaces ou non. Ils ont relevé que l'humeur des enfants, associée à de l'anxiété et des problèmes dépressifs, en influençant leur estime de soi, avait un impact indirect sur leurs plaintes somatiques.

Chez des adolescents, le développement de l'expression émotionnelle et de l'estime de soi se déroule différemment entre les garçons et les filles (Polce-Lynch, Myers, Kilmartin, Forssmann-Falck, & Kliewer, 1998). Comme exprimer ses émotions peut contribuer à une santé mentale positive, il est important de s'y intéresser chez les adolescents qui sont amenés à « reconstruire » leur concept de soi par les changements majeurs que cette période développementale apporte. Selon Polce-Lynch *et al.* (1998), être capable d'exprimer ses émotions et ses pensées peut se refléter par l'écriture ou par l'expression verbale à propos de ce qu'on ressent. Or les garçons expriment moins leurs émotions que les filles, ce qui est soutenu par les stéréotypes sociaux selon le genre, et ce facteur peut influer sur l'estime de soi. Ces auteurs ont analysé les réponses écrites d'enfants d'âge scolaire et d'adolescents à des questions semi-ouvertes qualitatives posées individuellement. Par exemple : « Est-ce facile ou difficile de parler aux autres de ce que tu ressens ? Explique pourquoi » ; « Comment ton apparence physique ou l'image de ton corps affecte la façon dont tu te sens toi-même ? » ; « Nomme certaines choses qui font que tu te sentes bien » ; « Nomme certaines choses qui font que tu te sentes mal. » Ces questions ont permis de recueillir des informations qualitatives sur leurs pensées et leurs sentiments à propos d'eux-mêmes, l'influence de l'apparence physique et leurs capacités à exprimer leurs émotions. Ces auteurs ont confirmé des différences d'expression émotionnelle, d'image du corps et de l'estime de soi selon le genre et l'âge.

Sur base de théories du bien-être et de l'efficacité, l'estime de soi et le style attributionnel ont été examinés comme des facteurs pouvant prédire le bien-être émotionnel et la performance académique à l'adolescence et chez le jeune adulte (Baumeister, Campbell, Krueger, & Vohs, 2003 ; Ciarrochi, Heaven, & Fiona, 2007 ; Peterson & Barrett, 1987 ; Peterson & Steen, 2002).

Parmi les modèles explicatifs de l'estime de soi présentés dans le chapitre 1, nous avons présenté un modèle affectif de l'estime de soi (*An Affective -Top-Down- Model of self-esteem*, Brown, 1993 ; Brown & Marshall, 2001, 2006). Nous avons également synthétisé comment des ressentis éprouvés (*Feelings of self-worth*) dans les expériences peuvent influencer la façon dont une personne va se valoriser ou se dévaloriser, selon certains auteurs (dont James, 1890).

C'est surtout pour l'adolescence et l'âge adulte que des travaux ont examiné ces liens entre compétences émotionnelles ou ressentis et estime de soi. Voici les constats de quelques travaux à titre d'exemple.

Dans leur étude, Wood, Heimpel, Manwell, et Whittington (2009) ont mis en évidence que des personnes ayant une faible estime de soi étaient plus enclines à vivre plus de tristesse que celles ayant une estime de soi plus élevée. En effet, lorsque ces auteurs ont demandé aux participants de lire une évaluation à leur sujet qui portait essentiellement sur des aspects négatifs les concernant, ils manifestaient plus d'émotions négatives à leur égard et acceptaient plus de pensées indésirables s'ils avaient un faible niveau d'estime d'eux-mêmes par comparaison à ceux qui avaient une meilleure estime d'eux-mêmes. Quant à Goodall, McVittie, Mc Kinlay et Uytman (2012), ils ont vérifié si la capacité à bien réguler ses émotions pouvait être liée à l'estime de soi et à l'attachement, auprès de 176 adultes qui ont complété trois questionnaires, l'*Experiences in Close Relationships Revised Questionnaire*, la *Rosenberg Self-Esteem scale* et l'*Emotion Regulation Profile-Revised*. Leurs résultats ont montré que le type d'attachement anxieux-insécure et l'estime de soi globale prédisent les stratégies négatives de régulation émotionnelle, alors que l'interaction entre un faible niveau en évitement et l'estime de soi prédit l'usage de stratégies qui tempèrent la régulation émotionnelle positive.

Par ailleurs, quand des personnes se sentent fières lorsqu'elles réussissent des tâches, cela peut rejaillir sur leur estime d'elles-mêmes (Brown & Dutton, 1995). Toujours selon ces auteurs, des différences individuelles en estime de soi peuvent être influencées par les réactions émotionnelles qui sont, elles-mêmes, influencées par les émotions relatives au soi. En effet, Brown et Marshall (2001) distinguent d'une part les « émotions pertinentes pour le soi » (*self-relevant emotions*), comprenant la fierté, l'arrogance ou la modestie, la honte, et d'autre part les « émotions non pertinentes pour le soi » (*non-self-relevant emotions*), incluant la joie ou la tristesse. Ils ont mis en évidence que l'estime de soi est liée plus spécifiquement aux états émotionnels pertinents pour le soi, qu'aux états émotionnels qui ne sont pas directement relatifs à son propre soi. Quant à Tice (2008), il avance que lorsqu'une personne poursuit un but et qu'elle l'atteint, son niveau d'estime de soi augmente. Comme les émotions peuvent contribuer à ce processus d'atteinte de ce but, lorsqu'elle l'atteint avec succès, elle éprouve de la joie et du bonheur, et au contraire, lorsqu'elle ne l'atteint pas, elle peut ressentir de la colère, de la tristesse, ou de la frustration, au moins à court terme. La personne est libre de faire des efforts pour persévérer et éventuellement changer ce résultat.

En résumé, la littérature scientifique soutient des liens étroits entre les compétences émotionnelles et la perception de soi ou l'estime de soi globale, ou spécifique pour diverses dimensions. Mais les travaux empiriques ont testé certains modèles et apportent des résultats nuancés quant aux types de liens, directs, indirects, bidirectionnels, prédictifs, qui varient selon la période développementale, l'âge et le genre.

7 Perception de soi, cognition sociale et socialisation

Tout d'abord, précisons que la socialisation se rapporte à l'adaptation sociale, envisagée comme la capacité de l'enfant à s'entendre avec ses pairs, à s'engager dans des comportements sociaux compétents et adaptés, et à inhiber des comportements inadaptés et aversifs dans ses relations sociales (Crick & Dodge, 1994, p. 82). Par cognition sociale, on entend la compréhension des états mentaux (appelée « Théorie de l'esprit ») et le traitement de l'information sociale, qui permettent à l'enfant de comprendre les situations sociales et de s'y adapter (Nader-Grosbois, 2011). Comment ces compétences sociales et en cognition sociale peuvent-elles être liées au concept de soi et aux perceptions de soi ? Pourquoi s'intéresser à ces liens ?

De nos jours, tant les conceptions développementales, de psychologie clinique, que les préoccupations du monde de l'éducation admettent l'importance du concept de soi au sein du développement personnel et social de l'enfant (Herry, Maltais, & Gingras, 2004). Dans la littérature, pour éclairer la place du soi dans le développement social, on peut différencier des modèles et travaux qui se sont penchés sur les liens entre le concept de soi et les relations sociales ou la socialisation, entre le concept de soi et la cognition sociale, ou encore sur l'interdépendance entre ces trois domaines.

À propos des liens entre le concept de soi et les relations sociales, plusieurs explications sont avancées. D'une part, le concept de soi des enfants est susceptible d'influencer la façon dont ils interagissent et s'engagent dans des relations avec des partenaires sociaux (Eder, 1990). Le concept de soi a un impact sur les expériences vécues, car il influence l'interprétation que l'enfant donne aux situations rencontrées et la façon dont il va se comporter socialement, ses réponses émotionnelles et cognitives (Bariaud & Bourcet, 1998). D'autre part, les expériences sociales jouent dans la construction du concept de soi, en le renforçant positivement, ou au contraire en contribuant à l'affecter négativement. L'influence du groupe d'appartenance et des pairs significatifs et les expériences sociales auxquelles l'enfant est confronté façonnent son concept de soi.

De nombreuses recherches ont défini le développement du soi en relation avec les pensées et les actions des autres (Symons, 2004), et certaines d'entre elles ouvrent une porte pour expliquer comment les enfants développent leur soi en lien avec l'évolution de leur cognition sociale, leur compréhension des émotions, des croyances, des intentions et pensées des autres (Nader-Grosbois, 2011). Ces travaux investiguant les liens entre le soi et la cognition sociale sont plus récents en psychologie du développement. Nous détaillerons donc un peu plus ces études récentes, par période développementale, parce qu'elles offrent un intérêt essentiel en termes d'implications pour l'intervention auprès des enfants pour soutenir leur adaptation sociale.

7.1 Perception de soi et cognition sociale en petite enfance (de 0 à 2 ans)

Bien que des compétences en cognition sociale et en Théorie de l'esprit (ToM) ne soient pas encore maîtrisées durant cette période, les prémices de celles-ci sont observables chez des enfants en bas âge. Tout petit, le bébé peut déjà éprouver de la sympathie envers son entourage (Adrien, 1996). Vers 1 an et demi, lorsque l'enfant parvient à se reconnaître dans un miroir, il montre davantage de comportements d'imitation synchronique par rapport à ses pairs (Asendorpf & Baudonnière, 1993).

La sympathie, dans le sens d'une communication primaire entre le bébé et ses proches, équivaut à partager la pensée ou le sentiment d'autrui. Selon Adrien (2008), le bébé est apte à répondre aux sollicitations de son entourage et à leur manifester de la sympathie. Celui-ci accède ensuite au stade subjectif de la notion de soi grâce à ses sentiments et à ses émotions passives, amplifiées par les formes précoces de l'imitation (Adrien, 1996). À l'âge de 7 à 9 mois, le bébé peut partager des attentions et des intentions avec autrui ; il répond à des demandes et peut partager des affects ; son soi social émerge. Par exemple, Adrien (1996) explique que le visage anxieux de la mère peut susciter de l'anxiété chez le jeune enfant. Stern (1994) parle d'un accordage affectif pour caractériser ces phénomènes psychiques.

Chez des enfants de 9 à 10 mois, Asendorpf et Baudonnière (1993) s'intéressent à la relation entre la conscience de soi et la conscience des autres. Cette dernière réfère à la capacité cognitive à se représenter l'état interne d'autrui comme différent de son propre état interne, et elle se développe en empathie, en partage des cognitions et des émotions d'autrui. Elle correspond aux prémices de la Théorie de l'esprit (ToM). Afin d'évaluer la conscience de soi chez de jeunes enfants, ces auteurs utilisent l'épreuve de reconnaissance de soi dans le miroir. Afin d'évaluer la conscience des autres, ils forment des dyades d'enfants qui ne se connaissent pas dans un environnement inconnu, ce qui implique que les enfants ne peuvent pas communiquer avec le partenaire non familier au moyen de rituels comportementaux préétablis. Les auteurs relèvent, pour chaque dyade, l'occurrence de l'imitation synchronique réalisée en utilisant un objet, parmi dix objets à disposition en double exemplaire. Selon ces auteurs, la capacité de conscience des autres faciliterait chez l'enfant la coordination de son comportement avec celui d'un pair non familier dans l'imitation. Cette capacité lui permettrait de devenir conscient des intentions de son partenaire à travers l'usage d'un objet et de prédire le comportement de ce dernier. Pour tester la synchronie entre la conscience de soi et la conscience des autres, 56 dyades d'enfants sont formées en fonction de leur réussite à la tâche de reconnaissance de soi dans le miroir. Les résultats montrent que de longues phases d'imitation synchronique sont observées dans les 18 dyades d'enfants réussissant la tâche du miroir et une seule dyade d'enfants échouant à cette tâche. Des phases d'imitation synchronique plus courtes sont observées chez les 26 dyades mixtes (composées d'un enfant échouant à la tâche du miroir et d'un enfant réussissant cette même tâche).

Pour synthétiser les constats de liens entre la conscience de soi et la conscience des autres au début de la vie, Rochat (2003b, p. 45) décline en cinq étapes.

(1) À partir des six premières semaines de vie, l'enfant développe un sens de son corps comme entité différenciée, située et agente dans l'environnement (point déjà évoqué dans le point 3.1. du chapitre 1).

(2) À partir du deuxième mois, parallèlement à l'apparition du sourire social, l'enfant manifeste un sens nouveau d'expériences partagées avec autrui dans le cadre de protoconversations échafaudées par l'adulte.

(3) Entre 2 et 7 mois, l'enfant développe des attentes sociales dans ses rapports de réciprocité avec autrui. Ce développement semble culminer aux alentours du huitième mois, lorsqu'apparaît une anxiété nouvelle relative à des personnes qui ne sont pas familières à l'enfant.

(4) À partir de 9 mois, l'enfant manifeste une attention partagée avec autrui.

(5) Après 9 mois, l'enfant développe les débuts de la collaboration avec l'autre ainsi que les débuts d'une coconscience où le regard d'autrui est approprié et intégré au sien (étape culminant à 18 mois).

7.2 Perception de soi et cognition sociale à l'âge préscolaire (de 2 à 7 ans)

Par cognition sociale à cette période, nous nous référons en majeure partie à la Théorie de l'esprit (ToM). Elle est envisagée comme la « capacité d'une personne à comprendre et à inférer les états mentaux (intentions, croyances, désirs, émotions, etc.) d'autrui en distinction avec les siens propres, et à comprendre que ces états mentaux peuvent affecter, ou influer sur, leurs propres comportements et ceux des autres » (Nader-Grosbois, 2011, p. 401). Précisons que la cognition sociale ne se limite pas à la Théorie de l'esprit. D'autres habiletés peuvent relever de la cognition sociale, comme la reconnaissance des expressions faciales émotionnelles (Cornish *et al.*, 2005), le traitement des signaux donnés par le regard (*gaze cues*) et l'empathie (Emery, 2005).

À cette période développementale préscolaire, les relations entre des dimensions de la perception de soi et de compétences en ToM ou en raisonnement moral prosocial sont explorées. Certaines études s'intéressent aux liens entre, d'une part, les émotions autoréférentielles (Bennett & Matthews, 2000), la perception de soi (Cahill, Deater-Deckard, Pike, & Hugues, 2007), la perception du soi social (Badenes, Estevan, & Bacete, 2000 ; Fiasse & Nader-Grosbois, 2012b), la sensibilité à la critique à travers le soi « réfléchi » par le regard des autres (Cutting & Dunn, 2002) et, d'autre part, la ToM-croyances. D'autres études examinent les liens entre la perception du soi social (Fiasse & Nader-Grosbois, 2012b), la sensibilité à la critique (Cutting & Dunn, 2002) et la ToM-émotions. D'autres encore investiguent différentes dimensions de perception de soi en lien avec le raisonnement prosocial (Simmons & Zumpf, 1986). En outre, des facteurs externes sont parfois considérés comme pouvant avoir un effet sur ces liens entre la perception de soi et la cognition sociale. Parmi ces facteurs, figurent la relation que la mère entretient avec son enfant (Cahill *et al.*, 2007) et la qualité de la communication partagée entre l'enfant et son partenaire adulte qui influencerait ses compréhensions précoces à propos de qui il est, comment sont les gens et la nature des relations humaines (Thompson *et al.*, 2003b). Penchons-nous plus précisément sur ces études et leurs constats.

Dans leur étude portant sur 30 enfants âgés de 4 à 7 ans, Bennett et Matthews (2000) identifient un lien positif entre les émotions autoréférentielles, ou l'autoattribution d'émotions sociales[8], et la ToM-croyance examinée par des questions de fausses-croyance à partir d'une histoire racontée à l'enfant. L'autoattribution d'émotions sociales a été évaluée par quatre situations proposées à l'enfant, pour lesquelles il est invité à imaginer qu'il transgresse des règles conventionnelles ou morales et à dire ce qu'il ressentirait pour chaque situation.

D'après Cahill *et al.* (2007), disposer de bonnes compétences en ToM donne lieu à différentes implications sur le développement de perceptions à propos de soi. Afin d'évaluer la perception de soi, les auteurs interviewent des enfants d'environ 3 ans et demi, en utilisant deux marionnettes à doigt. Pour chacun des 35 items, les deux marionnettes communiquent à l'enfant deux énoncés contraires (marionnette 1 : « Quand je me lève, je me sens bien » ; marionnette 2 : « Quand je me lève, je ne me sens pas bien »). L'enfant doit indiquer à quelle marionnette il ressemble le plus. Les résultats montrent un lien positif entre la perception de soi des enfants et la ToM-croyances (évaluée par huit tâches de fausse croyance et deux tâches de tromperie). Ce lien est modéré par la relation entre la mère et son enfant. En effet, les enfants développant de meilleures compétences en ToM-croyances décryptent plus aisément les comportements maternels, qu'ils soient soutenants et positifs ou, au contraire, froids et non impliqués. En conséquence, plus la mère entretient des interactions chaleureuses avec son enfant, plus de bonnes compétences en ToM-croyances seraient liées à une haute estime de soi de l'enfant. Inversement, plus la mère interagit de façon froide avec son enfant, plus de bonnes compétences en ToM-croyances seraient liées à une estime de soi plus basse.

Par ailleurs, les relations entretenues entre un enfant et l'adulte s'en occupant ont une forte répercussion sur l'apprentissage de réalités mentales (Thompson *et al.*, 2003b). Pour Welch-Ross (1997), les conversations mère-enfant concernant des événements passés contribuent chez le jeune enfant à la compréhension de la ToM, puisque la mère clarifie les pensées et les sentiments des personnes, y compris

8. Les « émotions autoréférentielles » (Zinck, 2008) ou l'autoattribution d'émotions sociales correspondent au soi émotionnel et social s'exprimant par l'embarras, la culpabilité et la honte, qui se développe surtout entre 5 et 8 ans (Bennett, Yuill, Banerjee, & Thomson, 1998). Bennett et Matthews (2000) estiment que ce développement peut refléter les améliorations en ToM-croyances de second ordre apparaissant à cette même période. En effet, ces émotions sociales impliquent des « cognitions récursives » (p. 126) à propos des états mentaux des autres. De la sorte, des émotions de honte ou de culpabilité de l'enfant proviendraient d'une prise de conscience que les autres considèrent son comportement comme inadéquat.

les siennes. Ce modèle interprétatif des expériences partagées clarifie par la même occasion les événements personnels vécus par le jeune enfant.

Les capacités sociocognitives des enfants pourraient prédire leurs jugements concernant leurs propres capacités et, par inférence, leur estime de soi. Pour expliquer ce lien, Cutting et Dunn (2002) suggèrent que des enfants plus aptes à se représenter les croyances et les émotions seraient davantage blessés par la critique d'un enseignant. Ils parviendraient à comprendre leur propre réponse émotionnelle et auraient une meilleure compréhension des sentiments et croyances internes motivant la critique émise. Les auteurs ont réalisé une étude longitudinale auprès de 141 enfants, issus de la classe ouvrière (46 %) et de la classe moyenne (54 %), pour apprécier dans quelle mesure les différences individuelles en ToM-émotions et ToM-croyances prédisent les différences individuelles en sensibilité à la critique à propos de soi. Les enfants ont été examinés en fin d'école maternelle[9] à l'âge moyen de 4 ans (temps 1), par sept tâches de ToM-croyances (quatre tâches de « changement de lieu » et trois tâches de « contenu insolite ») et deux tâches de ToM-émotions (compréhension des causes des émotions – joie, tristesse, colère et peur – et identification des émotions). En début d'école primaire[10], à l'âge moyen de 5 ans (temps 2), les enfants ont été évalués au moyen de deux tâches de ToM-croyances de « changement de lieu » et une tâche de ToM-émotions, de compréhension des causes et des conséquences des émotions, à partir de situations où un personnage peut ressentir deux émotions, positive et négative. De plus, la sensibilité de l'enfant à la critique a été évaluée au moyen d'une mise en situation avec des marionnettes, dont une incarne un professeur et une représente un élève auquel l'enfant doit s'identifier. En fonction de chaque scénario (enfant critiqué par le professeur ou non), l'enfant doit fournir une « réponse émotionnelle » en indiquant l'émotion qu'il ressent (joie, tristesse, colère). Il doit également évaluer sa propre aptitude à accomplir l'activité mise en scène, soit écrire des nombres, soit dessiner une famille. Cette autoévaluation à propos de ses capacités est l'indice le plus fondamental de la réaction de l'enfant par rapport à la critique, car il reflète sa perception de soi. Les résultats de l'étude indiquent que de bons scores en ToM en maternelle et en primaire sont liés à une plus grande sensibilité aux critiques à propos de soi en primaire. Ces résultats peuvent être interprétés en référant au concept de *looking-glass self* de Cooley (1902) ou du soi « réfléchi »

9. En France, en maternelle grande section.
10. En France, début des cours préparatoires.

par le « miroir social », impliquant que la façon dont autrui perçoit l'individu influence l'estime de soi de celui-ci. Selon cette logique, si une image négative concernant l'enfant est renvoyée par l'entourage, en l'occurrence par l'enseignant, l'enfant peut développer une faible perception de soi parce qu'il croit son enseignant[11].

D'un autre point de vue, Badenes *et al.* (2000) suggèrent que les enfants rejetés par les pairs à l'école sont privés d'opportunités sociales, ce qui diminuerait leur compréhension en ToM-émotions et ToM-croyances. Ils se sont intéressés au rôle du concept de soi dans cette relation. À partir d'un échantillon de 313 enfants âgés de 4 à 6 ans, ils ont sélectionné 39 enfants « populaires », 38 enfants « rejetés » et 38 enfants dans la moyenne. Leur statut sociométrique a été évalué par la procédure d'Arruga (1983)[12], et leur adaptation sociale par le *Pupil Evaluation Inventory* (Pekarik, Prinz, Liebart, Weintraub, & Neale, 1976[13]). Le *Self-concept questionnaire* (Piers, 1977), sous forme d'un vrai ou faux, a mesuré leurs concepts de soi physique, intellectuel et comportemental. Pour évaluer la ToM-émotions, ils ont utilisé une tâche de compréhension des causes des quatre émotions de base ; celle-ci implique une prise de rôle affective sur base de petites histoires où l'enfant doit choisir l'image avec l'émotion adéquate pour le personnage de la situation racontée. Pour évaluer la ToM-croyances, un test de fausse croyance et un test de tromperie ont été administrés. Les résultats indiquent une relation positive entre popularité et capacité à tromper les autres chez les filles. Cela signifie que les filles populaires ont la capacité d'utiliser la tromperie d'une manière plus sophistiquée que les filles rejetées ou dans la moyenne. Même après le contrôle du concept de soi, la relation entre popularité et capacité à tromper reste positive et significative chez les filles populaires. Les auteurs en déduisent que la meilleure capacité des filles populaires à tromper autrui ne serait pas due à une meilleure confiance en soi.

Dans leur étude, Fiasse et Nader-Grosbois (2012b) se sont intéressées au concept de soi social de 44 enfants d'âge préscolaire en lien avec leurs compétences en ToM. Leurs résultats indiquent une relation négative et significative entre le soi social et la ToM. Plus

11. Les auteurs estiment qu'une généralisation trop hâtive est à éviter, vu que les observations sont réalisées à partir de critiques de l'enseignant, qui est une personne très significative pour l'enfant qui commence l'école. Ces résultats ne sont pas forcément généralisables à d'autres sources de critiques provenant des pairs ou des parents.

12. Chaque élève a reçu un total de nominations positives et négatives attribuées par les autres élèves de sa classe. Ce score individuel a été comparé à ceux obtenus par l'ensemble des élèves de la classe.

13. Chaque élève devait nommer l'enfant correspondant le mieux à 17 descriptions de comportement.

les enfants perçoivent leur acceptation sociale de manière positive, moins leurs compétences en ToM sont élevées et inversement.

Par ailleurs, l'étude de Simmons et Zumpf (1986) s'intéressant au concept de soi ainsi qu'au raisonnement et comportement prosociaux d'enfants surdoués d'âge préscolaire est également intéressante. Pour les auteurs, un niveau de fonctionnement cognitif plus élevé suggère un potentiel pour des niveaux de raisonnement moral plus élevé. Dans leur étude, 38 enfants surdoués âgés de 4 à 7 ans sont évalués au moyen de la PSPCSA pour mesurer leur perception de soi. On leur a proposé également quatre histoires de raisonnement moral (Eisenberg-Berg & Hand, 1979) leur présentant des conflits moraux hypothétiques et leurs réponses sont codées selon des catégories de fonctionnement moral. De plus, une mesure de « dons charitables » est réalisée[14]. Pour le concept de soi, les résultats indiquent que les enfants surdoués se perçoivent comme plus compétents dans le domaine cognitif qu'un groupe normatif d'enfants tout-venant du même âge. Aucune différence n'est observée pour l'autoperception des compétences physiques entre les deux groupes, tandis que les enfants surdoués se perçoivent comme moins bien acceptés socialement, en particulier concernant l'acceptation maternelle perçue[15]. Bien que les enfants surdoués manifestent un raisonnement moral plus avancé et une fréquence plus élevée de comportements de donation, aucune relation n'est observée entre l'autoperception de leurs compétences et le comportement de donation, entre le raisonnement moral prosocial et le comportement de donation.

En résumé, à la période préscolaire, ce sont des relations soit positives soit négatives qui se dégagent entre des dimensions spécifiques de la perception de soi et de compétences spécifiques de la ToM ou de la cognition sociale, plutôt qu'un lien global. Ce qui implique qu'il est indispensable de considérer les profils individuels de perception de soi, dans plusieurs domaines et en cognition sociale, en intervention auprès des enfants de cet âge préscolaire.

14. Traduction de *charitable donations*. Cette tâche correspond à une adaptation du paradigme de donation (Raviv, Bar-Tal, & Lewis-Levin, 1980). Un poster indique *Kids! Help crippled children. Give to Children's Hospital!* Un pot contenant des pennies se situe à côté du poster. Les enfants sont récompensés par 15 pennies après avoir passé la PSPCSA et on relève le nombre d'enfants ayant un comportement de donation et le nombre de pennies donnés.

15. Les enfants surdoués de 4-5 ans utilisent moins de raisonnement hédoniste et plus de raisonnement de besoins mutuels que le groupe-contrôle du même âge. Quant aux enfants surdoués de 6-7 ans comparés au groupe-contrôle du même âge, ils manifestent moins souvent la réciprocité directe et un raisonnement stéréotypique et abstrait internalisé. Quel que soit leur âge, les enfants surdoués ont davantage de comportements de donations.

7.3 Perception de soi et cognition sociale à l'âge scolaire (de 7 à 12 ans)

Tout d'abord, l'étude de l'émotion de culpabilité peut nous éclairer quant au lien entre ToM-émotion et concept de soi chez des enfants d'âge scolaire. Ainsi, du point de vue des théories sociocognitives, la culpabilité est envisagée comme un processus conscient (Zahn-Waxler & Kochansa, 1988). Une structure du soi bien développée est nécessaire dans ce processus, étant donné la conscience de soi et la fonction autocritique qui constituent la culpabilité. D'après Cowan (1978, in Zahn-Waxler & Kochansa, 1988), celle-ci émergerait au stade des opérations concrètes selon la théorie piagétienne. Zahn-Waxler et Kochansa (1988) la considèrent en tant qu'autojugement, basé sur des normes internes, qui ne peut exister avant qu'un enfant puisse adopter une perspective sur soi. Outre ces limitations cognitives, les auteurs se réfèrent à nouveau aux théories piagétiennes pour souligner d'importantes différences dans les expériences de socialisation caractérisant chacune des périodes de développement. En effet, Piaget évoque un changement durant les premières années de scolarité de l'enfant ; il passe d'une moralité de contraintes, basée principalement sur les interactions avec les figures d'autorité, à une moralité autonome, basée davantage sur les interactions avec les pairs. Ce changement est favorable à l'internalisation par l'enfant de normes morales et de sentiments de remords ou d'inquiétudes pour les autres ; il commence à apprendre comment ses comportements peuvent affecter ses pairs et les relations qu'il entretient avec eux. Avec l'âge, les réponses de culpabilité augmentent en fréquence et en maturité ; il en est de même pour les réponses d'empathie et d'altruisme (Zahn-Waxler & Kochansa, 1988). À cet égard, une étude de Thompson et Hoffman (1980) s'intéresse spécifiquement à la relation entre l'empathie, précurseur de la ToM, et le développement de la culpabilité chez des enfants d'âge scolaire. Les auteurs observent que, sur base d'histoires illustrées, des enfants, à qui on demande préalablement de prendre en compte les sentiments du personnage envers qui du mal a été commis, manifestent de façon plus intense de la culpabilité dans leurs réponses, comparés aux enfants chez qui n'a pas été induite de l'empathie pour le personnage victime.

Quelques études empiriques ont investigué précisément les relations entre la perception de soi et de ses compétences dans diverses dimensions et les compétences en ToM relevant des différents états mentaux, essentiellement relatifs aux émotions et aux croyances.

Dans une étude longitudinale, Donelan-McCall et Dunn (1997) ont étudié la perception de 44 enfants âgés de 6-7 ans à propos de leur expérience scolaire et sociale. Les enfants présentant de meilleures compétences en ToM-émotions à travers leur compréhension des causes et des conséquences des émotions en fin d'école maternelle perçoivent plus positivement leur concept de soi social, relatif à leurs pairs, durant leur première année d'école primaire.

L'émergence de la capacité à prendre la perspective d'autrui relevant de la ToM favoriserait à la fois l'intériorisation des jugements évaluatifs provenant d'autrui et la capacité à effectuer des comparaisons sociales, selon Boivin, Dion et Vitaro (1990). Ces mécanismes permettraient ainsi à l'enfant d'assimiler l'information sociale et d'autoévaluer son soi de manière de plus en plus différenciée, à l'âge de 7 à 9 ans.

Une des particularités du concept de soi à la période scolaire est l'introduction du « soi psychologique ». À ce propos, Bosacki (2000) considère la ToM-croyances comme une capacité à comprendre le concept d'une personne comme un être psychologique avec des caractéristiques stables de personnalité. Tandis que la ToM-émotions est envisagée comme une « sensibilité empathique », à savoir la capacité à reconnaître et à comprendre des états émotionnels. En se basant sur cette proximité conceptuelle, cette auteure examine le lien le concept de soi et la ToM auprès de 128 préadolescents d'âge moyen d'environ 12 ans. L'estime de soi est évaluée au moyen de l'échelle *Self-Perception Profile for Children* (SPPC, Harter, 1985) et la compréhension de soi est évaluée au moyen d'un bref entretien semi-structuré. À partir d'une demande de justification de six des réponses au SPPC, cet entretien tend à obtenir une image plus précise de la manière dont l'enfant comprend ses théories relatives à lui-même. Afin d'évaluer la ToM-croyances et la ToM-émotions, une histoire reflétant une situation sociale ambiguë et impliquant trois personnages a été proposée et suivie de questions. Celles-ci ont évalué les capacités des jeunes à (1) reconnaître et comprendre des états émotionnels (*Comment penses-tu que Tom se sent?*), (2) comprendre l'état mental d'autrui et les perspectives multiples (*Pourquoi Mark sourit-il à Kenny?*), (3) comprendre le concept d'une personne comme un être psychologique ayant des caractéristiques de personnalité stables (*Quel genre de personne penses-tu que c'est?*) et (4) imaginer des perspectives multiples et des alternatives (*N'y a-t-il pas d'autres manières de réfléchir sur cette histoire?*). Les résultats indiquent des associations positives entre le concept de soi global et la ToM (croyances et émotions). Des différences significatives sont observées selon le genre, dans le sens où les filles obtiennent de meilleurs scores en concept de soi et en ToM que les garçons. À cet égard, le modèle de Bosacki (2000) a également servi à investiguer la relation dynamique entre la perception de soi, la ToM et l'adaptation sociale chez des enfants d'âge scolaire, en fonction du sexe. L'auteur met en exergue, chez les filles, le rôle modérateur de l'estime de soi sur la relation entre la ToM et l'adaptation sociale. De la sorte, l'estime de soi détermine comment la ToM affecte l'adaptation sociale ; soit l'estime de soi facilite l'influence de la ToM, soit elle la limite.

Dans une étude longitudinale portant sur 28 enfants d'âge scolaire examinés à deux ans d'intervalle, Bosacki (2013) a investigué les relations entre les autoperceptions de soi dans diverses dimensions, la ToM, et les perceptions de l'humour. Les résultats ont montré uniquement une corrélation significative négative entre la perception du soi physique au temps 1 et la perception de l'humour au temps 2.

Par ailleurs, une autre étude de Bosacki (2003) a examiné les différences individuelles chez 239 préadolescents, dans les relations entre leur perception de soi, la perception du comportement scolaire par les enseignants et les pairs et la compréhension sociomorale de ces préadolescents. Elle a constaté des liens entre, d'une part, plusieurs dimensions du concept de soi et, d'autre part, la perception des compétences académiques et de l'agression physique et relationnelle à l'égard des pairs par les enseignants, et des comportements prosociaux et des compétences en vocabulaire. À la fois la compréhension sociomorale et l'hétéroperception par les enseignants sont liées aux compétences académiques des garçons. Les filles, indépendamment de leur niveau de vocabulaire, ont présenté de meilleurs scores dans leur perception de leur conduite comportementale, un niveau plus élevé d'agression relationnelle perçue par leurs enseignants et une perception de soi, dont un sens de *self-agency*, plus élevée que les garçons. Les filles étaient plus susceptibles que les garçons de référer à leurs parents pour discuter de leur sens de *self-agency*.

En résumé, on s'aperçoit, à cette période d'âge scolaire, qu'une dynamique de liens se complexifie entre la perception de soi dans diverses dimensions et certaines compétences en ToM ou en cognition sociale et l'adaptation sociale, perçue par des adultes ou des pairs.

7.4 Perception de soi et cognition sociale à l'adolescence (de 12 à 18 ans)

À l'adolescence, les personnes de référence privilégiées ne sont plus uniquement les parents, les pairs commencent spécifiquement à prendre une place plus importante pour les jeunes. Des changements notables caractérisent notamment cette période de vie quant aux liens d'amitié. C'est pourquoi Cristante et Lucca (1986) ont examiné, chez 105 adolescents âgés en moyenne de 13 ans, la relation entre la perception de leurs relations amicales et, respectivement, la ToM-intentions et la ToM-pensées[16]. L'évaluation de l'autoperception des liens d'amitié est réalisée au moyen d'un questionnaire administré sous deux conditions ; une condition standard à propos de soi (Scale A : *Self-Perception*) et une condition dans laquelle le jeune doit imaginer la réponse que d'autres adolescents du même sexe et du même âge auraient donnée (Scale B : *Perception of peers*). Les résultats indiquent que les mesures d'autoperception des relations amicales sont prédites par chacune des mesures en ToM. Les adolescents ayant de meilleurs scores en ToM obtiennent, à l'échelle A de perception de soi, des résultats davantage différents de ceux obtenus à l'échelle B de perception des pairs ; et montrent donc un souci important d'indépendance par rapport aux perceptions de leurs pairs.

Il est étonnant de constater la rareté des études pouvant éclairer les liens entre perception de soi en diverses dimensions et les compétences en cognition sociale chez des adolescents tout-venant.

7.5 Perception de soi et socialisation à l'âge préscolaire

Peu d'études empiriques menées auprès d'enfants tout-venant d'âge préscolaire ont ciblé les liens entre perception de soi et socialisation ou adaptation sociale. Pour les investiguer, les études ont plutôt choisi d'examiner des enfants présentant des difficultés majeures d'adaptation ou des troubles de comportement (elles sont abordées dans les chapitres de la partie 3).

Dans une étude transversale, Verschueren, Marcoen et Schoefs (1996/2008) s'intéressent à la relation entre le concept de soi et le comportement de 95 enfants âgés de 4 à 6 ans. Ils utilisent la

16. Quatre mesures de ToM sont obtenues au moyen du *Social Intelligence Test* (SIT, O'Sullivan, Guilford, & De Mille, 1965). Le *Cartoon Prediction Test* mesure la capacité à prédire ce qui va se passer dans une situation, en se basant sur les sentiments et les intentions du protagoniste. L'*Expression Grouping* évalue la capacité à voir la similarité d'informations comportementales présentées sous différents modes d'expression. L'adolescent doit choisir une expression alternative qui appartient à un groupe d'expressions. Le *Social translation Test* mesure la capacité à réinterpréter un geste, une expression faciale, une déclaration ou une situation sociale de manière à ce que sa signification comportementale soit changée. Le jeune doit sélectionner parmi trois dyades la déclaration verbale présentant une intention différente de celle donnée par l'autre élément de la dyade. Le *Missing Cartoons Test* évalue la capacité à comprendre une situation sociale ou une séquence d'événements sociaux. L'adolescent doit compléter une bande dessinée en choisissant, parmi quatre images alternatives, celle faisant sens par rapport aux pensées et sentiments des personnages.

Puppet Interview (Cassidy, 1988), évaluant la polarité et l'ouverture aux imperfections du concept de soi et la *Behavioral Rating Scale of Presented Self-Esteem in Young Children* (Haltiwanger & Harter, 1988, 2012) pour observer les manifestations comportementales de l'estime de soi (confiance en soi, indépendance, initiative, etc.). Des mesures autorapportées ont également été administrées ; la *Pictorial Scale of Perceived Competence and Social Acceptance for young Children* (Harter & Pike, 1984) évaluant les sois social, physique et cognitif et la *Pictorial Self-Evaluation Scale* (Verschueren & Marcoen, 1993). Concernant le comportement de l'enfant, deux questionnaires d'évaluation ont été complétés par les enseignants ; la *Teacher Rating Scale of Actual Competence and Social Acceptance* (Harter & Pike, 1984), évaluant les compétences (cognitives et physiques) et l'acceptation sociale de l'enfant, et la *Stress Response Scale* (Chandler & Shermis, 1985), évaluant l'adaptation comportementale de l'enfant lors du stress en milieu scolaire. Trois sous-échelles sous-tendent cette dernière échelle ; l'adaptation scolaire (participer en classe), le comportement perturbateur/impulsif (se mettre en colère, embêter ses camarades) et le comportement de retrait (être timide, être détaché). Les résultats révèlent des relations positives entre le concept de soi positif de l'enfant et la perception de son enseignant concernant, respectivement, ses compétences et son acceptation sociale, son adaptation comportementale à l'école et ses manifestations comportementales d'estime de soi.

D'autres études ont examiné dans quelle mesure les dimensions du concept de soi sont liées à des difficultés de socialisation et des troubles du comportement externalisés ou internalisés en période préscolaire. Elles sont abordées dans le chapitre 6.

7.6 Perception de soi et socialisation à l'âge scolaire et à l'adolescence

Plusieurs auteurs mentionnent, à la période scolaire y compris à l'adolescence, des liens entre la perception de soi ou l'estime de soi et des indicateurs de socialisation ou d'adaptation sociale, ou au contraire d'inadaptation sociale. Comme le rôle social évolue à cette période ainsi que la nature des relations aux adultes et aux pairs, l'environnement social s'élargit, l'enfant et/ou l'adolescent sont amenés à de nouvelles références pour attribuer une valeur à soi et à ses compétences.

Une estime de soi négative chez le jeune implique qu'il minimise ses potentialités, ce qui affecte son adaptation scolaire et sociale (Bandura, 2002). On souligne l'influence de l'estime de soi à la fois sur le bien-être psychologique et les conduites et, par conséquent, sur l'adaptation psychosociale (Baumeister, Campbell, Krueger, & Vohs, 2003). D'après Bourcet (1997), l'adolescent a tendance à choisir des activités dans les domaines où il réussit plus aisément et à avoir des relations amicales avec d'autres adolescents ayant des performances équivalentes, pour éviter de se sentir dévalorisé. On relève l'influence particulière des relations d'amitié sur l'estime de soi d'adolescents, car elles fournissent un soutien, rassurent, impliquent la communication et des échanges dans la confiance à propos de problèmes rencontrés (Claes, 2004 ; Cloutier, 2005).

Quant à Herry et Worth Gavin (1997), ils se sont intéressés au lien entre le concept de soi et le statut sociométrique chez 73 adolescents membres de minorités raciales au sein d'écoles françaises de l'Ontario, comparés à 73 autres adolescents. Ils ont évalué le concept de soi au moyen de deux outils différents ; le *Self-Perception Profile for Adolescents* (SPPA, Harter, 1985) et le *Self-Description Questionnaire II* (SDQ II, Marsh, 1990). Le statut sociométrique est évalué par nomination de pairs. Bien que le statut sociométrique diffère entre ces deux groupes d'adolescents, leur concept de soi global et leur perception pour les dimensions spécifiques ne diffèrent pas. Les deux groupes présentent une perception de soi positive.

Les études qui ont investigué les liens entre la perception de soi et les difficultés de socialisation ou les troubles du comportement, externalisés ou internalisés, pour cette période scolaire, sont présentées dans le chapitre 6.

8 Perception de soi, autorégulation et métacognition

Quelques études ont vérifié s'il y avait des liens entre la perception de soi et la façon dont un enfant ou un adolescent s'autorégule et mobilise ses capacités métacognitives. Nous en rapportons quelques constats.

Tout abord, Fiasse et Nader-Grosbois (2009) ont mené une recherche exploratoire concernant la relation entre le concept de soi et l'autorégulation chez 19 enfants d'âge préscolaire. Leurs capacités autorégulatrices globales sont significativement liées à trois aspects de leur concept de soi. D'une part, plus les enfants s'autorégulent, plus ils expriment éprouver des émotions dans certains contextes. D'autre part, moins ils s'autorégulent, plus ils se perçoivent comme acceptés par leur mère.

Dans une autre étude, Nader-Grosbois (2013) a investigué la relation entre la perception de soi et l'autorégulation en résolution de problèmes spatio-temporels et la métacognition, chez 35 enfants âgés de 7 à 9 ans. La version francophone du *Self-Perception Profile for Learning Disabled Students* (SPPLD, Renick & Harter, 1988, 2012) leur a été administrée. Par ailleurs, ils ont dû résoudre, sur base du plan d'un parc d'attractions fictif, des problèmes mobilisant le repérage dans l'espace (zones sur le plan, divers chemins, quadrillage) et des notions temporelles (temps en minutes pour les attractions, nombre d'attractions pour un temps donné). Une grille d'analyse de sept stratégies d'autorégulation a été appliquée pour coder les vidéos, en l'occurrence ; l'identification de l'objectif, la planification, l'attention, la motivation, l'évaluation, l'attention conjointe et la régulation du comportement. En fin de séance, pour évaluer la métacognition, on a demandé à l'enfant son appréciation sur la façon dont il a mis en œuvre ces sept stratégies. Des corrélations positives significatives sont obtenues entre la perception des compétences cognitives et l'autorégulation globale, la motivation et l'attention conjointe. Plus les enfants perçoivent positivement leurs compétences cognitives, plus ils s'autorégulent globalement, plus ils s'automotivent et mobilisent l'attention conjointe (et inversement). En outre, la perception des compétences cognitives est également positivement liée à la métacognition globale et à l'évaluation métacognitive. La perception de l'acceptation sociale est reliée positivement aux stratégies métacognitives de l'attention et de la motivation. La perception de la conduite est également positivement liée à la stratégie métacognitive de l'attention. Autrement dit, plus les enfants perçoivent de façon positive leurs compétences cognitives, plus ils parviennent, après la résolution de problèmes spatio-temporels, à évoquer les processus mis en œuvre par leur métacognition, en particulier à déterminer s'ils ont bien autoévalué leurs erreurs ou réussites. Plus les enfants se perçoivent comme acceptés socialement, plus ils sont capables d'indiquer si leur attention et leur motivation sont bonnes. Plus ils perçoivent positivement leur conduite comportementale, plus ils évoquent avoir une bonne attention.

L'intérêt de ce type d'études réside dans le fait de dépasser des limites d'études portant sur les liens entre performances ou réussites-échecs et la perception de soi ou l'estime de soi. Des études devraient donc être poursuivies pour mieux éclairer ces liens entre perception de soi et autorégulation. Pour l'intervention, il semble essentiel d'offrir aux enfants et adolescents le maximum d'opportunités de mobiliser leurs stratégies d'autorégulation en faveur de leurs perceptions de soi nuancées et de l'estime de soi.

9 Perception de soi, bien-être psychologique, résilience et qualité de vie

Il semble qu'une perception de soi ou estime de soi positive soit favorable au bien-être psychologique, à l'épanouissement personnel et facilite la résistance au stress (Andrews & Robinson, 1991 ; Bardou & Oubrayrie-Roussel, 2014 ; Dumont, Leclerc, & Deslandes, 2003 ; Heatherton & Polivy, 1991).

Ainsi, l'estime de soi est considérée comme faisant partie des facteurs individuels de protection qui favorisent la résilience, au-delà des facteurs familiaux et externes ; ce qui implique également qu'une faible estime de soi se manifeste chez des personnes non résilientes (Anaut, 2007 ; Block & Kremen, 1999 ; Cyrulnik, 2001 ; Garmesy & Masten, 1991 ; Manciaux, 2001 ; Rutter, 1993, 1996).

Plusieurs études ont mis en évidence chez des adolescents que leur perception de soi et leur estime de soi influent sur un mal-être psychologique, sur les états affectifs négatifs, se caractérisant par le stress, l'anxiété, la dépression, voire un risque de tendances suicidaires (Beck *et al.*, 2001 ; Bolognini & Prêteur, 1998 ; Harter, 1998 ; Oubrayrie-Roussell & Safont-Mottay, 2000 ; Rosenberg, 1979). L'anxiété sociale est également pointée comme étant liée à une faible estime de soi ; l'évitement d'interactions sociales peut s'expliquer par la crainte que les autres découvrent les faiblesses cachées (Cheek & Buss, 1981 ; Leary & Kowalski, 1995). Certains auteurs ont également rapporté, chez des adolescents à faible estime de soi, des troubles addictifs suite aux fortes consommations d'alcool ou de drogue (Jones & Heaven, 1998) et des troubles alimentaires, surtout chez les filles (Vohs *et al.*, 2001).

Dans une étude longitudinale menée auprès de 784 adolescents (moitié filles, moitié garçons), Ciarrochi *et al.* (2007) ont étudié l'impact de l'espoir, de l'estime de soi et du style attributionnel, comme trois variables de « pensées positives » pour prédire leur avenir d'étude, l'adaptation selon l'enseignant et l'autorapport sur leurs états affectifs. Ils ont relevé que l'espoir est un prédicteur d'affects positifs et le meilleur prédicteur des études, le style attributionnel négatif prédit le mieux l'augmentation de l'hostilité et la crainte, et l'estime de soi est le meilleur prédicteur d'une diminution de la tristesse. Le ressenti de tristesse initial prédit également une diminution de l'estime de soi dans un deuxième temps.

On peut souligner également l'impact d'événements de vie qui perturbent la qualité de vie, dans divers domaines, des adolescents et même d'adultes, pouvant générer une faiblesse de l'estime de soi ou une diminution de celle-ci. En effet, à l'adolescence, les vécus répétés d'échecs, les difficultés d'adaptation, des ruptures amicales, des désapprobations de proches ou de personnes significatives importantes, le jugement négatif des pairs, des redoublements scolaires, des manques d'autonomisation et de responsabilisation, etc. peuvent altérer la perception et l'estime de soi (Bardou & Oubrayrie-Roussel, 2014).

Inversement, une faible estime de soi à l'adolescence peut également limiter l'intégration et l'adaptation sociales, et le fait de se sentir apte à faire face à des situations difficiles ou stressantes (Bardou & Oubrayrie-Roussel, 2014 ; Lamia & Esparbes-Pistre, 2004).

En résumé, les perceptions de soi et l'estime de soi sont des composantes incontournables pour consolider le bien-être psychologique, la résilience, pour contrer les effets néfastes de situations stressantes chez l'enfant et l'adolescent et favoriser une certaine qualité de vie.

10 Perception de soi, facteurs familiaux et éducation parentale

Dans la littérature, des études se sont consacrées à l'impact de l'éducation parentale sur l'estime de soi. Celles-ci ont différencié cet impact selon les styles éducatifs ou des pratiques éducatives. Elles ont ciblé des indicateurs d'ordres affectif (attitudes sécurisantes *versus* insécurisantes), disciplinaire (directivité, contrôle *versus* « laisser-faire ») ou d'étayage (stimulation, soutien de l'autonomie *versus* dépendance) (Bouissou, 1996 ; Kellerhals, Montandon, Ritschard, & Sardi, 1992 ; Koudou, 1991 ; Lescarret, de Léonardis, Oubrayrie, & Safont, 1998 ; Safont-Mottay, Oubrayrie-Roussel, & Lescarret, 2009). Voici quelques résultats de ces études.

On observe un lien significatif entre l'estime de soi et le style éducatif parental qui se traduit par le soutien, l'autonomisation et la qualité de la communication intrafamiliale (Kellerhals *et al.*, 1992) ainsi que par un climat familial chaleureux, ouvert au dépassement des conflits, à la responsabilisation (Bouissou, 1996). Des pratiques éducatives rigides, contrôlantes ou au contraire sans règle et un climat familial conflictuel, voire hostile, sont liés à une faible estime de soi chez l'adolescent (Koudou, 1991).

Les interrelations entre estime de soi, pratiques éducatives parentales et investissement scolaire ou réussite scolaire chez l'adolescent sont également mises en exergue. L'encouragement par les parents à l'autonomisation, l'encadrement adéquat soutenant les apprentissages, les échanges sur la vie scolaire avec l'adolescent, le soutien affectif, la sensibilité et les pratiques éducatives démocratiques sont identifiés comme des facteurs favorables à l'estime de soi, à l'engagement et à la réussite scolaires (Deslandes, Potvin, & Leclerc, 2000 ; Lescarret *et al.*, 1998 ; Mantzicopoulos & Youngjoo, 1998 ; Marcotte, Fortin, Cloutier, & Royer, 2005).

Par ailleurs, l'expression des émotions par les parents est également un facteur pouvant influer sur la perception de soi ou l'estime de soi des enfants ou adolescents. Dans une étude comparant 76 enfants et adolescents tout-venant et 65 enfants et adolescents souffrant d'asthme chronique, Sema, Fis, Berkem et Karadag (2010) ont investigué leur niveau d'estime de soi par le *Piers Harris Self- Esteem Inventory* et l'expression émotionnelle de leur mère par le *Expressed Emotions Questionnaire*. Malgré des niveaux similaires d'estime de soi dans les deux groupes d'enfants, dans les cas où l'expression émotionnelle maternelle augmentait, les enfants avaient tendance à avoir une plus faible estime de soi.

Au regard de ces travaux, plusieurs facteurs familiaux, parentaux, qu'ils soient d'ordres éducatif, émotionnel, affectif, jouent indéniablement un rôle prépondérant dans le développement du concept de soi, de la perception de soi et de l'estime de soi.

11 Facteurs, sources d'influence sur la perception de soi et l'estime de soi

Au fil des modèles que nous avons abordés et de la littérature rapportant le fruit des résultats d'études empiriques, nous pouvons dégager plusieurs facteurs influençant la perception de soi et l'estime de soi (figure 3.1). Nous les résumons en les listant ci-dessous :

- les facteurs individuels de la personne (âge, niveaux cognitif, communicatif et langagier, sexe, etc.) ;
- les facteurs identitaires, de personnalité ;
- les relations précoces d'attachement que le jeune enfant développe avec ses parents et ses proches et le degré de sécurité et de confiance de base ;
- la conscientisation des émotions et les affects ;
- le niveau de compréhension des états mentaux, les siens et ceux des autres et la prise de perspective à l'égard de soi et d'autrui ;
- le processus de socialisation, les relations sociales de divers types, avec les pairs, les adultes, les appartenances à des groupes ;
- le niveau de contrôle perçu, d'autonomie, d'autorégulation et de métacognition ;
- les facteurs familiaux et sociaux, dont le niveau de soutien social, la communication de l'approbation par les autres, les opinions des relations privilégiées, d'ordres amical et familial

avec des personnes significatives pour l'enfant ou l'adolescent (ses parents, ses pairs, ses amis, ses proches) ;

- les facteurs scolaires, professionnels et contextuels (dont des dispositifs pédagogiques, des relations et des attitudes des enseignants, etc., voire d'employeurs) ;
- les facteurs motivationnels ;
- les niveaux de réussites *versus* d'échecs et de compétences ;
- le bien-être psychologique, de résilience ;
- la présence de troubles de développement ou de psychopathologies ;
- les facteurs culturels, dont les valeurs culturelles.

Certains facteurs psychologiques entretiennent des relations bidirectionnelles ou prédictives avec la perception de soi et l'estime de soi, comme le discutent de façon détaillée Harter (1999, 2012), Kernis (2006), Leary et Tangney (2003).

Si l'on souhaite établir le profil complet d'un enfant ou d'un adolescent, on peut se servir de la figure 3.1 comme canevas pour relever les différents facteurs en lien avec leur perception de soi et repérer les facteurs de protection et de risque. Elle peut également servir de repère pour cibler de nouvelles études et en interpréter des résultats, de façon dynamique.

12 Conclusion

Dans ce chapitre, nous avons explicité, pour différentes périodes d'âge, comment la perception de soi, ou l'estime de soi, est reliée aux développements cognitif, scolaire ou académique, communicationnel et langagier, affectif, émotionnel, social, en cognition sociale, en autorégulation et en métacognition. Nous avons mis en exergue dans quelle mesure des facteurs familiaux, d'éducation parentale, scolaires et sociaux contribuent au développement de la perception de soi et de l'estime de soi. Nous avons abordé en quoi la perception de soi peut influer sur le bien-être psychologique, la résilience et la qualité de vie des personnes et inversement. Ces éléments vont permettre de mieux comprendre en quoi la perception de soi et l'estime de soi peuvent être partiellement altérées chez des personnes présentant un développement atypique causé par la déficience intellectuelle, des troubles du spectre de l'autisme et des troubles du comportement.

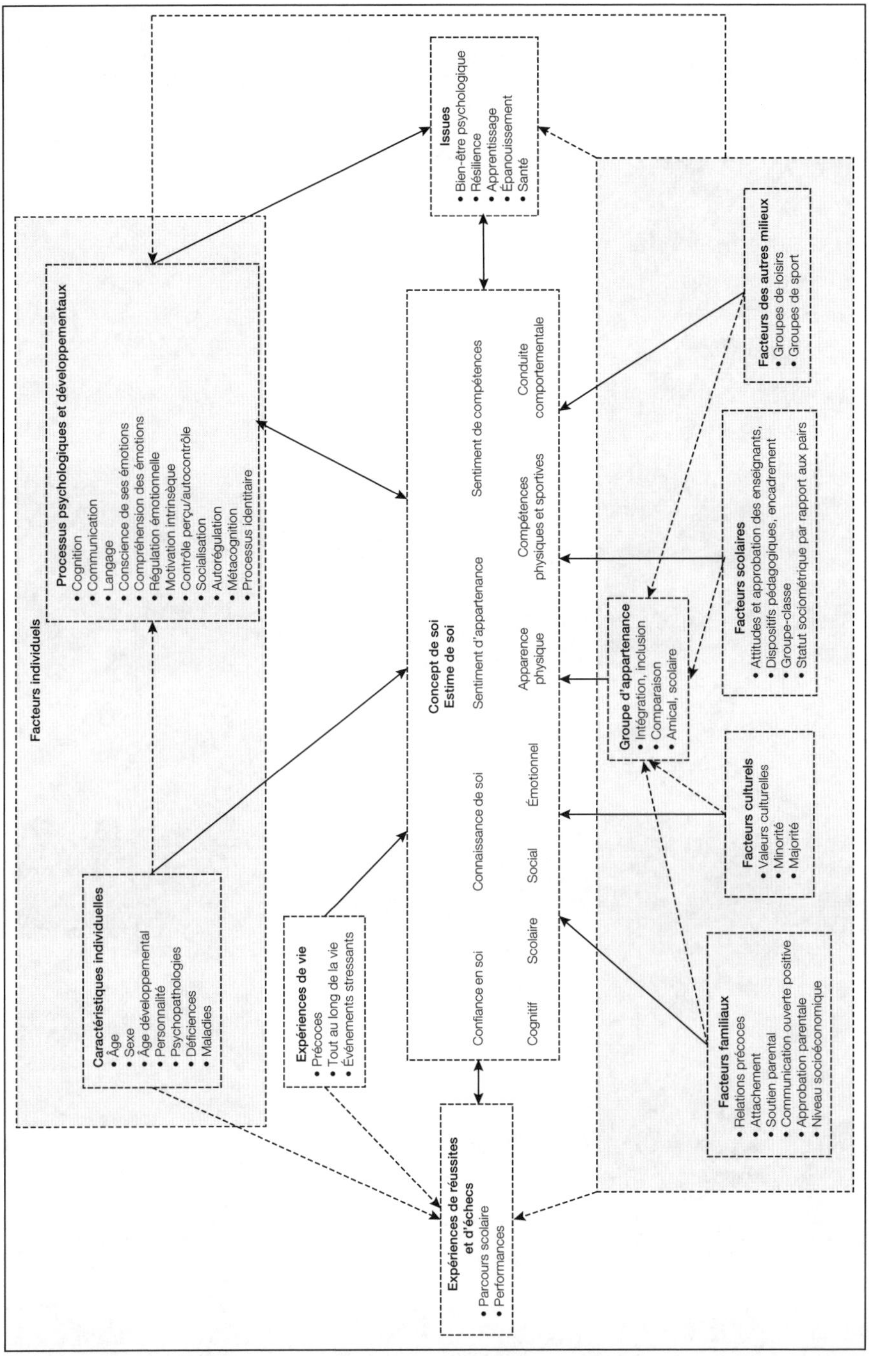

Figure 3.1. Vue synoptique des facteurs en jeu

PARTIE 2

Perception de soi en développement atypique

Chapitre 4

Perception de soi d'enfants, d'adolescents et de jeunes présentant une déficience intellectuelle

1 Introduction

Afin de mieux comprendre ce qu'on entend par déficience intellectuelle, nous précisons d'abord les critères diagnostiques proposés par les classifications internationales reconnues, au cours de ces dernières années. Nous présenterons ensuite les principaux postulats émis quant au développement des enfants et adolescents ayant une déficience intellectuelle, puisqu'ils servent de cadres généraux aux études portant sur leur développement du concept de soi et de la perception de leurs compétences. Puis, nous résumerons les constats des travaux ayant mis en évidence soit un retard, soit une différence de développement de la perception de soi de ces enfants et adolescents présentant une déficience intellectuelle, en comparaison avec des enfants ou adolescents tout-venant. Nous aborderons également les observations issues de la comparaison entre l'autoperception de ces enfants et adolescents de leurs compétences et la perception des adultes à propos de celles-ci. Ces travaux font apparaître, dans la perception de soi d'enfants ou d'adolescents ayant une déficience intellectuelle, une survalorisation, une sous-évaluation de leurs compétences dans certains domaines, ou encore des similitudes partielles avec la perception d'enfants tout-venant. Les facteurs favorables ou défavorables au développement d'une perception de soi ou d'une estime de soi positive sont également relevés. Enfin, nous préciserons les relations entre leur perception de soi et les domaines relevant de la cognition, du langage, de la communication, des émotions, de la socialisation, de la cognition sociale, de l'autorégulation, de la métacognition, etc.

2 Critères diagnostiques de la déficience intellectuelle

Nous débutons ce chapitre par le rappel des critères diagnostiques proposés dans les classifications reconnues.

Selon le DSM-IV-TR (American Psychiatric Association [APA], 2012), les trois critères diagnostiques de la déficience intellectuelle, sous l'appellation *mental retardation*, sont à établir suite à une évaluation psychologique et médicale, et sont formulés comme suit :

(1) Fonctionnement intellectuel général significativement inférieur à la moyenne : le QI doit être inférieur à 70, sur base d'une évaluation individuelle par tests standardisés, validés.

(2) Déficits concomitants ou difficultés au niveau du fonctionnement adaptatif défini comme la capacité de la personne à répondre aux normes attendues pour son âge et son groupe culturel, dans au moins deux des domaines suivants : communication, vie domestique, autonomie, santé, responsabilité individuelle, travail, loisirs, sécurité, utilisation des acquis scolaires, aptitudes sociales et interpersonnelles, mise à profit des ressources de l'environnement.

(3) Début avant l'âge de 18 ans.

La classification par sous-types diagnostiques, en termes de déficience intellectuelle légère, moyenne, sévère et profonde ne repose plus exclusivement sur des niveaux de QI. Une nouvelle classification de la sévérité de la déficience s'est donc davantage axée sur le niveau de fonctionnement adaptatif, en proposant des critères pour chaque type d'habiletés adaptatives (conceptuelles, sociales et pratiques), plutôt que de se limiter à des critères se référant uniquement au QI (APA, 2012).

Dans le DSM-V[1] (APA, 2013), ces critères ont été révisés et l'appellation a été remplacée par *Intellectual Developmental Disorder*.

1. http://www.dsm5.org/ProposedRevision/Pages/proposedrevision.aspx?rid=384

La déficience intellectuelle est un trouble qui inclut un déficit intellectuel ainsi qu'un déficit du fonctionnement adaptatif débutant pendant la période développementale.

Les trois critères diagnostiques de la déficience intellectuelle sont devenus les suivants :

(1) Déficits dans les capacités cognitives générales, telles que le raisonnement, la résolution de problèmes, la planification, la pensée abstraite, le jugement, l'apprentissage académique et l'apprentissage par expérience.

(2) Déficits dans le fonctionnement adaptatif de la personne selon son âge et son groupe culturel. Le fonctionnement adaptatif réfère à la capacité d'une personne à répondre aux exigences d'autonomie et de responsabilité sociale dans un ou plusieurs domaines de la vie quotidienne, tels que la communication, la participation sociale, le fonctionnement scolaire ou au travail et la vie communautaire. Ces limitations entraînent un besoin continu de soutien à l'école, au travail ou à l'indépendance fonctionnelle.

(3) Tous les symptômes doivent être observés pendant la période développementale.

Selon l'*American Association on Mental Retardation* (AAMR, 2002), le retard mental est une incapacité caractérisée par des limitations du fonctionnement intellectuel et du comportement adaptatif, tel qu'il s'exprime dans les capacités adaptatives, conceptuelles, sociales et pratiques. Ces incapacités se manifestent avant l'âge de 18 ans.

Différentes capacités sont concernées et, selon les cas, certaines sont plus altérées que d'autres :

- capacités conceptuelles : langage, écriture, lecture, concept d'argent, autonomie ;
- capacités sociales : relations interpersonnelles, assumer des responsabilités, estime de soi, crédulité, naïveté, suivi des directives, obéissance à la loi, éviter la victimisation ;
- capacités pratiques : dans les activités de vie quotidienne (manger, se déplacer, se laver, s'habiller), activités contributives de vie quotidienne (préparer des repas, entretien ménager, transport, prise de médication, gestion de l'argent), habiletés occupationnelles, maintien de l'environnement sécuritaire.

Selon cette même instance, rebaptisée l'*American Association on Intellectual and Development Disabilities* (AAIDD, 2010[2]), la déficience intellectuelle est approchée selon un modèle interrelationnel explicatif « bio-psycho-social », orienté vers le soutien. Il repose sur les postulats suivants :

- chez un même individu, les limites coexistent avec des capacités et des forces ;
- la description des limitations a pour but le développement d'un profil de soutiens nécessaires ;
- l'évaluation des besoins d'encadrement dans les services est à réaliser pour mieux vivre en fonction de son réseau, de milieux de vie les plus naturels ;
- il faut donc identifier l'intensité du soutien (intermittent, limité, important, intense), les besoins de soutien (fréquence, durée, type) ; sur base d'un consensus, selon une approche écologique, il faut réaliser la planification du soutien.

Au-delà des particularités traduites dans ces critères diagnostiques des classifications que nous venons d'évoquer, il est important de se référer aux postulats émis à propos du développement des enfants et adolescents présentant une déficience intellectuelle (DI).

Concernant les modalités de développement des enfants et adolescents présentant une déficience intellectuelle, plusieurs théories et postulats ont été avancés. Il est important de se référer aux postulats généraux émis pour en expliquer le développement, afin de cadrer les constats d'études et leurs interprétations quant à la façon dont se développent le concept de soi et la perception de soi des jeunes présentant une déficience intellectuelle (DI). Les hypothèses s'inscrivent essentiellement dans la controverse théorique générale de « retard » *versus* « différence » de développement (Nader-Grosbois, 2014a ; Zigler & Balla, 1982). Classiquement, trois théories se dégagent à propos du développement cognitif des personnes présentant une déficience intellectuelle (Hodapp, Burack, & Zigler, 1998, pp. 7-13).

Premièrement, la « **théorie développementale** » soutient l'hypothèse du **retard de développement**, selon laquelle les enfants présentant une déficience intellectuelle passent par des stades selon un ordre identique à celui des enfants à développement typique ; toutefois, le passage d'un stade cognitif à l'autre se réalise plus lentement et le niveau final atteint est moins élevé chez les personnes présentant une déficience

2. Voir traduction francophone. Morin, D. (2011). *Déficience intellectuelle : définition, classification et systèmes de soutien.* Trois-Rivières : Consortium National de Recherche sur l'Intégration Sociale.

intellectuelle (Zigler, 1969). De ce postulat découlent les hypothèses de similarité des séquences développementales et de similarité des structures cognitives. Depuis les années 1970, cette approche développementale s'est étendue aux domaines langagier, communicatif, émotionnel, motivationnel, adaptatif, de la perception de soi et de ses compétences, ou de l'estime de soi. Elle a également intégré l'influence de l'environnement et de l'entourage dans une perspective écologique et s'est appliquée aux personnes dont la déficience intellectuelle provient d'étiologies organiques, génétiques, prénatales, périnatales et familiales.

Deuxièmement, la « **théorie de la différence** » postule une différence développementale affectant les domaines cognitifs et les processus de raisonnement mis en œuvre par les personnes présentant une déficience intellectuelle en comparaison aux personnes tout-venant de même âge mental. Certains partisans vont jusqu'à postuler des différences de stades développementaux (Milgram, 1973). Selon ce postulat, les travaux cherchent à identifier des différences dans les séquences développementales, les transitions d'un stade à un autre, les structures cognitives et le raisonnement cognitif. Dans cette perspective, des déficits ou faiblesses sont mis en exergue chez les personnes avec déficience intellectuelle même lorsqu'elles sont comparées à des personnes tout-venant de même niveau d'âge mental. Ce postulat a également été élargi à d'autres domaines que la cognition, en l'occurrence les domaines langagier, communicatif, émotionnel, motivationnel, adaptatif, de la perception de soi et de ses compétences ou l'estime de soi.

D'autres postulats ont invoqué une sous-mobilisation des capacités et outils cognitifs des personnes présentant une déficience intellectuelle lorsque les situations auxquelles elles sont confrontées ne les motivent pas suffisamment ou manquent de sens pour elles et lorsque des processus de contrôle exécutif en résolution de la tâche ne sont pas activés efficacement. On parle de « **sous-fonctionnement cognitif** » (Paour, 1991), qui peut faire l'objet de remédiations cognitives.

Au regard de ces postulats généraux, se posent les questions suivantes à propos des jeunes présentant une déficience intellectuelle, par rapport aux jeunes tout-venant, concernant le concept de soi, la perception de soi et de ses compétences :

- Se développent-ils de façon retardée, en suivant les mêmes étapes de développement?
- Se développent-ils différemment, en suivant d'autres étapes de développement?
- Présentent-ils une perception de soi plus négative ou plus positive? Cette différence concerne-t-elle la perception de soi globale, dans toutes les dimensions ou dans des dimensions spécifiques?

- Vu leurs difficultés cognitives et développementales, leur propre perception de soi est-elle réaliste ? Est-elle en accord avec la façon dont les autres les perçoivent ?

Au-delà de l'intérêt scientifique de ces questions, elles se justifient également par les préoccupations des parents et professionnels quant au soutien qu'ils peuvent apporter en faveur d'une bonne perception de soi, importante pour le bien-être et la qualité de vie, chez ces jeunes présentant une déficience intellectuelle.

Pour en savoir plus concernant les particularités du développement des enfants et adolescents avec déficience intellectuelle, mises en exergue par la littérature scientifique récente, le lecteur peut se référer à une recension synthétisée dans l'ouvrage de Nader-Grosbois (2015).

3 Quelle perception ces personnes à déficience intellectuelle ont-elles d'elles-mêmes et de leurs compétences ?

Dans la littérature, on peut différencier, à propos des enfants et adolescents ayant une déficience intellectuelle (DI), des postulats qui soutiennent soit un retard, soit une différence de développement de la perception de soi, dans le sens d'une survalorisation ou d'une sous-évaluation de la perception de compétences dans certains domaines.

Comment les études ont-elles vérifié ces postulats ? Certaines études explorent la perception de soi d'enfants ou d'adolescents DI bénéficiant de contextes et soutiens scolaires distincts. D'autres comparent leur perception de soi à celle d'enfants tout-venant (TV) appariés selon l'âge chronologique ou l'âge développemental ou mental. Lors d'appariement en âge chronologique, la longueur de l'expérience peut être équivalente, mais on néglige l'impact du niveau de développement cognitif sur la perception de soi. Lors d'appariement en âge développemental ou mental, on compare des personnes DI d'âge plus avancé à des enfants TV plus jeunes ayant une quantité et une variété différente d'expériences sociales et de vie ; cela permet d'apprécier s'il y a retard ou différence de développement de la perception de soi.

Dans quel sens vont les constats de ces études au regard de ces postulats ? Des résultats nuancés apparaissent dans la littérature et varient selon la période de développement concernée et selon une série de facteurs individuels, environnementaux et contextuels.

Sur base d'une recension de littérature, Vrancken (2006) synthétise ce développement de la perception de soi en fonction de différentes périodes de vie. Jusqu'à 3 ans, les séquences développementales observées chez des enfants DI seraient similaires à celles d'enfants TV, avec un retard dépendant du degré de sévérité de la déficience intellectuelle. Durant la période préscolaire et scolaire, cet auteur indique également que le développement dépendrait de l'âge mental ; les perceptions de soi d'enfants DI de 9 à 13 ans seraient structurellement similaires (surestimation et indifférenciation de la perception de soi) à celles d'enfants TV plus jeunes. À l'adolescence, la perception plus réaliste des compétences apparaissant chez l'enfant TV à partir de 10 ans ne serait pas encore présente chez les adolescents DI. Ces derniers surestimeraient leurs compétences cognitives et leurs qualités ; toutefois, ils se percevraient moins positivement que de jeunes adolescents TV. Vrancken (2006) note finalement qu'ils auraient une perception moins définie de leur physique et de l'image de leur corps. Passons en revue quelques études effectuées à ces différentes périodes auprès d'enfants et d'adolescents DI.

Concernant la période développementale symbolique équivalant à l'âge de développement de 3 à 6 ans, voici quelques constats. Deux études (Fiasse & Nader-Grosbois, 2011, 2013) ont comparé 45 enfants DI et 45 enfants TV d'âge développemental de 3 à 6 ans. Une première étude a investigué les hypothèses de retard *versus* différence de séquence de développement de la perception de soi, sur les plans cognitif, physique, social et émotionnel des enfants DI. Leur autoperception de soi global, cognitif, physique et social a été évaluée au moyen d'une version francophone de la *Pictorial Scale of Perceived Competence and Social Acceptance for Young Children* (PSPCSA, Harter & Pike, 1980), et l'autoperception du soi émotionnel, au moyen de *Une journée à l'école… Que d'émotions !* (*Échelle de Perception du Soi Émotionnel*, EPSE, Fiasse & Nader-Grosbois, 2013). Les résultats de cette première étude (Fiasse & Nader-Grosbois, 2011, 2013) soutiennent, à travers l'autoperception des enfants, un retard de développement du soi global et dans les dimensions cognitive, physique et émotionnelle des enfants DI. Mais une différence de développement est obtenue dans le sens où les enfants DI se perçoivent plus acceptés socialement que les enfants TV. Selon l'hétéroperception des enseignants, les résultats confirment le retard de développement du soi pour les dimensions physique, sociale et émotionnelle des enfants DI. Mais une différence négative du soi global et de la dimension cognitive est relevée. Autrement dit, les enseignants des enfants DI les perçoivent comme ayant un soi global et un soi cognitif moins positifs, en comparaison aux enseignants des enfants TV à propos de ceux-ci. En faveur de l'hypothèse de différence, les perceptions du soi cognitif, physique et social des enfants DI sont moins réalistes que celles des enfants TV. Comme l'autoperception et l'hétéroperception du soi émotionnel ne diffèrent pas dans le groupe DI, ces enfants semblent avoir une perception réaliste de cette dimension émotionnelle. Alors que, chez les enfants TV, l'autoperception du soi émotionnel est moins positive que l'hétéroperception par les enseignants, ce qui témoigne du peu de réalisme dans ce groupe. Par cette étude, nous mettons en évidence que le concept de soi et des perceptions de soi dans plusieurs dimensions se développent de façon retardée et plus lente que chez des enfants TV, en suivant la même séquence développementale. Toutefois, des différences partielles de développement sont observées dans des dimensions spécifiques : parfois positive, parfois négative selon qu'on se réfère à ce que rapportent les enfants DI eux-mêmes ou leurs enseignants à leur sujet.

Encadré 4.1. Profils de perception de soi de deux enfants avec déficience intellectuelle de niveau développemental préscolaire

Au moyen de la version francophone (Fiasse & Nader-Grosbois, 2012a) de la *Pictorial Scale of Perceived Competence and Social Acceptance for young children* (PSPCSA, Harter & Pike, 1980)

À propos de Vi

Vi est un garçon âgé de 7 ans et il présente un âge de développement global de 4 ans, ce qui implique une déficience intellectuelle modérée. Il est scolarisé en classe maternelle ordinaire.

Globalement, Vi se perçoit de façon relativement négative. Il se perçoit comme ayant de faibles compétences cognitives, physiques, et comme étant peu accepté socialement par ses pairs. Par contre, il a une perception très positive de son acceptation sociale par sa mère.

L'autoperception de Vi et l'hétéroperception de son enseignante à propos des compétences cognitives se rejoignent, dans le sens où tous les deux les évaluent comme étant faibles. Quant aux compétences physiques et sociales d'acceptation par les pairs, l'enseignante les perçoit relativement positivement. Vi semble se sous-estimer dans ces deux domaines et montre moins de réalisme dans sa propre perception à ce sujet.

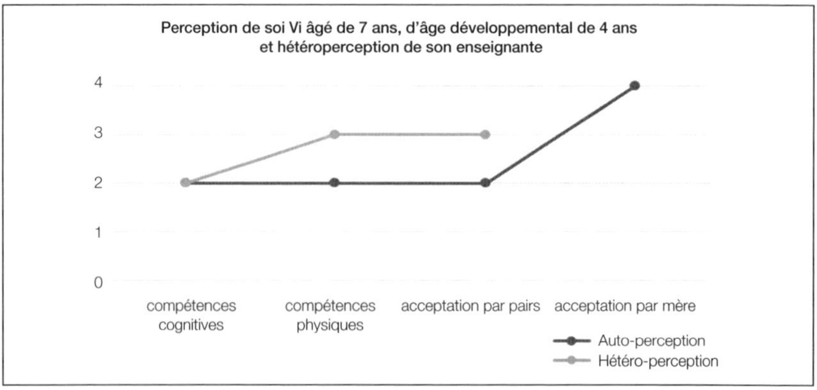

À propos de Ni

Ni est une fille âgée de 8 ans, scolarisée en classe d'enseignement spécialisé de type 2 destinée aux enfants ayant une déficience intellectuelle modérée. Elle présente un âge de développement global de 5 ans.

En général, Ni se perçoit de façon relativement positive. Elle se perçoit comme acceptée socialement par les pairs et par sa mère, de façon modérée. Mais elle a une perception plus faible de ses compétences cognitives et physiques.

L'autoperception de Ni et l'hétéroperception de son enseignante à propos des compétences physiques sont convergentes dans le sens où elles les évaluent comme étant faibles. Quant aux compétences cognitives et sociales d'acceptation par les pairs, l'enseignante les perçoit plus positivement que Ni. On observe donc une sous-estimation dans ces deux domaines et un moindre réalisme dans la perception chez Ni à ce sujet.

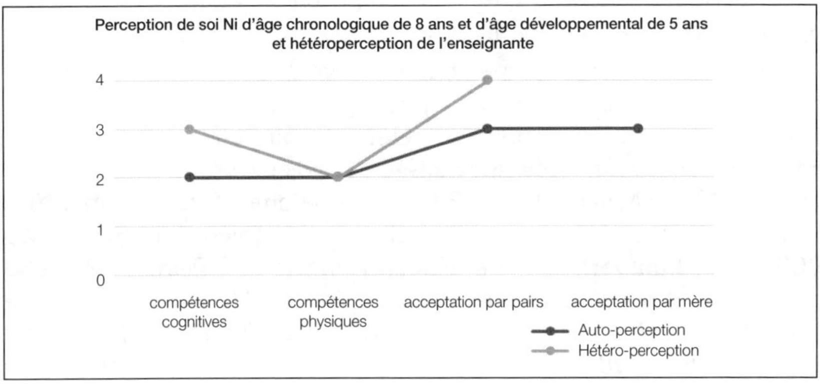

Concernant la période d'âge scolaire et les adolescents, plusieurs constatations nuancées sont obtenues selon les études menées.

Certaines études soulignent des déficits ou une perception de soi négative chez des enfants et adolescents DI. Selon Cadieux (2003) et Evans (1998), les personnes DI sont susceptibles de développer une perception de soi négative, vu qu'elles sont confrontées à des facteurs de risque tels que les vécus répétés d'inadéquation intellectuelle et d'échecs dans les domaines cognitifs et sociaux ainsi que la stigmatisation sociale (Zigler & Hodapp, 1986). La comparaison sociale négative, la stigmatisation et la conscience de leur déficience intellectuelle affectent leur estime d'elles-mêmes. Plusieurs études relèvent une perception de compétences inférieures et une « surgénéralisation » du sentiment d'incompétence chez des enfants et adolescents en difficulté scolaire par comparaison à des élèves de même âge sans difficultés scolaires (Butler & Marinov-Glassman, 1994 ; Harter, 1982 ; Kernis, Brockner, & Franckel, 1989 ; Renick & Harter, 1989 ; Ribner, 1978 ; Seiffge-Krenke, 1990). Selon ces auteurs, plutôt que de considérer les situations complexes comme maîtrisables et les échecs limités à des tâches particulières, les enfants et adolescents en retard scolaire sous-estiment leurs compétences, évitent ces situations et développent un sentiment d'incompétence, d'inadéquation personnelle se généralisant aux autres domaines. Thomasset et Blanc (2008), en comparant huit enfants porteurs du syndrome de Williams-Beuren et huit enfants TV tous âgés de 9 à 10 ans, constatent que le niveau d'estime de soi global à l'Inventaire d'Estime de Soi de Coopersmith (SEI, 1984) ne diffère pas significativement entre les deux groupes. Relevons également les deux études de Jones (2009, 2012), qui mettent en évidence un modèle déficitaire de la perception de soi chez 51 adolescents DI. Lors d'entretiens, même si 55 % d'entre eux s'auto-identifient comme ayant une déficience, ils manquent de langage constructif et affirmatif pour la décrire.

Par contre, plusieurs autres études relèvent, dans certains domaines, une « survalorisation », une perception plus positive, par des enfants et adolescents DI, de leurs compétences, particulièrement lorsqu'ils sont scolarisés en classes spécialisées (Cadieux, 2003 ; Lemétayer & Kraemer, 2005 ; Maïano, Ninot, Bilard, & Albernhe, 2002 ; Maïano, Ninot, Bruant, & Benattar, 2003 ; Ninot, Bilard, Delignières, & Sokolowski, 2000 ; Pierrehumbert, Zanone, Kauer-Tchicaloff, & Plancherel, 1988). Précisons-en les constats. Pierrehumbert *et al.* (1988) comparent les scores à la version francophone du *Self-Perception Profile for Children* (SPPC, Harter, 1985 ; Pierrehumbert *et al.*, 1987) d'enfants de 9 à 13 ans répartis en trois groupes selon leur scolarité ; en cursus ordinaire, en cursus ordinaire avec un à deux ans de retard et en classes spécialisées. Ils observent, chez les enfants en retard scolaire présentant un fonctionnement cognitif limité, une surestimation de la perception de leurs compétences scolaires. Cette surestimation s'interprète comme une défense face au sentiment d'échec pour maintenir une perception positive de soi. Les élèves en cursus spécialisé ne dévalorisent pas leurs compétences cognitives et se perçoivent plus positivement que ceux en difficultés scolaires en cursus ordinaire. Selon les auteurs, cela peut être dû à une pédagogie valorisante en classes spécialisées, moins exigeante en performance individuelle et renforçant les succès, ou au fait que ces élèves côtoient des pairs rencontrant les mêmes difficultés scolaires, plutôt que de bons élèves à l'égard desquels ils se dévalorisent. Selon Pierrehumbert et Rankin (1990), par désirabilité sociale, les élèves en difficultés scolaires se trouvant en classes spécialisées attribuent une importance élevée au domaine cognitif et le surévaluent au détriment de potentialités dans d'autres domaines. Les élèves redoublant en classes ordinaires tendent à valoriser les compétences physiques, sociales et l'apparence. Ninot *et al.* (2000) ont administré également la version francophone du SPPC, de Pierrehumbert *et al.* (1987), à des adolescents DI en classes spécialisées, à d'autres en classes ordinaires et à d'autres encore en classes ordinaires avec retard. Les élèves en classes spécialisées maintiennent un haut niveau de perception de compétences cognitives, physiques et en apparence. La survalorisation du domaine cognitif est présente, car ils accordent une grande importance à la réussite scolaire. C'est dans le domaine physique, plus concret et facile à identifier par le jeune, que la perception est la plus faible. Dans les domaines physique et social, les garçons montrent une meilleure perception de compétences que les filles. Les études de Maïano *et al.* (2002, 2003) révèlent que les adolescentes DI en classes spécialisées ayant vécu l'échec scolaire se perçoivent comme ayant de meilleures compétences dans les domaines scolaire et sportif que celles de classes ordinaires. Ces survalorisations témoignent d'une revalorisation compensatoire, même si elle est irréaliste, pour rééquilibrer le vécu d'échec (Ninot *et al.*, 2000, p. 10). Selon Diederich et Moyse (1995), cette survalorisation irréaliste des adolescentes DI en milieu spécialisé peut induire un risque lors de leur confrontation en milieu ordinaire qui peut être humiliante et générer une violence ou un repli. Allodi (2000) a évalué la perception de soi d'enfants DI âgés de 9 à 13 ans, au moyen du *This Is Me* (Taube, Tornéus, & Lundberg, 1984) incluant le soi scolaire, social, personnel et global. Ces enfants sont scolarisés en classes ordinaires, avec ou sans soutien spécialisé (groupes assez hétérogènes au niveau cognitif) ou en classes spécialisées (groupes homogènes avec d'importants problèmes d'apprentissage). La perception de soi globale ne diffère pas entre les enfants recevant un soutien et ceux qui n'en reçoivent pas. Toutefois, les enfants bénéficiant d'un soutien présentent une perception du soi scolaire plus négative, affectée par leurs difficultés scolaires et une perception de leur soi social plus positive en attribuant plus d'importance aux relations avec les pairs. Cet auteur interprète ce résultat comme une stratégie compensatoire des enfants DI qui considèrent plus leurs pairs comme sources de soutien, plutôt que comme un groupe auquel ils se comparent. Quant aux enquêtes de Lemétayer et Kraemer (2005), elles relèvent, à l'Échelle Toulousaine d'Estime de Soi (ETES, Sordes-Ader, Lévêque, Oubrayrie, & Safont-Mottay, 1998), des scores significativement supérieurs chez des adolescents DI, âgés de 15 à 18 ans en classe spécialisée, par rapport à des adolescents TV de même âge pour l'estime de soi globale, ainsi que pour les domaines scolaire et physique. Aucune différence intergroupe n'apparaît dans la perception de soi des domaines émotionnel, social et projectif. Selon ces auteurs, l'absence de différence de perception du soi émotionnel peut s'expliquer par le fait que les adolescents DI en institution spécialisée vivent les mêmes interrogations et incertitudes que les TV. Précisons que les garçons DI ont une meilleure perception de leur soi émotionnel que les filles DI. Dans son étude longitudinale, Cadieux (2003) compare des enfants TV de 8 ans et demi et des enfants DI de 11 ans et demi de même âge mental et scolarisés en classes ordinaires ou en classes spécialisées. Selon le niveau scolaire, il utilise la PSPCSA (Harter, 1982) ou la SPP-LD (Renick & Harter, 1989). Il compare en outre l'autoperception des enfants et l'hétéroperception des enseignants pour mesurer le réalisme. Concernant la polarité et le réalisme, des différences intergroupes sont relevées pour le soi cognitif, social et physique, alors qu'aucune différence intrasujet n'est obtenue pour ces dimensions. Les enfants DI en classe spécialisée perçoivent plus positivement leur soi scolaire et social, mais perçoivent de façon moins réaliste leur soi scolaire, social et physique (quelle que soit la scolarité) que les enfants TV. D'après l'auteur, les limites de fonctionnement cognitif des enfants DI peuvent, en partie, expliquer ces résultats, puisque l'autoévaluation de leurs compétences implique un traitement cognitif.

Des résultats contrastés sont obtenus dans les études de Nader-Grosbois (2013, 2014b) qui ont comparé la perception de soi et de leurs compétences des enfants TV de 7 à 9 ans et des jeunes DI de 11 à 16 ans, appariés en âge mental et scolarisés en classe spécialisée. Les perceptions de soi globales et de leurs compétences par domaine ne diffèrent pas significativement entre les deux groupes. Une variabilité de la perception de leurs compétences dans certains domaines dans les deux groupes est relevée en fonction de l'âge. Chez les adolescents DI, plus ils sont âgés, moins la perception de leur apparence est positive. La seule différence intergroupe relevée réside dans le fait que les jeunes DI attribuent plus d'importance aux compétences sociales que les élèves TV. Dans les deux groupes, des liens positifs sont identifiés entre la perception de leurs compétences et l'importance accordée à des domaines spécifiques. Ces études soutiennent plus le postulat de retard de développement de la perception de soi, mais une différence partielle positive quant à l'importance attribuée par les jeunes DI au domaine des compétences sociales, par comparaison à des enfants TV.

En résumé, au regard de cette littérature, il semble indispensable de nuancer les réelles particularités dans la façon dont les enfants et adolescents DI se perçoivent ainsi que leurs compétences, en considérant l'impact de facteurs tant individuels qu'environnementaux (sociaux, familiaux et contextuels, dont les milieux éducatifs et scolaires). Il faut donc mieux comprendre les relations entre leur perception de soi et leur développement psychologique dans différents domaines (cognitif, langagier, émotionnel, etc.) pour mieux intervenir à leur égard.

Encadré 4.2. Profils de perception de soi de quatre adolescents avec déficience intellectuelle

Au moyen de la version francophone du *Self-perception Profile for Learning Disabled Students* (Renick & Harter, 1988)

À propos de Jo

Jo est une adolescente de 14 ans, ayant un âge mental de 7 ans. La valeur personnelle de soi globale de Jo est élevée. Elle présente une meilleure estime de soi relative à ses capacités intellectuelles générales, ses compétences en lecture, ses comportements, et de façon plus modérée à propos de ses compétences en écriture, ses compétences sportives, ses relations sociales et son apparence physique. Par contre, elle montre une faible estime de ses compétences en orthographe et en mathématiques.

Pour Jo, l'importance accordée aux divers domaines considérés est élevée pour tous les domaines, à l'exception de celui concernant les compétences en lecture.

Quant à l'hétéroperception de l'enseignante, elle est faible pour la majorité des domaines alors qu'elle est modérée pour les relations sociales, les compétences sportives et le comportement.

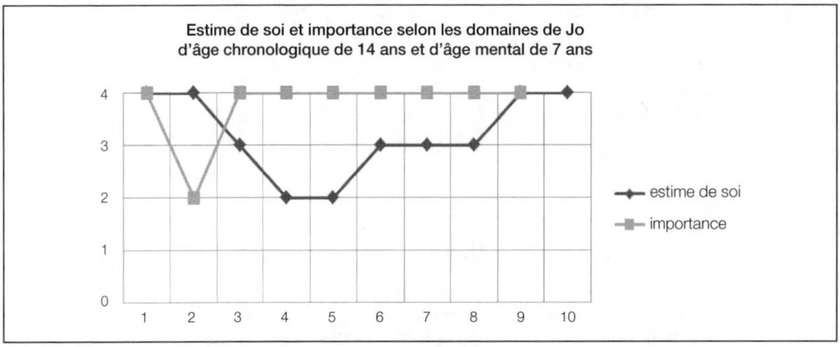

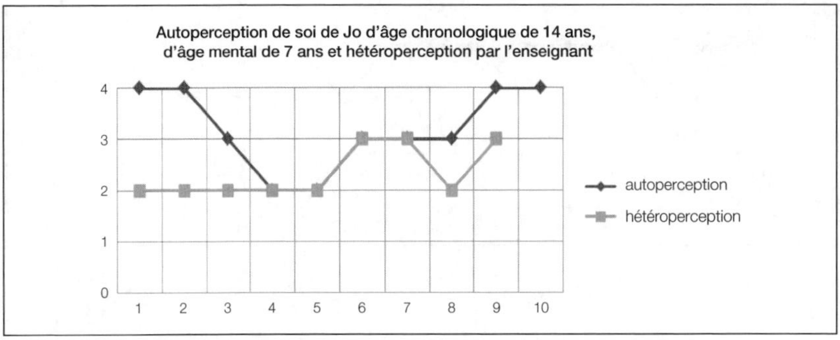

Note : domaines

1 = capacités intellectuelles générales
2 = compétences en lecture
3 = compétences en écriture
4 = compétences en orthographe
5 = compétences en mathématiques
6 = relations sociales
7 = compétences sportives
8 = apparence physique
9 = comportement
10 = valeur personnelle globale

À propos de Th

Th est un adolescent de 16 ans ayant un âge mental de 7 ans. La valeur personnelle de soi de Th est modérée. En effet, il semble avoir une estime de soi modérée relative à ses capacités intellectuelles générales, ses compétences en écriture, orthographe et mathématiques, ses relations sociales, ses compétences sportives, son apparence physique. Par contre, il présente une plus faible estime de ses compétences en lecture et de ses comportements.

Pour Th, l'importance des divers domaines considérés est élevée, à l'exception de ses capacités intellectuelles générales et ses comportements.

Quant à l'hétéroperception de l'enseignante, elle est faible pour les capacités intellectuelles, les compétences en lecture, en écriture, en orthographe et en mathématiques, alors qu'elle est modérée pour les relations sociales, les compétences sportives, l'apparence physique et le comportement.

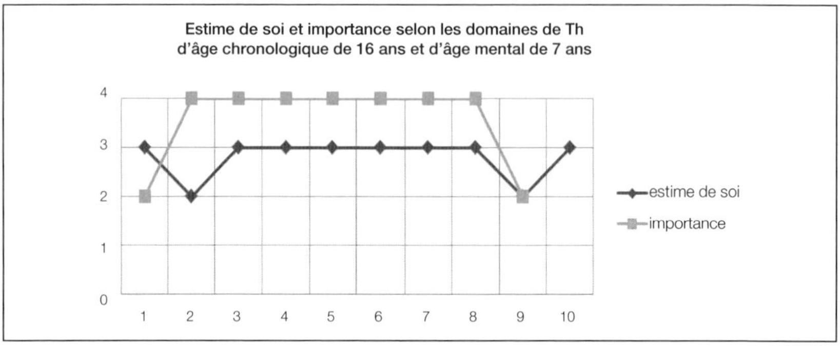

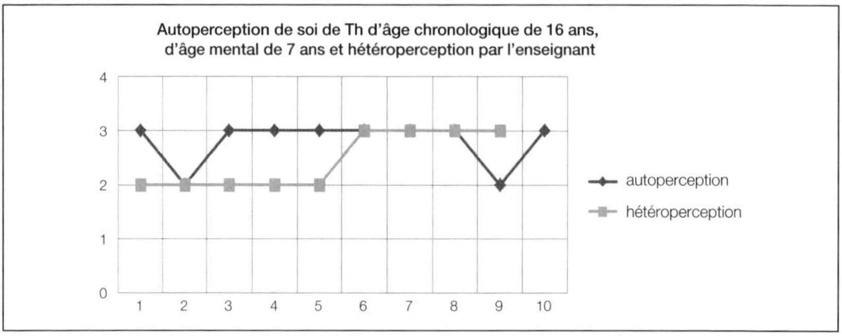

Note : domaines

1 = capacités intellectuelles générales
2 = compétences en lecture
3 = compétences en écriture
4 = compétences en orthographe
5 = compétences en mathématiques
6 = relations sociales
7 = compétences sportives
8 = apparence physique
9 = comportement
10 = valeur personnelle globale

À propos de Pa

Pa est un adolescent âgé de 17 ans et d'âge mental de 7 ans et demi. La valeur personnelle de soi globale de Pa est modérée. Mais il semble avoir une estime de soi élevée relative à ses compétences en lecture, en orthographe, en mathématiques, ses compétences sportives, son apparence physique, ses comportements. Cette estime de soi est modérée quant à ses capacités intellectuelles générales et à ses compétences en écriture. Par contre, il présente une plus faible estime de soi relative à ses relations sociales.

Pour Pa, l'importance dans la majorité des divers domaines considérés est assez élevée, voire modérée (pour les capacités intellectuelles générales et les compétences en écriture), à l'exception de l'importance plus faible concernant les compétences en lecture.

Quant à l'hétéroperception de l'enseignante, elle est faible pour presque tous les domaines, les capacités intellectuelles, les compétences en lecture, en écriture, en orthographe et en mathématiques, les relations sociales, les compétences sportives et son comportement. Elle s'avère modérée pour l'apparence physique.

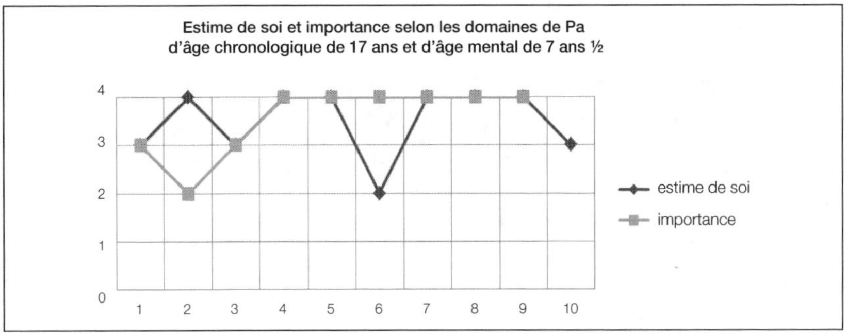

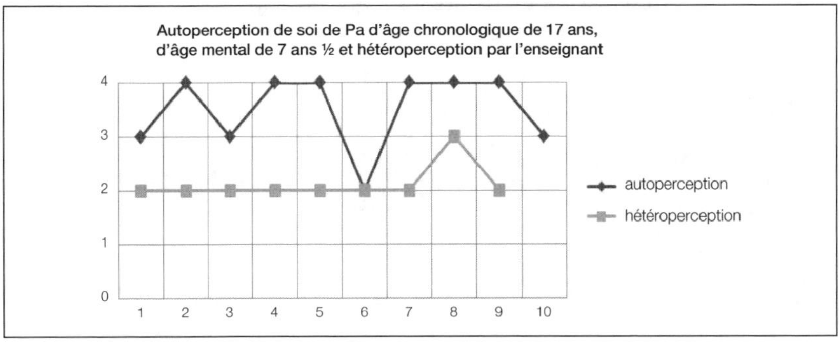

Note : domaines

1 = capacités intellectuelles générales	6 = relations sociales
2 = compétences en lecture	7 = compétences sportives
3 = compétences en écriture	8 = apparence physique
4 = compétences en orthographe	9 = comportement
5 = compétences en mathématiques	10 = valeur personnelle globale

À propos de Be

Be est un jeune adulte de 20 ans, ayant un âge mental de 8 ans. La valeur personnelle de soi de Be est modérée. Mais il semble avoir une meilleure estime de soi relative à ses compétences en lecture, en écriture, en mathématiques et à ses relations sociales. Une estime de soi modérée est relevée quant à de ses compétences en orthographe, ses capacités intellectuelles générales, ses compétences sportives, son apparence physique et son comportement.

Pour Be, l'importance accordée aux divers domaines est élevée et homogène.

Quant à l'hétéroperception de l'enseignante, elle est modérée pour presque tous les domaines et élevée pour les relations sociales.

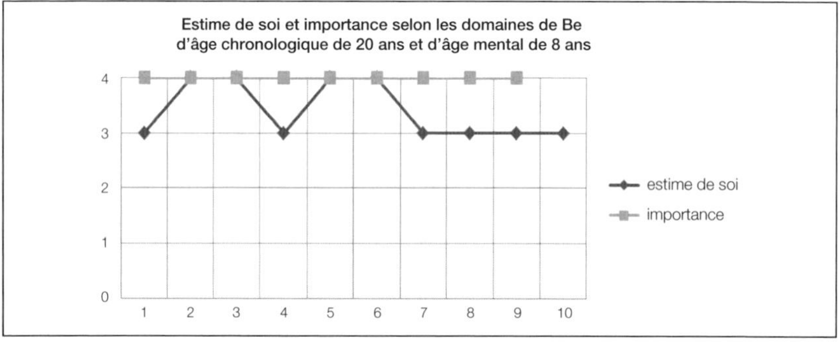

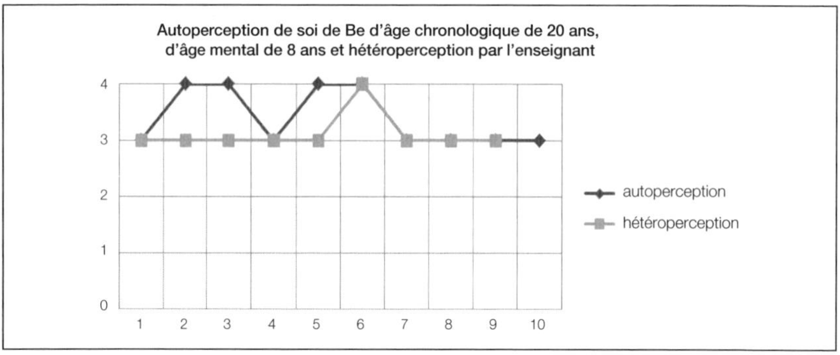

Note : domaines

1 = capacités intellectuelles générales
2 = compétences en lecture
3 = compétences en écriture
4 = compétences en orthographe
5 = compétences en mathématiques
6 = relations sociales
7 = compétences sportives
8 = apparence physique
9 = comportement
10 = valeur personnelle globale

4 Comment leur perception de soi est-elle liée à d'autres dimensions psychologiques ? Quels facteurs l'influencent ?

4.1 Perception de soi et niveau cognitif, langage

Quel est l'impact des facteurs cognitifs sur la perception de soi des enfants et adolescents DI ? On peut s'attendre à ce que plus le degré de sévérité de la déficience intellectuelle est élevé, moins l'enfant ou l'adolescent développe une conscience de soi et un concept de soi élaboré. Dans les cas d'enfants ou d'adolescents DI dont le QI correspond à une déficience sévère à profonde, il est très complexe d'évaluer leur concept de soi et la perception de leurs compétences, vu leurs limitations cognitives et verbales. Par contre, dans les cas d'enfants et d'adolescents présentant une déficience légère à modérée, leurs capacités cognitives et verbales permettent une évaluation plus aisée du concept de soi et de la façon dont ils perçoivent leurs compétences dans des domaines distincts et ils sont mieux outillés pour se connaître. Autrement dit, des enfants et adolescents avec DI légère, et *borderline*, ayant un meilleur niveau de fonctionnement cognitif, peuvent mieux s'autoobserver, interpréter leurs propres comportements et montrer une certaine compréhension de soi (*self-understanding*) (Feinstein, 1993). Selon le stade cognitif atteint, cette compréhension de soi peut être plus ou moins accessible.

Selon les études et la période développementale concernée, et les domaines de perception de soi, les constats varient. D'une part, Pierrehumbert *et al.* (1988) n'obtiennent aucun lien significatif entre la perception de soi et, respectivement, le QI et l'âge mental d'enfants en difficulté scolaire avec des limitations cognitives, âgés de 9 à 13 ans. D'autre part, Weiss, Diamond, Demark et Lovald (2003) ont évalué, au moyen d'une version modifiée[3] de la PSPCSA (Harter, 1982), des personnes âgées entre 9 et 43 ans, présentant des diagnostics hétérogènes (retard développemental, trisomie, autisme, etc.). Ils constatent, au contraire, que plus leur QI est faible, plus ces personnes ont une bonne perception globale de soi et plus elles se perçoivent acceptées socialement. Les études de Nader-Grosbois (2013, 2014b) ont constaté que la perception des compétences, dans certains domaines, d'enfants TV et de jeunes DI, variait en fonction de leur âge mental et de leur niveau langagier. En effet, plus l'âge mental des adolescents DI

3. Certains mots sont remplacés pour les adultes DI. Seules les échelles de perception globale de soi, de perception d'acceptation sociale et de compétences physiques sont complétées (pas le domaine cognitif).

était élevé, plus leur perception des compétences en mathématiques était positive et, par conséquent, plus ils attribuaient d'importance à ce domaine. Plus leur niveau de vocabulaire était élevé, plus la perception de leur apparence était meilleure et plus ils attribuaient de l'importance à l'orthographe.

Quant à l'impact du parcours scolaire et du développement scolaire, chez les enfants et adolescents DI, il est d'autant plus important sur leur perception de soi et de leurs compétences, vu leurs vécus de difficultés scolaires souvent majeures, comme nous l'avons déjà abordé dans le point précédent.

En résumé, à différentes périodes de développement, les niveaux cognitif et langagier peuvent influer sur la perception de compétences dans certains domaines plus que d'autres, ce qui laisse supposer des liens spécifiques et fluctuant entre la perception de soi dans différents domaines et des compétences cognitives et langagières, plutôt qu'un lien global entre le QI et la perception de soi globale.

4.2 Perception de soi et prémices de la théorie de l'esprit

Peu de littérature spécifique existe quant au lien entre le concept de soi et les prémices d'une théorie de l'esprit (ToM) chez des enfants à développement atypique. Rappelons que, parmi les précurseurs du développement de la ToM, figurent le jeu symbolique, l'attention conjointe et l'imitation (Nader-Grosbois, 2011). Dans une étude comparative, Seynhaeve et Nader-Grosbois (2008) ont administré la Batterie d'Évaluation cognitive et sociale (BECS, Adrien, 2008), évaluant notamment l'image de soi ainsi que le jeu symbolique, l'attention conjointe et l'imitation, à de jeunes enfants à trisomie 21 d'âge mental moyen de 19 mois. Leur performance en image de soi est liée positivement à celle manifestée en imitation vocale, mais pas à celle du jeu symbolique. Autrement dit, plus ces enfants à trisomie 21 parvenaient aisément à se reconnaître dans le miroir, à réagir à leur prénom, plus ils se montraient compétents à imiter des modèles vocaux, dont des mots familiers, et inversement.

4.3 Perception de soi, cognition sociale et socialisation

Cette section concerne la période développementale symbolique correspondant à un âge développemental de niveau préscolaire. À l'heure actuelle, rares sont les études qui ont porté sur cette question des liens entre la perception de soi et la compréhension des états mentaux ou Théorie de l'esprit, et l'adaptation sociale chez des enfants DI. Dans leur étude, Fiasse et Nader-Grosbois (2012b) ont investigué la dynamique relationnelle entre la perception du soi social, les compétences en Théorie de l'esprit (ToM) relatives aux émotions et aux croyances d'enfants DI et TV, et leur adaptation sociale perçue par l'enseignant. Elles ont examiné les hypothèses de similarité *versus* différence de structure relationnelle entre ces trois processus, chez 45 enfants DI et 45 enfants TV, de mêmes âges de développement de 3 à 6 ans. En référence au modèle de Bosacki (2000), le rôle modérateur de la perception de soi sur la relation entre ToM et adaptation sociale a été testé. Il s'est avéré que, pour les deux groupes d'enfants pris ensemble, la perception du soi social n'est pas modératrice à cette période développementale. Pour les deux groupes des enfants DI et TV, la perception de l'acceptation sociale est médiatrice dans la relation entre ToM et adaptation sociale. La présence ou non d'une DI ne modère ni les relations entre capacités en ToM et perception de l'acceptation sociale, ni celles entre perception de l'acceptation sociale et adaptation sociale. Ces résultats soutiennent une similarité de structure entre les deux groupes. Autrement dit, plus l'enfant DI ou TV, d'âge développemental de niveau préscolaire, comprend les états mentaux relatifs aux émotions et aux croyances, moins il perçoit positivement son acceptation sociale et plus il est perçu comme adapté socialement par les adultes.

Des études doivent être poursuivies pour approfondir les connaissances quant à ces liens entre le développement de la perception de soi chez des enfants DI et leur cognition sociale, tant en Théorie de l'esprit qu'en traitement de l'information sociale, afin de fournir des balises pour l'intervention à leur égard pour soutenir leur connaissance d'eux-mêmes et leurs compétences en cognition sociale, potentiellement favorable à leur intégration sociale.

4.4 Perception de soi, socialisation et facteurs sociaux

De nouveau, très peu d'études ont été menées concernant spécifiquement la relation entre concept de soi et adaptation sociale chez des enfants et adolescents DI.

Cadieux (2003) explore l'impact du réalisme du concept de soi des enfants DI dans les interactions sociales avec les enseignants et les pairs. Globalement, il observe un concept de soi plus positif et moins réaliste chez les enfants DI dont la déficience est légère. Il soulève la question des conséquences sociales d'un manque de réalisme chez ces enfants. Un concept de soi irréaliste peut-il déclencher des attitudes négatives de l'entourage et entraîner l'évitement de cet enfant ? Les réactions d'évitement de ses pairs et l'adoption de comportements d'isolement par cet enfant peuvent contribuer à ce que ce dernier ne soit pas confronté à des conduites d'interactions sociales positives. Au préalable, l'étude de Lloyd, Wilton et Townsend (2000) a rapporté qu'un élève ayant une perception positive irréaliste de ses comportements sociaux peut croire que ceux-ci sont adéquats et adaptés aux situations vécues à l'école et davantage résister à les modifier. Toutefois, Cadieux mentionne que la distinction entre les réactions face à un concept de soi positif irréaliste et un concept de soi négatif irréaliste n'est pas clairement précisée ; il est donc possible qu'un concept de soi positif et irréaliste ne déclenche pas forcément des attitudes négatives. Par exemple, un enseignant motivé qui vise le développement optimal de ses élèves manifestera sans doute une réaction positive face à une telle attitude de l'enfant, alors qu'un enseignant qui est davantage préoccupé par des normes pourrait manifester une réaction négative.

Quant à Jones (2009), il a évalué la perception de soi et la perception de l'acceptation sociale d'adolescents DI, au moyen de la SPP-LD (Renick & Harter, 1988). Il met en évidence des liens positifs significatifs entre la perception globale de soi et le soutien par les compagnons de classe. Ainsi, plus ces adolescents DI se sentent soutenus par les pairs de leur classe, plus ils se perçoivent positivement, et inversement. Plus précisément, les adolescents DI ayant un âge mental verbal plus faible en classe spécialisée perçoivent leurs pairs comme plus soutenants. Dans le même sens, Allodi (2000) souligne que les pairs ne constituent pas nécessairement un groupe de comparaison sociale, mais ils peuvent également être considérés comme une source de soutien et de consolation pour les enfants vivant des difficultés scolaires. Dans son étude, il a relevé que les enfants DI recevant du soutien par un adulte en classe semblaient davantage affectés par leurs difficultés scolaires ; toutefois, ils compensaient en accordant plus d'importance aux relations sociales avec les pairs et ayant une perception plus positive de celles-ci. Ainsi, ils palliaient à cette menace contre leur estime de soi, induite par leur perception de moindres compétences en lecture et en écriture nécessitant un soutien en classe.

On peut s'apercevoir que les facteurs sociaux peuvent avoir des impacts positifs et négatifs variables sur la perception de soi de personnes DI, dans différents domaines, et ce à tout âge. Comme les personnes DI vivent régulièrement la ségrégation sociale, voire l'exclusion dans de nombreuses situations sociales, vu leurs compétences cognitives et sociales limitées, elles risquent d'avoir moins d'opportunités d'acquérir les aptitudes sociales propices à des interactions sociales et au développement d'un sentiment d'appartenance à des groupes valorisés socialement. Par ailleurs, dans certains contextes, des relations sociales avec des pairs rencontrant des difficultés similaires ou envisagés comme soutenants, sont des facteurs qui semblent favorables à une perception positive de son acceptation sociale ou dans d'autres domaines.

4.5 Perception de soi et facteurs familiaux

On peut également s'intéresser à l'impact des facteurs familiaux sur la perception de soi chez l'enfant et l'adolescent DI.

Dans ses études, Jones (2009, 2012) a vérifié si des variables démographiques et la perception du soutien parental par les adolescents DI peuvent influencer leur perception globale de soi et leur perception de l'acceptation sociale, évaluées au moyen de la SPP-LD (Renick & Harter, 1988). Les résultats indiquent que le revenu familial et le soutien parental sont particulièrement favorables au développement d'une perception de soi positive. Jones (2009) obtient des corrélations positives significatives entre, d'une part, la perception globale de soi et, d'autre part, la perception des adolescents DI du soutien parental et la perception des parents quant à l'impact positif de leur enfant. L'analyse en régression hiérarchique confirme que la perception de l'adolescent du soutien parental influence significativement la perception globale de soi.

Cette question de l'impact de facteurs familiaux sur le développement de la perception de soi chez des enfants et adolescents DI est encore trop peu examinée dans la littérature scientifique. De nouvelles recherches devraient se pencher sur cette question afin de déterminer des pistes d'intervention auprès des familles de ces derniers, qui puissent être favorables au développement d'une perception de soi nuancée.

4.6 Perception de soi et autorégulation, métacognition

Dans la littérature récente, quelques travaux ont voulu vérifier dans quelle mesure la perception de soi globale et la perception de compétences dans divers domaines peuvent être liées au développement de l'autorégulation dans diverses situations et de l'autodétermination (dont la capacité de prise de décision). Certains auteurs ont également examiné le lien entre la perception de soi et la métacognition.

Par exemple, Jones (2009, 2012) a examiné si l'autodétermination des adolescents DI influe sur leur perception globale de soi et la perception de l'acceptation sociale. En 2009, il obtient un lien positif significatif entre la perception globale de soi et l'*empowerment* psychologique, composante de l'autodétermination. L'analyse en régression hiérarchique révèle que l'autodétermination prédit significativement la perception globale de soi. Les adolescents DI ayant un âge mental plus élevé, en classe de « ressources » à projet individualisé et en petits groupes dans des écoles ordinaires, font preuve d'une meilleure autodétermination.

Récemment, Nader-Grosbois (2013, 2014b) a investigué les liens entre la perception de soi, l'autorégulation en résolution de problèmes spatio-temporels et la métacognition chez 35 jeunes DI de 11 à 16 ans en classe spécialisée, appariés en âge mental à 35 enfants TV de 7 à 9 ans. La perception de soi a été évaluée par une version francophone du *Self-Perception Profile for Learning Disabled Students* (SPPLD, Renick & Harter, 1988, 2012). Sur base du plan d'un parc d'attractions fictif, les jeunes devaient résoudre des problèmes sollicitant le repérage d'indices spatiaux (zones sur le plan, divers chemins, quadrillage) et l'application de notions temporelles (temps en minutes pour les attractions, nombre d'attractions pour un temps donné). Pour coder les vidéos de ces résolutions de problèmes, a été appliquée une grille de cotation de sept stratégies d'autorégulation : l'identification de l'objectif, la planification, l'attention, la motivation, l'évaluation, l'attention conjointe et la régulation du comportement. Pour évaluer la métacognition, on a demandé au jeune, en fin de séance après ces tâches, d'apprécier dans quelle mesure il avait mis en œuvre ces sept stratégies. Dans les deux groupes, à la fois la perception de compétences dans certains domaines et l'autorégulation varient en fonction de l'âge, de l'âge mental et du niveau langagier. L'autorégulation globale et les sept stratégies autorégulatrices, ainsi que la métacognition globale et sept stratégies métacognitives se sont révélées plus faibles chez les jeunes DI que les enfants TV. Des liens positifs, mais différents selon les groupes, sont obtenus entre la perception de compétences de domaines spécifiques et certaines stratégies autorégulatrices ainsi que des stratégies métacognitives. Dans le groupe TV, la perception des compétences cognitives est positivement liée à l'autorégulation globale, à l'automotivation, à l'attention conjointe, à la métacognition globale et à l'évaluation métacognitive. La perception de l'acceptation sociale est reliée positivement aux stratégies métacognitives de l'attention et de la motivation. La perception de la conduite est également positivement liée à la stratégie métacognitive de l'attention, tandis que dans le groupe DI, la perception des compétences en mathématiques est positivement liée à l'autorégulation globale, aux stratégies autorégulatrices d'identification de l'objectif, de planification, d'attention et d'attention conjointe. La perception des compétences en écriture est reliée positivement à la stratégie d'attention conjointe. La perception des compétences en mathématiques est également liée positivement à la métacognition globale, aux stratégies métacognitives d'identification de l'objectif, de planification et d'évaluation. La perception de l'acceptation sociale est reliée positivement à la stratégie métacognitive de l'attention conjointe. La perception de la conduite est également positivement liée à la stratégie métacognitive de la régulation de comportement. On peut en déduire une différence structurelle de liens spécifiques entre la perception de soi dans certaines dimensions et des stratégies autorégulatrices et métacognitives chez les jeunes DI, par rapport aux enfants TV. Dans ces études, aucun lien significatif n'a été obtenu entre la perception de soi et la performance aux résolutions de problèmes spatio-temporels. Ce qui met en exergue toute l'importance pour des jeunes DI à s'autoréguler, pour qu'ils parviennent à se valoriser et à percevoir positivement certaines de leurs compétences, plutôt que d'être performants.

Bref, ces travaux montrent des résultats en faveur de liens positifs existant entre la perception positive de compétences dans des domaines donnés et les opportunités offertes aux enfants et adolescents DI à s'autoréguler, à mobiliser leur métacognition et à s'autodéterminer. Bien qu'il soit nécessaire de poursuivre des travaux sur ces questions, on peut d'ores et déjà relever que, dans l'intervention à l'égard de ces jeunes, il est essentiel de soutenir leur autorégulation et leur autodétermination en lien avec leurs connaissances d'eux-mêmes et de leurs compétences.

4.7 Perception de soi et facteurs expérientiels, activité, rôles sociaux, transitions

Selon certains auteurs, les adolescents et jeunes DI rencontrent des difficultés quant à leur développement identitaire, la perception de soi, tout particulièrement lors de la transition vers l'âge adulte et l'accès à de nouveaux rôles sociaux (Haelewyck, 2013 ; Jackson & Goossens, 2006 ; Marcelli & Braconnier ; May, 2000 ; Zribi & Zarfaty, 2000). Ils expliquent ces difficultés par leur positionnement difficile dans les relations sociales, leur autonomie sociale limitée, leurs incapacités dans divers domaines, leur expression malaisée, leur dépendance affective et leurs contradictions internes plus importantes que des jeunes TV. Les discontinuités lors des transitions, d'après Ebersold (2013, p. 22), affectent les représentations des personnes DI à propos d'elles-mêmes et peuvent les rendre vulnérables, les priver de leur confiance en elles et de leurs possibilités de se projeter comme sujets à part entière dans leur devenir. Cet auteur associe à la transition l'effet d'affiliation de la personne DI à évoluer dans son rôle, dans son implication active, dans ses compétences et le sentiment d'exister.

On peut d'autant mieux comprendre l'importance de proposer à ces adolescents et jeunes DI des programmes d'activités qui leur donnent des opportunités de vivre des expériences et de prendre des rôles sociaux diversifiés dans une variété de contextes. Par exemple, on peut relever que Weiss *et al.* (2003) ont constaté que la perception du soi physique de jeunes DI est liée positivement à la plupart des composantes du programme d'activités physiques *Special Olympics*, en l'occurrence le nombre d'années de sport, le nombre d'heures par semaine de pratique sportive et le nombre de compétitions. Ces auteurs estiment que ces expériences ont exercé une influence importante sur la perception positive de soi.

Bref, proposer l'accès à des activités sportives, de loisirs, d'expressions dans différents cadres (artistiques, jeux de rôle, etc.) et l'accompagnement adapté de transitions de vie sont également propices à soutenir le développement d'une perception de soi positive chez ces personnes DI.

5 Conclusion

Dans ce chapitre, en référant aux postulats émis quant au développement des enfants et adolescents ayant une déficience intellectuelle, nous avons mis en exergue les constats en faveur d'un retard de développement ou de différences partielles du développement du concept de soi et de la perception de leurs compétences, en comparaison à des enfants ou adolescents tout-venant. Au fil des travaux recensés, nous avons pu relever des variabilités de leur perception de soi globale et par domaines de compétences, selon des facteurs individuels, cognitifs, langagiers, des facteurs contextuels (comme le type de scolarité, de soutien scolaire) et des facteurs familiaux et sociaux. Lorsque des études comparent l'autoperception de soi des enfants ou adolescents DI et de leurs propres compétences et l'hétéroperception des enseignants à leur propos, elles mettent en évidence parfois une survalorisation de la part des jeunes DI, parfois une sous-évaluation de leurs compétences dans certains domaines. Elles montrent également des similitudes partielles entre les autoperceptions des jeunes DI et TV. Lors d'une survalorisation de la perception de soi chez les jeunes DI, notamment dans leur acceptation sociale, les auteurs l'interprètent comme une stratégie de compensation de ces jeunes DI, par rapport à une dévalorisation de leurs compétences dans les domaines cognitifs ou scolaires. Enfin, nous avons précisé les facteurs favorables ou défavorables au développement d'une perception de soi ou d'une estime de soi positive ainsi que les relations avec le développement d'autres dimensions psychologiques. Pour améliorer l'intervention à l'égard de ces enfants et adolescents ayant une déficience intellectuelle, qu'elle soit d'ordre psychoéducative, psychothérapeutique ou psychosociale, il est indispensable d'évaluer de manière adaptée la façon dont ils construisent leur concept de soi et se perçoivent ainsi que leurs compétences.

Chapitre 5

Perception de soi d'enfants, d'adolescents et de jeunes présentant un trouble du spectre de l'autisme

1 Introduction

Pour préciser à quels troubles nous nous référons en parlant de trouble du spectre de l'autisme, nous allons en rappeler les critères diagnostiques. Comme ceux-ci ont évolué ces dernières années, les études portant sur la perception de soi de ces jeunes se sont référées à des catégories et critères pouvant être partiellement différents. C'est la raison pour laquelle nous résumerons les critères proposés ces dernières années par les classifications reconnues. Puis nous aborderons comment des enfants et adolescents présentant des troubles du spectre de l'autisme (TSA) se perçoivent eux-mêmes selon divers domaines, physique, psychologique, social, etc. Nous relaterons quelques constats d'études empiriques à ce sujet, bien qu'elles soient encore très parcellaires. Nous nous pencherons également sur des facteurs, tant individuels que sociaux, qui influencent la façon dont se développent le concept de soi et l'estime de soi chez des personnes TSA. Ce qui nous permettra d'introduire les relations mises en évidence par des travaux, entre le concept de soi, la perception de soi de ces enfants et adolescents TSA et d'autres compétences relevant de la cognition, du langage, des émotions, de la cognition sociale, de la mémoire autobiographique, etc.

2 Critères diagnostiques des troubles du spectre de l'autisme

Commençons par rappeler les critères diagnostiques précisant les principales spécificités du fonctionnement psychologique des enfants et adolescents TSA.

Selon la Classification française des troubles mentaux de l'enfant et l'adolescent (CFTMEA, Misès, 2000), l'« autisme infantile précoce » du type Kanner fait partie des « psychoses ». Les critères diagnostiques sont les suivants :

- début des troubles au cours de la première année, tableau complet avant 3 ans ;
- retrait autistique majeur ;
- recherche de l'immuabilité ;
- stéréotypies ;
- absence ou troubles spécifiques du langage ;
- dysharmonies du développement cognitif.

Dans sa version révisée, le CFTMEA-R-2012 (Misès, 2012), la catégorie dans laquelle l'« autisme infantile précoce » du type Kanner est inclus est dénommée « autisme et troubles psychotiques ».

Selon le *Diagnostic and Statistical Manual of Mental Disorders*, DSM-IV (APA, 1994), parmi les « troubles envahissants du développement » (TED), figure le trouble autistique correspondant aux critères diagnostiques suivants :

- « déviations du développement de nombreuses fonctions psychologiques fondamentales impliquées dans l'acquisition des aptitudes sociales et du langage » ;
- « envahissant », en atteignant l'enfant au plus profond de lui-même ;
- altération qualitative du développement (et pas seulement un retard) (Peeters, 1996) ;
- retard ou altération débutant avant l'âge de 3 ans sous la forme d'une triade de troubles dans les domaines suivants : l'interaction

sociale, le langage en tant que communication sociale, l'imagination et le jeu symbolique.

Un total de six éléments décrits dans ces trois types de troubles, énumérés ci-dessous, doit être observé.

(1) Une altération qualitative des interactions sociales (pour au moins deux éléments suivants) :
- altération marquée dans l'utilisation de comportements non verbaux pour réguler les interactions sociales ;
- incapacité à établir des relations avec les pairs, correspondant au niveau de développement ;
- absence de recherche spontanée à partager ses plaisirs, ses intérêts ou ses réussites avec d'autres personnes ;
- manque de réciprocité sociale ou émotionnelle.

(2) Une altération qualitative de la communication (pour au moins deux éléments suivants) :
- retard de développement ou absence de langage parlé ;
- incapacité marquée à s'engager ou à soutenir une conversation avec autrui ;
- usage stéréotypé et répétitif du langage ou langage idiosyncrasique ;
- absence d'un jeu de faire-semblant varié et spontané, ou de jeu d'imitation sociale correspondant au niveau de développement.

(3) Un caractère restreint, répétitif et stéréotypé des comportements, des intérêts et des activités (pour au moins un des éléments suivants) :
- préoccupation circonscrite à un ou plusieurs centres d'intérêt stéréotypés et restreints, et anormale dans son intensité ou son orientation ;
- adhésion inflexible à des habitudes ou à des rituels spécifiques et non fonctionnels ;
- maniérismes moteurs stéréotypés et répétitifs ;
- préoccupations persistantes pour certaines parties des objets.

Au sein des TED, le DSM-IV différencie le trouble autistique, le syndrome d'Asperger, le syndrome de Rett et le trouble désintégratif de l'enfance (TDE).

Pour le « trouble autistique », les symptômes et manifestations concernent essentiellement des perturbations de la relation sociale, des anomalies de la communication et des intérêts restreints.

Les « perturbations de la relation sociale » s'expriment par :

- des pleurs parfois incontrôlables ou l'absence de larmes ;
- l'indifférence aux contacts des autres ;
- l'évitement du contact physique ;
- des réactions excessives ;
- l'insensibilité aux souffrances physiques ;
- l'absence de comportements d'anticipation à l'égard de l'autre (comme tendre les bras vers le parent qui s'approche pour le prendre dans les bras).

Les « anomalies dans la communication » se manifestent par :

- une difficulté de compréhension et d'utilisation des signaux et des codes sociaux ;
- une expression gestuelle déficitaire ou absente (dont le pointage du doigt pour s'exprimer) ;
- une absence de geste de sollicitation aux jeux ;
- une absence de jeux de mimes, de cache-cache ;
- une difficulté à interpréter les émotions correspondant aux mimiques des interlocuteurs ;
- une difficulté à s'exprimer verbalement ;
- une répétition mot à mot de phrases l'ayant marqué (comme un message de radio ou de télévision).

Les « intérêts restreints » s'observent par :

- une utilisation inhabituelle d'objets ou de jouets ou d'une seule partie du jouet ;
- une manipulation d'objets entraînant des comportements répétitifs ;
- un mouvement répétitif du corps (balancement, agitation rythmique des mains, etc.) ;
- une intolérance face aux changements et aux nouvelles situations.

Le « syndrome d'Asperger » se distingue des autres troubles par le haut niveau de fonctionnement intellectuel des personnes qui le présentent et il se manifeste par :

- une intelligence normale ou vive ;
- une hypo- ou hyperréactivité à certains stimuli ;
- une maladresse générale tant en coordination globale que fine et une certaine rigidité posturale ;
- l'absence de retard dans l'apparition du langage, qui présente de bonnes structures grammaticales et syntaxiques ;
- un discours qui peut être inapproprié pour le contexte et parfois d'allure pédante, par une surarticulation, souvent « monotone » ;
- une utilisation inappropriée de gestes qui accompagnent la parole ;
- un manque d'empathie, une passivité à l'égard des autres ou des échanges à sens unique selon leurs préoccupations ;
- des intérêts peu diversifiés ;
- un centre d'intérêt spécifique qui l'absorbe, abordé fréquemment dans ses interactions et qui fait l'objet d'une recherche encyclopédique.

Les « troubles envahissants du développement non spécifiés » (TED-NS) présentent une apparition tardive des symptômes et un tableau clinique atypique ne correspondant pas au TED. Le TED-NS s'observe par des altérations :

- soit du développement des interactions sociales ou des habiletés de communication ;
- soit du comportement, des intérêts et des activités stéréotypés.

La CIM-10 (Classification internationale des maladies, OMS, 1992, 1994) reconnaît les mêmes critères, sous le vocable « autisme infantile », se différenciant de l'autisme atypique.

Selon le DSM-V (APA, 2013), on désigne de façon plus large les *Autism Spectrum Disorders* (ASD) ou « troubles du spectre de l'autisme » (TSA) qui englobent, sans les différencier, le trouble autistique, le syndrome d'Asperger et le trouble envahissant du développement non spécifié (TED-NS). Le syndrome de Rett (SR) est considéré comme un trouble distinct à part entière et le trouble désintégratif de l'enfance (TDE) disparaît. Les symptômes se situent davantage sur un continuum d'intensité variable selon les individus, plutôt que sous la forme de catégories cliniques, parfois difficiles à établir. Deux domaines doivent être affectés sous forme de déficits de la communication sociale[1] et des comportements ou intérêts restreints et répétitifs.

Les trois critères diagnostiques du trouble du spectre de l'autisme (TSA) sont les suivants.

(1) Un déficit cliniquement significatif et persistant de la communication et des interactions sociales, se manifestant par :
- des déficits marqués de la communication verbale et non verbale en interactions sociales ;
- un manque de réciprocité sociale ;
- des difficultés à développer et maintenir, avec les pairs, une relation appropriée pour le niveau de développement.

(2) Des modes de comportements, d'activités et d'intérêts restreints, stéréotypés et répétitifs, manifestés par au moins deux éléments suivants :
- des comportements moteurs ou verbaux stéréotypés ou comportements sensoriels inhabituels ;
- une adhérence excessive à des routines ou à des comportements ritualisés ;
- des intérêts fixes et restreints.

(3) Les symptômes doivent apparaître précocement dans l'enfance même de façon partielle, tant que l'exigence sociale n'excède pas les capacités limitées.

Le retard d'acquisition du langage est considéré comme un trouble associé.

Étant donné ces multiples déficits dans les TSA, affectant des capacités essentielles dans la façon dont les enfants construisent leur concept de soi global et dont ils vont développer une perception de leurs compétences en divers domaines, on peut d'emblée avancer que la littérature scientifique doit chercher à comprendre quelles en sont les spécificités. Ce qui pourra ensuite mieux guider les interventions à l'égard des enfants et adolescents TSA, en considérant leur perception d'eux-mêmes.

Pour en savoir plus concernant les particularités du développement des enfants et adolescents TSA, mises en exergue par la littérature scientifique récente, le lecteur peut accéder à une recension synthétisée dans l'ouvrage de Nader-Grosbois (2015).

1. Fusionnant le déficit en communication et le déficit des comportements sociaux.

3 Quelle perception ces personnes à troubles du spectre de l'autisme ont-elles d'elles-mêmes et de leurs compétences?

3.1 Image de soi, perception de soi chez des personnes TSA

Il est important de distinguer les domaines de la perception de soi, de la conscience de soi, lorsqu'on s'intéresse aux spécificités des personnes TSA ; la distinction entre des aspects physiques et psychologiques de soi est essentielle pour nuancer les constats à leur sujet (Gillihan & Farar, 2005).

En période développementale précoce, des constatations sont effectuées à propos de la reconnaissance de soi dans le miroir et les réactions des jeunes enfants TSA à leur reflet. Un pourcentage modéré à élevé (entre 53 et 80 %) d'enfants TSA se reconnaît bien dans le miroir ; toutefois, ils se reconnaissent plus lentement et ils manifestent peu de timidité ou de gêne ou de sourire, par comparaison à ce qu'expriment des enfants tout-venant ou ayant un retard de développement (Dawson & McKissick, 1984 ; Ferrari & Matthews, 1983 ; Neuman & Hill, 1978 ; Pierce, Muller, Ambrose, Allen, & Courchesne, 2001 ; Reddy, Williams, Costantini, & Lan, 2010 ; Spiker & Ricks, 1984 ; Williams, 2010). Selon Williams (2010), les enfants TSA qui se reconnaissent dans le miroir démontrent qu'ils construisent un certain schéma corporel. Cependant, même si on observe chez des enfants TSA une reconnaissance de soi dans le miroir, leurs réponses se manifestent de façon qualitativement différente par rapport aux enfants tout-venant ; ils sont moins intéressés à l'égard de leur propre image de soi dans le miroir et semblent comme relativement *face inexperienced* (Pierce *et al.*, 2001). La minorité d'enfants TSA qui ne se reconnaît pas ou de façon très tardive sont ceux dont le développement cognitif est faible. Une faiblesse en image de soi de jeunes enfants TSA peut être liée à leur dysrégulation de l'activité (Seynhaeve & Nader-Grosbois, 2008). Selon Reddy *et al.* (2010), il y aurait une dissociation entre des aspects interpersonnels et conceptuels du soi chez ces jeunes enfants TSA. Ils estiment que l'observation de leurs comportements émis face au miroir est une mesure, nuancée et facile à induire, de la qualité sociale du sens de soi.

Pour les périodes développementales ultérieures, l'autoconsience de soi physique serait relativement bonne chez des personnes TSA : elles peuvent notamment s'attribuer des actions, selon plusieurs travaux, dont ceux de David *et al.* (2008, 2010).

Plusieurs postulats sont émis pour expliquer les spécificités du concept de soi chez des personnes TSA, en particulier pour les aspects psychologiques. La capacité psychologique à différencier le soi et l'autre est essentielle dans le développement de la conscience de soi. Or, elle est altérée chez les enfants TSA. Ils se reconnaissent plus tardivement une existence séparée des autres personnes. Ces postulats suggèrent que les personnes TSA n'auraient pas une « expérience subjective » de soi, ou qu'elle serait qualitativement différente de celle vécue par des personnes tout-venant, et qu'elle impliquerait des difficultés d'introspection (Williams & Happé, 2010). Powell et Jordan (1993) relèvent, chez les personnes TSA, un manque d'expérience du soi (*experiencing self*) qui altère leur capacité à donner une dimension personnelle aux événements vécus. Frith (2003) évoque même un soi absent (*absent self*). Selon une approche développementale, Hobson (1990), explique que leur développement du soi est affecté par le déficit des enfants TSA en intersubjectivité et dans les relations interpersonnelles.

Peu de travaux empiriques concernent la perception de soi d'enfants TSA, vu leurs difficultés cognitives pour se décrire, les déficits de langage et leur vocabulaire souvent pauvre. Les chercheurs et les professionnels sont donc confrontés au manque d'adaptation de tâches exigeant des réponses verbales et l'inapplicabilité d'outils autorapportés qui mobilisent un certain niveau introspectif, cognitif et langagier. C'est essentiellement pour des raisons méthodologiques que peu d'études ont pu être menées à leur sujet.

Concernant la période développementale équivalant à l'âge préscolaire, on peut déjà relever des faiblesses dans le concept de soi ou la perception de soi, en utilisant des modes d'évaluation ne faisant pas ou peu appel à la verbalisation par les enfants. Nader-Grosbois et Charles (2013) ont administré un test imagé de qualité de vie, l'AUQUEI, qui propose quatre images de dessins de visages d'enfant correspondant à quatre niveaux de satisfaction pour faciliter le choix d'une réponse par le pointage gestuel, à des enfants TSA et des enfants typiques appariés en âge de développement se situant entre 3 et 6 ans. Elles observent une moindre satisfaction à propos de l'image de soi chez les enfants TSA. Ce qui encourage à continuer à poursuivre des travaux à ce sujet au cours de l'enfance et à déterminer des moyens adéquats à mettre en œuvre à des fins de prévention.

En examinant si les enfants TSA montraient une connectivité atypique soi-autrui, Hobson et Meyer (2005) ont trouvé un déficit à s'identifier par rapport à une autre personne. Or, ces auteurs estiment que ce processus d'identification à l'égard des autres est crucial pour le développement des relations entre soi et les autres et comme base pour comprendre les états mentaux d'autrui.

Encadré 5.1. Profils de perception de soi de deux enfants avec troubles du spectre de l'autisme de niveau développemental préscolaire

Au moyen de la version francophone (Fiasse & Nader-Grosbois, 2012a) de la *Pictorial Scale of Perceived Competence and Social Acceptance for young children* (PSPCSA, Harter & Pike, 1980)

À propos de Ma

Ma est un garçon âgé de 9 ans et il présente un âge de développement global de 5 ans scolarisé en classe spécialisée.

Globalement, Ma se perçoit de façon relativement négative. Il se perçoit comme ayant de très faibles compétences cognitives, physiques, et comme étant non accepté socialement par ses pairs. Par contre, il a une perception très positive de son acceptation sociale par sa mère.

L'autoperception de Ma et l'hétéroperception de son enseignante sont décalées pour les trois domaines dans le sens où l'enseignante perçoit ses compétences cognitives, physiques, et l'acceptation par les pairs comme étant moins faibles que ne le perçoit Ma.

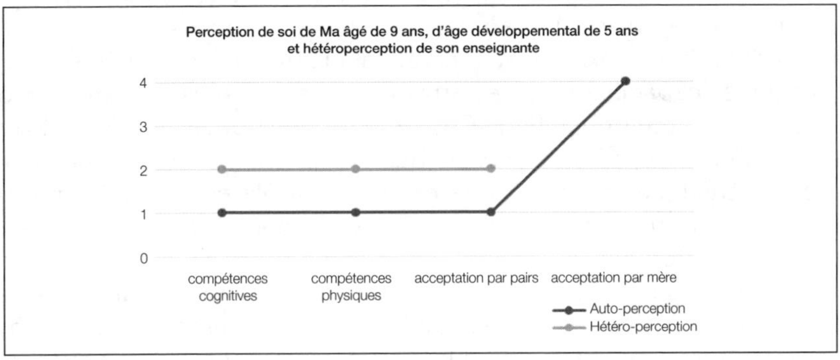

À propos de Ro

Ro est une fille âgée de 8 ans, scolarisée en classe d'enseignement spécialisé. Elle présente un âge de développement global de 4 ans.

Globalement, Ro se perçoit de façon relativement positive. Elle se perçoit comme ayant des compétences cognitives et physiques de niveau modéré. Par contre, elle se perçoit comme n'étant pas acceptée socialement par les pairs et de façon modérée par sa mère.

L'autoperception de Ro et l'hétéroperception de son enseignante à propos des compétences physiques sont convergentes dans le sens où elles les évaluent comme étant modérées. Quant aux compétences cognitives et sociales d'acceptation par les pairs, l'enseignante les perçoit plus positivement que Ro qui se sous-estime dans ces deux domaines.

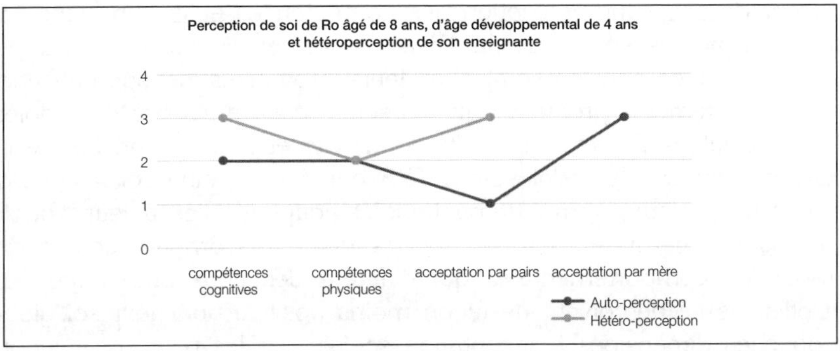

À l'adolescence, les constats des études semblent nuancés selon le type de troubles du spectre de l'autisme, selon les domaines (touchant on non à des aspects psychologiques et sociaux) et les groupes de comparaison (des groupes tout-venant ou ayant d'autres troubles, les types d'appariement, etc.).

Sur base du modèle de James (1892/1961) sur les domaines de soi et la distinction entre les deux composantes appelées *self-as-object* et *self-as-subject*, Jackson, Skirrow et Hare (2012), ont proposé le *self understanding interview* (SUI, Damon & Harts, 1988) à des adolescents ayant un syndrome d'Asperger. Le SUI permet une évaluation de plusieurs dimensions de soi (*self-definition, self-evaluation, self in past and future, self-interest, continuity, agency, distinctness*). Ils ont utilisé un système de codage envisageant quatre catégories pour le soi comme objet ; le soi physique (caractéristiques corporelles et matérielles), le soi actif (capacités liées aux activités), le soi social (attributions liées aux interactions et relations sociales) et le soi psychologique (capacités relatives aux émotions, pensées, préférences ou d'autres processus cognitifs). Ces auteurs ont trouvé que les adolescents ayant un syndrome d'Asperger expriment généralement moins de caractéristiques de soi que le groupe contrôle et se décrivent eux-mêmes moins bien pour le soi social et le soi psychologique, alors qu'aucune différence n'apparaît pour le nombre de caractéristiques du soi physique. Certains d'entre eux évoquent moins de réponses sur le soi actif. Ces auteurs en déduisent que l'autoconscience physique ne serait pas affectée alors que l'autoconscience psychologique et sociale serait plus pauvre chez les adolescents à syndrome d'Asperger (comme le suggèrent également Lee et Hobson, 1998). Quant à Cottenceau *et al.* (2012), ils ont mis en exergue une meilleure satisfaction pour l'image de soi chez des adolescents TSA de haut niveau et Asperger, comparés à des adolescents tout-venant et souffrant du diabète.

Par ailleurs, l'étude récente de Drummond (2013) a examiné le concept de soi, l'autoperception des compétences et la conscience de soi de 27 adolescents âgés de 13 à 18 ans, en lien avec leurs types d'attributions comportementales et leurs croyances de stigmatisation des comportements problématiques, ceci en comparaison à des adolescents à troubles d'attention et d'hyperactivité et tout-venant. Les résultats montrent que les adolescents TSA ont une certaine conscience de leurs défis sociaux, comportementaux et adaptatifs liés à leur trouble, mais ils ont certaines autoperceptions de leurs compétences et des attributions comportementales qui diffèrent des deux autres groupes. En effet, ils se perçoivent de façon moins positive pour leur soi global et pour les dimensions d'acceptation sociale par les pairs, de relations interpersonnelles et d'amitiés, ainsi que celles du travail et du sport. Les adolescents TSA rapportent moins de symptômes d'autisme que leurs parents. Plus ces adolescents ont une conscience d'eux-mêmes, moins ils se perçoivent comme acceptés socialement. D'autres auteurs relèvent également des autoperceptions plus négatives de leur acceptation sociale et de leurs compétences en sport (Jennes-Coussens, Magill-Evans, & Koning, 2006 ; Williamson, Craig, & Slinger, 2008).

Dans son titre d'ouvrage *I am special...*, Vermeulen (2001) met en emphase le fait que les personnes TSA ont conscience de leur « particularité », surtout à l'adolescence et à l'âge adulte. Mais une variabilité interindividuelle de l'image de soi s'observe chez ces personnes (Vermeulen, De Montis, & Magerotte, 2009, pp. 106-108). Cet auteur et ses collaborateurs expliquent que certaines personnes construisent une image de soi positive et considèrent même parfois leur autisme comme un atout en valorisant leur objectivité, leur honnêteté, leur sensibilité. On peut interpréter cette perception positive de soi comme une « stratégie de compensation », une « technique de camouflage » leur permettant d'accepter leur handicap. Au contraire, d'autres personnes TSA développent une image de soi négative et éprouvent des sentiments négatifs à leur sujet parce qu'elles estiment ne savoir rien faire et sont conscientes de leurs limitations et de leur handicap, par comparaison sociale et par le regard social des autres. Ces personnes sont plus à risque de dépression, surtout à l'âge adulte, car elles constatent objectivement toutes les activités indépendantes réalisées par des adultes tout-venant (vivre seul, avoir un[e] amoureux[se], conduire une voiture) et qui ne sont pas à leur portée.

En résumé, on peut souligner, chez les enfants et adolescents TSA, l'existence de spécificités dans la façon dont le concept de soi se construit et les perceptions des diverses dimensions de soi, ainsi que l'importante variabilité interindividuelle dans le développement de la perception de soi à différentes périodes de développement. Il serait essentiel de poursuivre les études sur la manière dont ces enfants et adolescents TSA se perçoivent globalement et comment ils perçoivent leurs compétences, afin de mieux guider les interventions thérapeutiques et éducatives à leur égard. Sur base de profils multidimensionnels de la perception de soi, il est possible de cibler des objectifs de soutien individualisé.

Nous allons voir dans les points suivants les facteurs influant sur la perception de soi des enfants et adolescents TSA et les relations entre celle-ci et le développement dans d'autres domaines. Ces facteurs et liens induisent des variabilités inter- et intra-individuelles de la perception de soi.

Encadré 5.2. Profils de perception de soi de deux adolescents avec troubles du spectre de l'autisme

Au moyen de la version francophone du *Self-perception Profile for Learning Disabled Students* (Renick & Harter, 1988)

À propos de Pi

Pi est un adolescent âgé de 17 ans ayant des troubles du spectre de l'autisme et ayant un âge mental de 7 ans, La valeur personnelle de soi globale de Pi est très négative. Il semble avoir une estime de soi très négative pour la majorité des domaines, c'est-à-dire pour ses compétences en écriture, en orthographe, en mathématiques, ses relations sociales, ses compétences sportives, son apparence physique et son comportement et une estime de soi faible pour ses capacités intellectuelles générales et ses compétences en lecture.

Pi attribue une importance élevée aux capacités intellectuelles générales, aux compétences en mathématiques, aux compétences sportives. Quant aux compétences en lecture, en écriture, en orthographe, en relations sociales, en apparence physique et en comportement, il leur accorde une importance modérée.

Quant à l'hétéroperception de l'enseignante, elle est faible de façon homogène pour tous les domaines. En général, l'autoperception de Pi est plus négative que l'hétéroperception de l'enseignante, ce qui peut être interprété comme une sous-valorisation de l'estime de soi dans plusieurs domaines par Pi, à l'exception de ses capacités intellectuelles générales et de ses compétences en lecture qui sont perçues comme étant faibles par les deux.

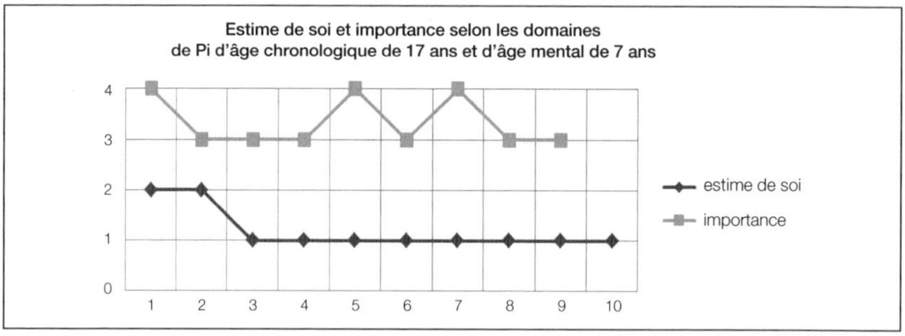

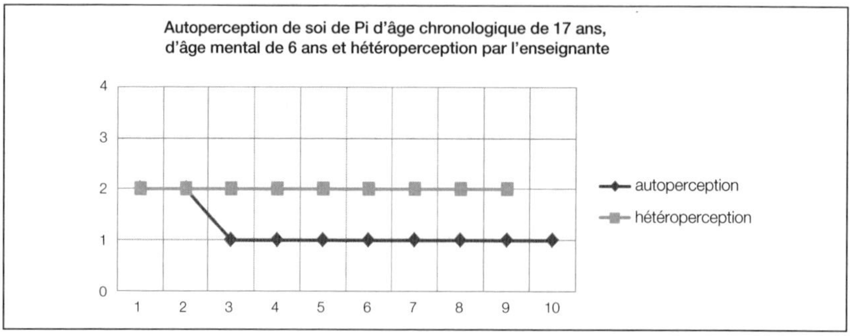

Note : domaines

1 = capacités intellectuelles générales
2 = compétences en lecture
3 = compétences en écriture
4 = compétences en orthographe
5 = compétences en mathématiques
6 = relations sociales
7 = compétences sportives
8 = apparence physique
9 = comportement
10 = valeur personnelle globale

À propos de Hu

Hu est un adolescent âgé de 16 ans présentant des troubles du spectre de l'autisme, et il atteint un âge mental de 9 ans. La valeur personnelle de soi de Hu est faible. Il montre une estime de soi modérée pour ses capacités intellectuelles générales, ses compétences en lecture et en mathématiques. Par contre, son estime de soi apparaît faible pour ses compétences en écriture et en orthographe, et très négative pour ses relations sociales, ses compétences sportives, son apparence physique et son comportement.

L'importance qu'attribue Hu est élevée pour tous les domaines, de façon homogène.

Quant à l'hétéroperception de l'enseignante, elle est faible pour plusieurs domaines et modérée pour trois domaines. Le décalage entre l'autoperception de Hu et l'hétéroperception de l'enseignant pour les domaines des relations sociales, des compétences sportives, de l'apparence physique et du comportement témoignent d'une sous-évaluation par Hu. Par contre, pour les domaines des capacités intellectuelles générales, des compétences en lecture, en écriture et en orthographe, les perceptions de Hu et de l'enseignant se rejoignent.

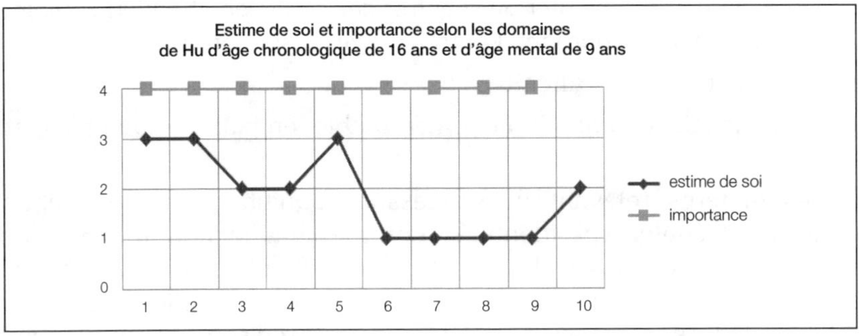

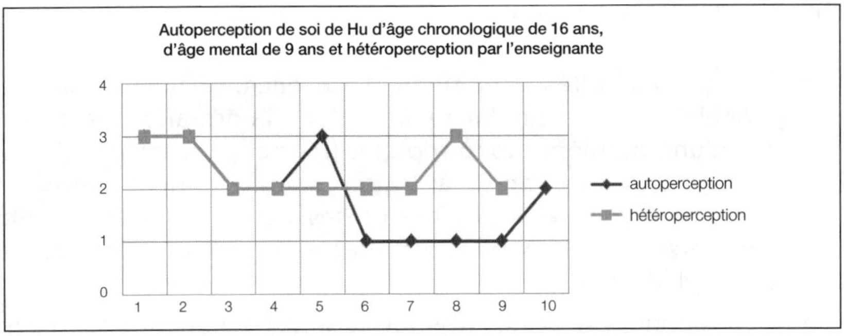

Note : domaines

1 = capacités intellectuelles générales	6 = relations sociales
2 = compétences en lecture	7 = compétences sportives
3 = compétences en écriture	8 = apparence physique
4 = compétences en orthographe	9 = comportement
5 = compétences en mathématiques	10 = valeur personnelle globale

3.2 Facteurs influant sur la perception de soi chez des enfants et adolescents TSA

Une littérature abondante (Lyons & Fitzgerald, 2013) a souligné que des processus précoces sous-jacents ou précurseurs de la conscience de soi et des autres sont déficitaires ou retardés chez des enfants TSA. Ils concernent :

- la poursuite altérée du regard ;
- les réactions et réponses atypiques aux sons ;
- les déficits attentionnels ;
- les compétences communicatives précoces, préverbales et verbales (comme pointer ou montrer des objets en attention conjointe, interagir en regardant l'autre, réagir à son prénom, etc.) ;
- les expressions affectives ;
- les déficits en imitation et en empathie, en jeux symboliques, etc.

Des facteurs relevant de processus cognitifs et neuropsychologiques sont également identifiés comme influençant la perception de soi (Lyons & Fitzgerald, 2013). Les difficultés à se différencier soi-même par rapport aux autres sont en partie explicables par les particularités de processus cognitifs. Nous précisons quelques explications avancées ci-dessous.

- Des particularités attentionnelles, telles qu'une « vision en tunnel », ou une tendance à traiter l'information et à penser d'une manière monotropique (Murray, Lesser, & Lawson, 2005), une incapacité à traiter simultanément l'information provenant de soi-même et des autres (Williams, 1998) des personnes TSA peuvent affecter la construction de leur concept de soi.
- Des réponses neurales atypiques sont également observées : dont un manque d'activité cérébrale dans le cortex cingulaire, une connectivité réduite entre le cortex ventromédial préfrontal et la région somatosenrorielle, des particularités du système des neurones-miroirs. Ces réponses neurales atypiques affectent la façon dont les personnes TSA attribuent des comportements à elles-mêmes lors d'échanges interpersonnels ; ce qui se traduit par un manque d'introspection, de traitement autoréférentiel et un déficit à contrôler leurs propres intentions en interactions sociales (Avikainen, Forss, & Hair, 2002 ; Chiu *et al.*, 2008 ; Decety & Sommerville,

2003 ; Lombardo *et al.*, 2009 ; Ruby & Decety, 2003 ; Tomlin *et al.*, 2006).

- Un schéma corporel pauvre chez des enfants et adolescents TSA peut induire une expérience atypique de la conscience de soi et de s'expérimenter comme propre agent de ses propres actions (Russell, 1997, p. 281).
- Un déficit dans leurs capacités à être conscientes des états mentaux des autres, en prise de perspectives d'autrui, en théorie de l'esprit affecte également la conscience de soi, de leurs propres états mentaux et inversement (comme nous l'aborderons dans un point ultérieur).

Plusieurs autres facteurs de risque, liés à des vécus et l'environnement social, peuvent engendrer une mauvaise perception de soi ou estime de soi chez les personnes TSA, depuis l'enfance jusqu'à l'âge adulte. Nous les résumons comme suit :

- Facteurs provenant du processus diagnostique et des suivis thérapeutiques ou éducatifs: ils ont des visites très fréquentes de spécialistes de diverses disciplines (médecins, psychologues, logopèdes, etc.) qui les observent, les évaluent, ce qui, bien évidemment, les perturbe, et les spécialistes proposent des prises en charge spécialisées qui indirectement les stigmatisent.
- Facteurs provenant de l'appréciation de ce qu'ils savent faire ou pas : la majorité des situations quotidiennes et d'apprentissage est difficile pour eux, ils vivent des échecs répétés, ils se centrent sur leurs difficultés, et parfois ils se critiquent et commentent négativement ce qu'ils font. Ce qui a des implications sur la confiance en soi.
- Facteurs provenant de la comparaison sociale: les différences entre eux-mêmes et leurs pairs en termes d'intérêts, d'interactions sociales, de difficultés sont importantes par contraste avec les compétences des autres.
- Facteurs provenant de l'isolement par rapport à des groupes d'appartenance: ils se mettent en retrait par rapport aux pairs dans divers contextes, limitent les opportunités d'interactions sociales et les pairs peuvent réagir de façon négative à leur égard, en les laissant de côté, en les excluant de jeux, de conversations ou d'activités, ou en les brimant ou encore en les taquinant ; ils se sentent « en dehors » du groupe et donc ne développent pas aisément le sentiment d'appartenance à un groupe.

- Facteurs provenant des regards et des commentaires à leur égard : ils subissent régulièrement des critiques négatives, des sarcasmes, des regards désapprobateurs lorsqu'ils émettent des comportements ambigus, ils ne comprennent pas les blagues et se rendent compte qu'ils ont « un problème ».

En résumé, de nombreux facteurs de risque peuvent contribuer à un développement atypique du concept de soi et à des spécificités dans la perception de soi et des compétences chez des enfants et adolescents TSA. Ces facteurs agissent différemment selon la période développementale concernée et influent sur les profils individuels de chaque enfant ou adolescent TSA. Il est essentiel que les chercheurs et les professionnels les identifient lorsqu'ils examinent ces profils et veulent les interpréter.

4 Comment leur perception de soi est-elle liée à d'autres dimensions psychologiques ?

4.1 Perception de soi et cognition

De nombreux travaux relatent que les enfants et adolescents TSA présentent différents niveaux intellectuels ainsi que des spécificités de leurs processus cognitifs et neuropsychologiques (voir Nader-Grosbois, 2015, pour une recension synthétisée). Certains présentent une déficience intellectuelle, d'autres une intelligence proche de la norme et d'autres encore montrent un fonctionnement cognitif de haut niveau. On relève des spécificités dans le traitement de l'information, dans l'activité cérébrale face à des stimuli sociaux *versus* non sociaux, des particularités de l'attention et une focalisation de leurs intérêts. Des perturbations sont également rapportées dans tous leurs apprentissages et dans leur développement scolaire pour la majorité des enfants et adolescents TSA. Ces déficits cognitifs et difficultés scolaires influent sur la façon dont ils prennent conscience d'eux-mêmes, et dont ils élaborent leur concept de soi. Ces déficits influencent également la façon dont ils attribuent de la valeur à eux-mêmes et à leurs compétences. Pour qu'ils puissent s'autoobserver et accéder à une certaine connaissance d'eux-mêmes, leur niveau cognitif ne doit pas être altéré de façon sévère. C'est probablement la raison pour laquelle peu d'études sont consacrées à la perception de soi d'enfants TSA ayant une déficience intellectuelle. Ces études concernent essentiellement des adolescents ayant un haut niveau de fonctionnement cognitif ou un syndrome d'Asperger.

4.2 Perception de soi et langage

Vu les difficultés de la communication et du langage tant en expression qu'en compréhension, les enfants et adolescents TSA appréhendent difficilement les caractéristiques personnelles que leur entourage évoque à leur sujet et ils éprouvent également des difficultés à se décrire eux-mêmes et ce qu'ils savent faire dans divers domaines.

Dans la littérature scientifique et dans les observations cliniques, de nombreux constats mettent en évidence, chez des enfants TSA, un usage inadéquat des pronoms personnels, en l'occurrence des erreurs d'usage des pronoms « je », « moi », « tu », « toi », qui reflètent leurs difficultés du sens de soi et de la différenciation soi-autrui (Hobson, 1990 ; Jordan & Powell, 1995 ; Lind, 2010 ; Lind & Bowler, 2009 ; Tager-Flusberg, 1996). Par exemple, Lind et Bowler (2009) ont examiné la conscience de soi, étendue dans le temps, chez des enfants TSA, en utilisant le paradigme de la reconnaissance de soi différée (*delayed self-recognition paradigm*, DSR, Povinelli, Landau, & Perilloux, 1996). Par comparaison à des enfants tout-venant de même âge et de capacités verbales similaires, les enfants TSA n'ont pas montré une performance plus faible à la tâche de reconnaissance de soi différée, mais ils ont utilisé significativement moins de pronoms personnels pour référer à eux-mêmes et ils étaient moins performants à la tâche de Théorie de l'esprit.

Parfois, les enfants TSA communiquent en utilisant la troisième personne à la place de la première ou deuxième personne, parce qu'ils ont une image fragmentée de soi et d'autrui (Northoff & Heinzel, 2003) et qu'ils se fondent sur une base non sociale pour la catégorisation soi-autrui, contrairement aux enfants tout-venant (Peeters, Grobben, Hendrick, Van Den Eede, & Verlinden, 2003). D'après Lind (2010), le déficit d'autoconscience de soi ou le manque de connaissance de soi psychologique des personnes TSA induit un concept de soi peu élaboré ; ces déficits découleraient de leurs difficultés communicatives et des opportunités réduites d'interactions sociales.

Quant au langage interne qui joue également un rôle dans la conscience de soi, il est déficitaire chez les personnes TSA, y compris à l'âge adulte ; ceci s'expliquerait par le fait qu'elles « pensent visuellement » par des images et mobilisent la visualisation pour traiter l'information (Grandin, 1995 ; Hurlburt, Happé, & Frith, 1994 ; Whitehouse, Maybery, & Durkin, 2006).

En résumé, le développement du concept de soi et des perceptions de soi est lié au développement de la communication, du langage des enfants et adolescents TSA ainsi que de leurs interactions sociales. La façon dont ceux-ci se perçoivent peut également être affectée par la faiblesse de leur langage interne.

4.3 Perception de soi et compétences émotionnelles

Les vécus des émotions jouent également un rôle dans la conscience de soi ; or le développement des capacités à exprimer, à réguler, à identifier, à comprendre les émotions, ainsi que l'empathie se réalise de façon atypique chez les enfants TSA (Hobson, 1986, 1993 ; Schore, 2003 ; Yirmiya, Sigman, Kasari, & Mundy, 1992). Ils ont également des difficultés à interpréter les émotions, à traiter leurs propres expériences émotionnelles, à être conscients de leurs propres émotions et à traiter les stimuli émotionnels (Gaigg & Bowler, 2008 ; Nader-Grosbois & Day, 2011 ; Silani *et al.*, 2008). En raison de ces difficultés à s'engager émotionnellement et à être empathiques envers les autres, les enfants et adolescents TSA se focalisent sur leurs propres intérêts.

Schore (2003) souligne également un lien entre les difficultés du concept de soi et la dysrégulation affective et émotionnelle chez des enfants TSA. Dans son étude comparative, Mazzone (2009) analyse la relation entre, d'une part la régulation émotionnelle manifestée en jeux dyadiques dans trois contextes interactifs (coopératif, compétitif avec un pair ou neutre avec un adulte) et d'autre part le concept de soi dans ses dimensions sociale, cognitive et physique, chez 10 enfants TSA d'âge moyen de 9 ans et d'âge développemental moyen de 5 ans. La perception de leur soi physique est liée positivement à leur régulation émotionnelle globale, et tout particulièrement lorsqu'il se trouve en contexte interactif neutre avec l'adulte. Plus l'enfant TSA perçoit positivement ses compétences physiques, plus il exprime et régule ses émotions en contextes interactifs et inversement.

Bref, durant l'enfance et à l'adolescence, le développement du concept de soi et des perceptions de soi dans diverses dimensions est lié avec la façon dont ils vivent leurs émotions, leurs difficultés à traiter et à réguler les émotions.

4.4 Perception de soi, cognition sociale, théorie de l'esprit et socialisation

Plusieurs modèles de la cognition sociale et émotionnelle, et du développement de la théorie de l'esprit (*Theory of Mind*, ToM) ont tenté d'expliquer les déficits des enfants et adolescents TSA, dans la manifestation de précurseurs de la ToM (comme l'attention conjointe, l'imitation, le jeu symbolique, l'émergence de l'empathie) et dans la compréhension des états mentaux d'autrui et des leurs (voir Nader-Grosbois & Day, 2011, pour une revue de littérature). Une littérature abondante, tant conceptuelle qu'empirique, soutient que la ToM est particulièrement affectée chez les personnes TSA à diverses périodes de vie, et qu'elle se développe différemment que chez les personnes tout-venant. Des déficits dans la prise de perspective de l'autre et la compréhension de ce qu'il sait, pense, croit ou ressent, peuvent limiter les capacités des personnes TSA à réfléchir sur leurs propres états mentaux résultant d'une conscience de soi réduite (Frith & Happé, 1999). En effet, une composante importante pour développer la conscience de soi réside dans les capacités à devenir conscient de ses propres états mentaux et ceux d'autrui. On parle de la cognition autoréférentielle (*self-referential cognition*) qui se trouve en connexion étroite avec la cognition sociale.

Lorsqu'on se penche sur la période développementale précoce, avant l'âge développemental de 2 ans, quelques rares travaux mettent en évidence un lien positif entre le niveau développemental de l'image de soi d'enfants TSA et le niveau développemental qu'ils atteignent pour certains précurseurs de la ToM. Par exemple, dans une étude comparative, Seynhaeve (2006) a administré la Batterie d'évaluation cognitive et sociale (BECS, Adrien, 2008) évaluant l'image de soi ainsi que le jeu symbolique, l'attention conjointe et l'imitation, à 12 enfants TSA d'âge mental moyen de 18 mois. L'auteur rapporte des corrélations partielles positives entre l'image de soi et l'attention conjointe, l'imitation vocale et l'imitation gestuelle.

En période développementale symbolique, équivalent à un âge développemental de 3 à 6 ans, la ToM se développe de façon importante, par la compréhension des émotions, des croyances, des intentions, de premier ordre. Puis en période développementale correspondant à un âge développemental de 6 à 12 ans, les enfants développent la ToM de second ordre. Quelques travaux se sont penchés sur les relations entre la perception de soi d'enfants ou d'adolescents TSA se situant à ces périodes et leurs capacités en ToM.

Une étude de Lee et Hobson (1998) a comparé le concept de soi de 12 adolescents TSA (ne présentant pas le syndrome d'Asperger) et de 10 adolescents avec déficience intellectuelle, appariés en fonction de leur âge chronologique et de leurs capacités verbales en compréhension et en production. Le concept de soi est évalué au moyen de la *Self-Understanding Interview* (SUI, Damon & Hart, 1988) qui aborde sept aspects du soi (*self-definition, self-evaluation, self in past and future, self-interest, continuity, agency, distinctness*). Les réponses des participants sont codées en fonction de sept catégories (physique, sociale, psychologique, etc.). Étant donné les origines interpersonnelles du soi social et du soi psychologique, les auteurs prédisent que les adolescents TSA aborderaient moins ces deux types de soi dans leur discours par rapport aux adolescents avec déficience intellectuelle (DI). Conformément à cette hypothèse, une différence significative concernant le nombre et la qualité des déclarations se rapportant au soi social est observée entre les deux groupes. En effet, aucun adolescent TSA ne se décrit en utilisant des caractéristiques sociales qui se réfèrent aux amis ou au fait d'être un membre d'un groupe social. Au contraire, les adolescents DI, lorsqu'ils évoquent leur soi social, utilisent majoritairement des déclarations qui prennent en compte les autres dans leurs définitions de soi. Quant au soi psychologique, aucune différence significative entre les deux groupes n'a été observée. Par ailleurs, bien que les déclarations sur soi relatives à des activités, des caractéristiques physiques ou des caractéristiques psychologiques ne soient pas significativement différentes entre les deux groupes, les adolescents TSA font toutefois moins référence à des qualités ou des interactions sociales au sein même de ces trois catégories. Ces résultats rejoignent l'hypothèse de départ, selon laquelle une expérience restreinte de relations interpersonnelles peut contraindre la compréhension sociale de personnes TSA. Néanmoins, d'après Lee et Hobson (1998), il est approprié d'interpréter les résultats des personnes TSA en prenant en considération leurs déficits en ToM, ainsi que leurs limitations à penser en termes de dimension sociorelationnelle ; ce qui a un impact sur la façon dont ces personnes pensent à propos d'elles-mêmes. Malgré un âge chronologique correspondant à celui d'adolescents à développement typique, le développement du concept de soi de ces adolescents TSA pourrait-il être semblable à celui de jeunes enfants TV qui utilisent également peu de descriptions sociales pour se définir (ce qui correspondrait à un retard développemental) ? Lee et Hobson estiment que la conception d'un retard de développement ne peut rendre compte de leurs résultats obtenus avec des adolescents TSA. En effet, ces résultats suggèrent que de jeunes enfants à développement typique produisent peu de déclarations sur leur soi social, mais également peu sur leur soi psychologique, ce qui n'est pas le cas des adolescents TSA participant à l'étude de Lee et Hobson (1998).

Dans leur étude, Farley, Lopez et Saunders (2010) ont comparé la conceptualisation de soi de 16 adolescents TSA et 16 adolescents TV, appariés en âge chronologique et en âge mental verbal. Ils leur ont proposé une version adaptée du *Self-as-subject interview* (SUI, Damon & Hart, 1988) dans laquelle les adolescents ont dû préciser leur perception d'eux-mêmes, en prenant en compte la perspective d'autrui. Pour les catégories de différenciation (*distinctiveness*) et de continuité dans la conceptualisation de soi, les deux groupes ne diffèrent pas. Par contre, les adolescents TSA sont plus faibles pour la catégorie d'agent (*agency*). De façon générale, lorsque ces adolescents TSA doivent prendre en compte la perspective d'autrui, ils sont moins capables que les adolescents TV de se conceptualiser eux-mêmes comme agent. Quant à Williams et Happé (2010), ils soulignent, chez des adolescents TSA, des difficultés à identifier leurs propres intentions par rapport à celles des autres, ce qui implique un lien potentiel entre la compréhension des intentions et la conscience de soi.

Dans leur étude, Begeer *et al.* (2008) se sont intéressés à la manière dont se présentent[2] 43 enfants TSA de haut fonctionnement (HFASD[3]) âgés de 6 à 12 ans, en comparaison à 43 enfants TV d'âges chronologique et mental similaires. Chaque enfant se présente à deux reprises. D'abord dans une condition de base dans laquelle il se présente lui-même de façon spontanée, ensuite dans une condition de promotion de soi dans laquelle il lui est demandé de convaincre autrui de le choisir pour réaliser un jeu avec une récompense à la clef. Leurs performances à une tâche de fausse croyance de second ordre ont été évaluées. Même après contrôle de la ToM-croyances, les enfants HFASD, comparés aux enfants TV, utilisent moins de termes positifs pour se décrire dans la condition de base et leur discours dans la condition de promotion de soi est moins dirigé vers l'objectif spécifique de se faire choisir pour le jeu. Par exemple, les enfants HFASD donnent davantage de descriptions de soi manifestes par rapport au but (*I really want to win prizes*), non pertinentes (*I can count to 10 in Russian*) ou même négatives (*I get angry very quickly*). Ces résultats suggèrent que des compétences en ToM-croyances ne suffisent pas à ce que les enfants HFASD puissent manifester une présentation de soi-même plus subtile, à savoir adaptée aux circonstances.

2. Traduction de *self-presentational behaviour.*
3. *High Functioning Autism Spectrum Disorders.*

Par ailleurs, Woods (2012) a examiné le lien entre la cognition autoréférentielle[4] ou le concept de soi et la ToM chez 16 adolescents TSA (Asperger et HFASD), comparés à des adolescents TV de même âge chronologique (14-15 ans d'âge moyen). Les deux groupes montrent une autoréférence générant plus de descriptions à propos d'eux-mêmes qu'à propos d'autres personnes. Plusieurs tâches évaluant la ToM de premier et second ordres leur ont été administrées ; la reconnaissance des quatre émotions de base à partir d'images illustrant des yeux expressifs (*Adult Mind Eyes task*, Baron-Cohen *et al.*, 2011), l'identification des intentions de personnages d'histoires illustrées (*Character Intentions Task*, Brunet *et al.*, 2000), la tâche des Faux pas (*Adult Faux Pas Task*, Stone, Baron-Cohen, & Knight, 1998) et une tâche informatisée expérimentale (*Yoni task*, Shamay-Tsoory & Aharon-Peretz, 2007). Des liens positifs significatifs sont relevés entre l'amplitude de leurs autoréférences et leurs performances à plusieurs mesures de la ToM. Dans le groupe d'adolescents TSA, l'auteur observe qu'ils produisent significativement moins d'attributions personnelles dans les tâches de fluence, mais un nombre similaire d'attributions sociales et physiques en comparaison au groupe TV. Il l'interprète comme un déficit spécifique de l'autoconscience psychologique, sans que l'autoconscience physique ne soit altérée, ce qui rejoint le constat de Williams (2010). De plus, les adolescents TSA expriment moins de stéréotypes sociaux spontanés, par exemple le stéréotype « la beauté, c'est bien », ce qui contraste avec les constats de Fonseca, Santos, Rosset et Deruelle (2011).

En résumé, il est évident qu'il existe des liens particuliers entre le développement de la perception de soi et de certaines compétences en Théorie de l'esprit, relatives aux émotions, aux croyances ou aux intentions chez les enfants et adolescents TSA.

4.5 Perception de soi et expériences sociales, facteurs sociaux

Comme nous l'avons déjà évoqué, plusieurs facteurs sociaux peuvent influencer l'élaboration du concept de soi et la perception de soi des enfants et adolescents TSA. En effet, ils montrent des déficits en interaction sociale et un retrait social. Leurs attitudes sociales sont souvent perçues par les autres comme bizarres. Leurs intérêts limités et stéréotypés limitent les jeux interactifs avec des pairs. Ces facteurs sociaux affectent leur sentiment d'appartenance à des groupes et leur perception

4. Le concept de soi est évalué par l'usage d'une nouvelle tâche de fluence, basée sur le *Twenty Statements Test* (TST, Kuhn & McPartland, 1954), sous la forme de description de soi telle que « je suis une fille », « je suis un footballeur », « je suis gentil », etc.

d'acceptation sociale. Ils manifestent régulièrement des troubles du comportement, essentiellement internalisés, ce qui induit des réactions des pairs et des adultes pouvant ne pas être adaptées à leur égard et pouvant influer sur la façon dont ils élaborent leur perception d'eux-mêmes. La comparaison sociale de leurs compétences, de leur niveau d'autonomie souvent plus réduit que d'autres enfants ou adolescents tout-venant, peut induire une perception négative de leurs propres compétences dans plusieurs domaines. En outre, le regard social, le rejet de la part des pairs et les commentaires négatifs à leur sujet rejaillissent sur la façon dont ils se perçoivent ainsi que sur leurs troubles.

Au cours d'une étude portant sur 13 adolescents TSA, Drummond (2013) a investigué leur perception de l'autisme et leurs expériences psychosociales de ce trouble dans la vie et comment ce trouble a un impact sur leur concept de soi et leur image de soi. Quatre catégories majeures de facteurs ayant un impact ont été mises en évidence ; (1) la conscience de soi et la compréhension de l'autisme, (2) le stress psychosocial, (3) les facteurs socioécologiques et (4) les sources de soutien. La majorité des adolescents TSA croient que leurs symptômes sont stables dans le temps et dans les différents contextes et pensent que la plupart de leurs comportements problématiques provient de « quelque chose en eux ».

Bref, le développement du concept de soi et de la perception de soi dans plusieurs dimensions est lié au développement social des enfants et adolescents TSA, et influencé par leurs expériences sociales et des facteurs sociaux.

4.6 Perception de soi et mémoire autobiographique

Quelques études ont mis en exergue que les personnes TSA ont une mémoire autobiographique déficitaire à différentes périodes de vie. En effet, plusieurs composantes cognitives nécessaires à la mémoire autobiographique sont altérées comme : le système de mémoire de base, le langage, la compréhension et la production de récits, la compréhension temporelle, la conscience de soi et la Théorie de l'esprit, ainsi que le fait de se sentir concerné par les événements ayant une signification spécifique pour la personne, en fonction de ses émotions et ses motivations se construisant en interaction avec autrui (Fujiwara & Markowitsch, 2005). Les enfants et les adultes TSA, y compris ceux ayant un syndrome d'Asperger, se rappellent difficilement des événements expérimentés personnellement, comme cela requiert de mobiliser la mémoire épisodique et une bonne conscience de soi (Boucher & Bowler, 2008 ; Bowler, Gardiner, & Grice, 2000 ; Crane & Goddard, 2008 ; Gardiner, Bowler, & Grice, 2003 ; Millward,

Powell, Messer, & Jordan, 2000 ; Wheeler, Stuss, & Tulving, 1997). Les enfants TSA se souviennent même mieux des événements vécus par les autres que par eux-mêmes (Millward *et al.*, 2000). On observe chez les enfants et les adultes TSA d'importantes difficultés à produire de l'autorécit (*self-narrative*) et certains n'y arrivent pas (Colle, Baron-Cohen, Wheelwright, & Van Der Lely, 2008 ; Losh & Capps, 2003 ; Loveland, McEvoy, Tunali, & Kelley, 1990).

5 Conclusion

Dans ce chapitre, nous avons synthétisé à la fois les postulats et les constats de quelques études empiriques à propos de la façon dont des enfants et adolescents présentant des troubles du spectre de l'autisme se perçoivent eux-mêmes selon les domaines physique, psychologique, social, etc. De multiples auteurs et psychologues soulignent des particularités du soi et de la différenciation du soi et des autres chez ces enfants TSA, à la fois dans des modèles conceptuels ou dans des observations cliniques. Cependant, on ne peut que déplorer le peu d'études empiriques ayant cherché à mieux connaître les réelles spécificités du concept de soi, de la perception de soi et de l'estime de soi chez ces enfants ainsi que leurs liens avec d'autres dimensions de leur développement. Nous avons cependant pu nous apercevoir qu'il est important de distinguer les domaines de perception de soi, physique, psychologique et social, etc. pour appréhender leurs particularités du concept de soi de façon nuancée. Enfin, nous avons pu relever les principaux facteurs tant individuels que provenant de l'environnement social, qui peuvent influencer le développement du concept de soi et de l'estime de soi chez les personnes TSA. De façon plus parcellaire, nous avons également mentionné les constats d'études mettant en évidence des liens entre les compétences cognitives, langagières, émotionnelles, en cognition sociale, en mémoire autobiographique et leur perception de soi. Au vu de ces travaux, on peut déduire que la difficulté à évaluer le concept de soi et la perception de soi chez des enfants et adolescents TSA constitue le frein majeur pour mener des études à ce sujet, ainsi que pour les professionnels qui les accompagnent. Mais nous encourageons à la fois les chercheurs et les praticiens psychologues à s'intéresser à l'adaptation de l'évaluation et de l'approche de la perception de soi de ces enfants et adolescents. Ainsi, il serait possible de déterminer les facteurs et les interventions favorables à leur propre connaissance d'eux-mêmes en tant que personne et à leur sentiment de valeur, ainsi que de limiter l'impact de facteurs de risque.

Chapitre 6

Perception de soi d'enfants et d'adolescents présentant des troubles du comportement

1 Introduction

Qu'il s'agisse d'enfants avec ou sans difficulté de développement, les parents et les professionnels de l'éducation et de la santé mentale sont préoccupés par leur adaptation sociale dans leurs milieux de vie. Il en découle une démarche de prévention de troubles du comportement dès l'âge préscolaire ou de leur limitation en âge scolaire. Dans ce chapitre, nous allons brièvement introduire ce qu'on entend par troubles du comportement, de types externalisés et internalisés. Nous préciserons les critères et les principaux symptômes de ces troubles. Il arrive que les enfants présentent simultanément les troubles des deux types, que l'on qualifie de comorbidité ou de troubles mixtes. Nous découvrirons les constats d'études scientifiques et comment sont interprétées les spécificités du concept de soi, de la perception de soi ou de l'estime de soi de ces enfants ou adolescents. Nous verrons dans quelle mesure la perception de soi peut varier selon les profils des troubles de comportement, externalisés (agités, oppositionnels) ou internalisés (anxieux, dépressifs) ou mixtes. Ensuite, nous rapporterons comment la perception de soi de ces enfants et adolescents est liée à d'autres domaines relevant de la cognition, de la cognition sociale, de la socialisation, de la qualité de vie et à certains aspects de la communication familiale.

2 Critères diagnostiques et principaux symptômes des troubles du comportement

2.1 Critères diagnostiques et principaux symptômes des troubles du comportement externalisés

Les troubles externalisés du comportement (TEC) se manifestent sous diverses formes ; à travers l'agitation, l'impulsivité, l'opposition, la désobéissance, le manque de respect de règles et de limites, l'agressivité dans les relations avec les autres enfants et des adultes, et l'instabilité émotionnelle (Achenbach & Rescorla, 2000 ; Roskam, 2013). Pour mieux comprendre ce qu'on entend par troubles externalisés du comportement, nous en précisons brièvement les critères diagnostiques.

Dans le DSM-IV (APA, 2000), les TEC relèvent de plusieurs types de troubles selon leurs symptômes ; un « déficit de l'attention avec ou sans hyperactivité », des « troubles des conduites », un « trouble oppositionnel ».

- Le déficit de l'attention et d'hyperactivité (TDAH) « se manifeste par des symptômes d'inattention (l'enfant n'écoute pas, organise mal ses tâches, est distrait, etc.), des symptômes d'hyperactivité (l'enfant s'agite, a de la difficulté à rester assis, etc.) et des symptômes d'impulsivité (l'enfant est incapable d'attendre son tour, interrompt les autres, etc.). Ces manifestations se révèlent anormales pour le niveau de développement du sujet, entraînent une altération du fonctionnement général et durent depuis au moins six mois. Certains symptômes sont présents avant l'âge de sept ans ».
- Le trouble oppositionnel avec provocation « se caractérise par un ensemble de comportements de refus et d'opposition avec hostilité et provocation (l'enfant se met en colère, refuse d'obéir aux consignes, embête souvent les autres, etc.). Ces comportements sont beaucoup plus fréquents que chez les autres enfants du même âge, entraînent une altération du fonctionnement général et durent depuis au moins six mois ».
- Les troubles des conduites sont définis comme « l'ensemble de conduites répétitives et persistantes, dans lesquelles sont bafoués les droits fondamentaux des autres, soit les normes ou les règles

sociales correspondant à l'âge du sujet (agressions physiques, destruction de biens, fraudes ou vols, violation grave de règles établies, etc.). Ces conduites entraînent une altération du fonctionnement général et durent depuis au moins 12 mois ».

Les trois critères suivants sont observables chez les enfants avec TEC ; ils n'ont pas de relation d'amitié stable, ils montrent un manque de respect des normes et de l'opposition active ou passive.

Dans le DSM-V (APA, 2013), des changements[1] ont été apportés. Le premier est le regroupement de troubles neurodéveloppementaux qui inclut le « déficit de l'attention avec ou sans hyperactivité » et les « troubles du spectre de l'autisme ». Ils sont définis comme des troubles diagnostiqués au cours de la petite enfance, enfance ou adolescence. Le deuxième correspond aux troubles externalisés qui comprennent des troubles de conduite, un contrôle impulsif, perturbé, et des troubles addictifs liés ou non aux substances.

Selon la CIM-10 (OMS, 1992, 1994), les TEC sont déclinés en « troubles hyperkinétiques », « troubles des conduites » et « troubles mixtes des conduites et des émotions ».

Dans la Classification française des troubles mentaux de l'enfant et de l'adolescent (CFMTEA-R, 2012), les TEC se retrouvent dans les « troubles des conduites et du comportement » et les « troubles du développement et des fonctions instrumentales ».

Comme les symptômes, les comportements difficiles ou certains TEC varient dans la façon dont ils se manifestent ainsi que dans leur intensité, leur fréquence et leur sévérité, on observe une importante variabilité interindividuelle des difficultés sociales induites par des facteurs tant endogènes qu'exogènes (Crnic, Hoffman, Gaze, & Edelbrock, 2004 ; L'Abbé & Morin, 2001). Les symptômes sont très variés : l'instabilité, la colère, les vols, les fugues, la mythomanie, l'excitation, l'impulsivité, l'hyperémotivité, les phobies, les obsessions ou l'hystérie. Selon le climat familial, les réactions peuvent également varier comme l'hyperkinésie, l'hyperanxiété, la fuite, l'agressivité, la délinquance.

Toutefois on peut différencier des profils selon le type de TEC dominants.

- Les enfants à « profils agités » sont toujours en mouvement, bougent de manière excessive, ne restent pas en place dans différents contextes et semblent infatigables ; ils épuisent leur

1. Regier, D.A., Kuhl, E.A., & Kupfer, D.J. (2013). The DSM-V: Classification and criteria changes. *World Psychiatry, 12*(2), 92-98. http://www.ncbi.nlm.nih.gov/pmc/articles/PMC3683251/

entourage par leur agitation (Roskam, 2013, p. 30). Ces enfants qui bougent « mal ou trop » sont également décrits comme maladroits, socialement difficiles à accepter et lassent leur entourage qui a du mal à les écouter. Dans une conversation, ils passent d'une idée à l'autre et ils rencontrent des difficultés dans les apprentissages et perturbent la classe à l'âge scolaire.

- Les enfants à « profils d'instabilité émotionnelle » éprouvent des difficultés à réguler leurs émotions soit en changeant rapidement et fréquemment leurs états et réactions émotionnels (« labilité émotionnelle »), soit en manifestant les émotions ressenties de façon exagérée ou avec une intensité inadéquate. Ces deux modes de dysrégulation émotionnelle désorientent l'entourage qui ne sait pas toujours à quoi attribuer ces réactions (Roskam, 2013, p. 39).
- Les enfants à « profils agressifs » expriment leur agressivité de façon physique ou non verbale (en frappant, poussant, mordant ou en griffant les autres) ou de façon verbale (en harcelant les autres et les parents, en exprimant des injures), ce qui les stigmatise et amène l'exclusion sociale dans diverses activités ludiques ou conviviales (Roskam, 2013, p. 35). Au cours de l'enfance, grâce au développement des capacités sociocognitives et langagières, les enfants à « profils agressifs » peuvent manifester leur agressivité de différentes manières (Björkqvist, Österman, & Kaukiainen, 1992). Dans la littérature, différentes formes et fonctions de l'agression sont distinguées ; l'agression physique *versus* relationnelle (Martin, 2010), l'agression directe *versus* indirecte et l'agression proactive *versus* réactive (voir recension de Renouf, 2009, Renouf *et al.*, 2010a, b). L'agression directe est essentiellement physique (en se battant, en frappant, en donnant des coups de pieds, en mordant). L'agression indirecte est habituellement verbale et subtile (manipulation, exclusion, brimade). L'agressivité indirecte et relationnelle utilise des moyens détournés, impliquant les pairs, pour saboter les amitiés, le statut social ou l'estime de soi de la victime, par des rumeurs diffamantes ou en transgressant l'amitié (Renouf, 2009, p. 10). L'agression proactive est délibérément planifiée et vise à victimiser des pairs ou à obtenir un gain (personnel, matériel ou social). Quant à l'agression réactive, elle correspond à des réactions négatives quand l'enfant est frustré, contrarié ou énervé ou quand il perçoit de la provocation et/ou de la menace dans les interactions sociales.

On peut comprendre que ces symptomatologies émotionnelles, sociales et comportementales peuvent avoir une incidence sur la façon dont les enfants et les adolescents avec TEC se construisent leur image de soi, leur concept de soi et valorisent ou non leurs compétences sociales et dans d'autres domaines.

2.2 Critères diagnostiques et principaux symptômes des troubles du comportement internalisés

Selon le DSM-IV (APA, 2000), parmi les troubles internalisés, on retrouve les troubles neurodéveloppementaux (dont les troubles du spectre de l'autisme), les troubles dépressifs (dont un dérèglement de l'humeur, des troubles anxieux s'exprimant notamment par le retrait, l'anxiété sociale), des troubles obsessionnels et compulsifs, des troubles liés à des traumatismes (dont les troubles réactionnels d'attachement), ainsi que des troubles somatiques. Nous avons déjà abordé les particularités des enfants avec troubles du spectre de l'autisme dans le chapitre 5. Les troubles internalisés sont souvent liés à un fonctionnement cognitif déficitaire, des déficits langagiers, des stratégies de résolution de problèmes déficitaires, un manque d'habiletés sociales et une difficulté à se faire accepter dans un groupe. Régulièrement, durant l'adolescence, les symptômes des troubles internalisés et le risque de décrochage scolaire augmentent. Ces symptomatologies, ces dimensions psychologiques et sociales, influencent la façon dont les enfants et adolescents ayant ces troubles construisent leur perception de soi et de leurs compétences.

Comme certains enfants couplent les deux types de troubles du comportement, externalisés et internalisés, nous préciserons quelques résultats d'études qui ont comparé la perception de soi d'enfants ou d'adolescents ayant un seul type de troubles ou cumulant les deux types.

3 Quelle perception ces personnes à troubles du comportement ont-elles d'elles-mêmes et de leurs compétences ?

3.1 Spécificités du concept de soi de personnes à troubles du comportement externalisés

Dans la littérature, les études montrent une divergence de résultats à propos de la perception de soi chez des enfants et adolescents avec TEC, pour plusieurs raisons d'ordre méthodologique.

Premièrement, elles concernent des participants très hétérogènes ; ils ont différents profils de TEC (relevant soit de troubles d'hyperactivité avec ou sans troubles attentionnels, soit de troubles de types oppositionnels ou agressifs) et la sévérité de leurs TEC varie. Deuxièmement, des participants peuvent cumuler divers troubles externalisés et internalisés (comme être dépressifs et anxieux). Troisièmement, la période d'âge et le niveau de développement ainsi que les expériences d'échecs des participants influent potentiellement sur la façon dont ils se perçoivent. Quatrièmement, les méthodes et outils d'évaluation de la perception de soi et de l'estime de soi utilisés dans ces études sont divers ; il s'agit de questionnaires autorapportés complétés par les enfants ou adolescents eux-mêmes ou de questionnaires hétérorapportés remplis par des adultes (parents ou enseignants) ou des pairs.

Plusieurs constats d'études mettent en exergue chez des enfants ou adolescents avec TEC, en comparaison à des enfants ou adolescents typiques, soit certaines similitudes dans la perception de soi globale ou pour des dimensions spécifiques, soit un biais dans la perception de soi dans le sens d'une dévalorisation négative ou d'une survalorisation positive. Selon la sévérité, le type de TEC, le profil des enfants et leur genre, le concept de soi peut varier (Maltais, Herry, & Bessette, 2006), comme nous allons l'expliquer ci-dessous.

Avant de préciser ce qu'observent ces travaux, il est étonnant de constater que les études examinant la perception de soi chez ces enfants ne portent qu'essentiellement sur la période d'âge scolaire, et pas sur la période préscolaire.

Pour la période d'âge scolaire, rares sont les travaux qui soulignent une perception de soi similaire entre des enfants présentant ou non des TEC, ou un TDAH, en utilisant différents outils d'évaluation. Même si ces travaux ne relèvent pas de différence significative, ils nuancent leurs constats, selon le domaine concerné, la comorbidité des troubles ou le genre. Dans leur étude, Hoza, Pelham, Milich, Pillow et McBride (1993) relèvent l'absence de différence de la perception de soi globale et de leurs compétences au SPPC, entre des garçons avec TDAH et des garçons tout-venant. Quant à leurs attributions, les garçons avec TDAH s'accordent plus la responsabilité de succès sociaux et moins la responsabilité d'échecs sociaux, que ne le font les garçons tout-venant. Les résultats de cette étude suggèrent que les autoperceptions et les attributions des garçons TDAH peuvent être médiatrices de leurs performances dans des situations impliquant des défis sociaux et scolaires. Pour investiguer comment l'estime de soi peut varier selon les types de troubles et d'usage de médication et identifier les prédicteurs de cette estime de soi, Bussing, Zima et Perwien (2000) ont évalué 143 élèves TDAH suivis par des programmes d'éducation spécialisée, au moyen de la *Piers-Harris Self-Concept Scale*. Ils ont observé que les scores d'estime de soi de ces enfants TDAH se trouvaient en moyenne dans la norme, tout en relevant une variabilité selon que ces enfants présentent ou non une comorbidité. Quant à Ek, Westerlund, Holmberg et Fernell (2008), ils ont administré la version suédoise du *I Think I Am Scale*, à 30 enfants avec TDAH et 64 enfants tout-venant, âgés de 10-11 ans. Ce qui leur a permis d'évaluer leur estime de soi globale et leurs perceptions de leur apparence physique, de leurs compétences scolaires, de leur bien-être psychologique, des relations avec les parents et autrui. Le questionnaire de 10-items de Conners a été rempli par les parents et les enseignants pour évaluer les comportements impulsifs *versus* calmes, la labilité émotionnelle ainsi que le niveau cognitif des enfants. Aucune différence n'est apparue pour l'estime de soi globale entre enfants avec et sans TDAH. Mais une différence de perception de soi a été trouvée, selon le genre. Les filles ont rapporté une plus faible estime de soi que les garçons, pour les domaines du bien-être psychologique et des relations avec leurs parents et les pairs. Ces auteurs expliquent ce constat par le fait que les filles prennent en compte les conséquences de leurs paroles et actes dans leurs relations et ont conscience de la moindre tolérance des adultes envers des comportements perturbateurs chez des filles que chez des garçons.

Par contre, d'autres études relèvent une perception de soi globale et de compétences spécifiques plus négative chez des enfants ou adolescents présentant différents profils de TEC, par comparaison à des tout-venant. On peut par exemple comprendre que des enfants avec TDAH, en raison de leur incapacité à atteindre les mêmes niveaux de succès que leurs pairs tout-venant, peuvent développer une faible estime de soi ou une perception moins élevée de leurs compétences cognitives ou scolaires.

Voici quelques constats d'études empiriques relevant une faible estime de soi chez des enfants et adolescents ayant des profils différents de TEC, et particulièrement chez ceux présentant des comorbidités. En utilisant le *Self-Evaluation Scale for Children*, comprenant une sous-échelle *Positive Self-Perception*, Klimkeit *et al.* (2006) ont observé que les enfants ayant un TDAH manifestant des comportements impulsifs, désorganisés et perturbateurs, rapportent une perception de soi plus faible, des aptitudes sociales et communicatives plus pauvres que les enfants tout-venant.

Les auteurs en déduisent que les enfants TDAH ont une certaine conscience d'eux-mêmes et de leurs comportements. Toutefois, ces enfants avec TDAH ne diffèrent pas des enfants tout-venant quant à leur intérêt envers les activités scolaires et l'anxiété. En proposant l'autoquestionnaire *Piers-Harris Children's Self-Concept Scale*, Treuting et Hinshaw (2001) ont également relevé une perception de soi plus faible chez les garçons avec TDAH agressifs, que chez les garçons avec TDAH non agressifs et tout-venant, âgés de 7 à 12 ans. En outre, les garçons avec TDAH et agressifs montrent plus de symptômes dépressifs que les garçons avec TDAH non agressifs, ce qui induit une perception de soi plus négative dans le premier groupe. D'autres observations rejoignent ce constat d'une plus importante altération de l'estime de soi chez des enfants présentant une comorbidité avec le TDAH (Demaray & Elliot, 2001 ; Graetz, Sawyer, & Baghurst, 2005). Les enfants avec TDAH couplant l'inattention et les troubles du comportement externalisés ont une estime de soi plus faible que ceux qui présentent seulement de l'inattention ou de l'hyperactivité ; les enfants TDAH de type inattentif sont plus enclins à manifester des troubles internalisés du comportement et rapportent une estime de soi plus faible (Graetz *et al.*, 2001). Bussing *et al.* (2000) ont également mis en évidence que les enfants ayant des profils à comorbidité, couplant à la fois le TDAH et des troubles internalisés, ont obtenu des niveaux plus faibles d'estime de soi (*a fortiori* pour les dimensions relatives à l'anxiété et la popularité), que ceux ayant seulement un TDAH ou des comportements perturbateurs. Ainsi, un faible niveau de fonctionnement et une comorbidité du TDAH et des troubles internalisés semblent prédire une faible estime de soi. Dans le même sens, Houck, Kendall, Miller, Morrell et Wiebe (2011), en administrant la *Piers-Harris Children's Self-Concept Scale* à 145 enfants et adolescents avec TDAH, ont constaté que plus leur âge augmente et plus ils manifestent également des troubles de comportement internalisés (tels que des symptômes dépressifs et anxieux), plus leur concept de soi est faible. Par contre, aucune différence significative du concept de soi n'est apparue selon le groupe ethnique, caucasien, américain hispanique ou américain africain.

Plusieurs autres études mettent en évidence une perception de soi plus faible dans des domaines plus spécifiques, traduisant ainsi des sentiments d'incompétences dans ces domaines. Ce sont principalement les perceptions des compétences sociales, scolaires ou de conduites qui sont relevées comme perçues plus faibles par ces enfants. Ces sentiments d'incompétences particuliers auraient une incidence sur leur scolarité ou leurs relations interpersonnelles

(Boivin, Dion, & Vitaro, 1990 ; Rubin, Chen, & Hymel, 1993). En effet, Boivin et Hymel (1997) ont observé une perception du soi scolaire plus négative chez les élèves TEC que les élèves tout-venant, malgré une perception de soi globale équivalente. En administrant le *Self-Perception Profile for Children* (SPPC, Harter, 1985), Dumas et Pelletier (1999) ont constaté, en comparaison à des enfants tout-venant, une perception de soi des enfants avec TDAH plus faible pour les compétences scolaires, l'acceptation sociale et les conduites comportementales, ce qui contraste avec une perception plus positive de leurs compétences physiques ou sportives. Barber, Grubbs et Cottrell (2005) relèvent aussi une perception de soi plus faible pour les conduites comportementales et la perception de soi globale au SPPC chez 38 enfants ayant un TDAH, comparés à des enfants tout-venant. Selon ces auteurs, comme les parents, les enseignants et les pairs réagissent plus négativement à l'égard des comportements de ces enfants avec TDAH, ces derniers ont conscience que leurs comportements sont plus mal perçus que ceux des autres enfants. En utilisant l'échelle de popularité de la *Piers-Harris Self-Concept Scale* auprès de 998 enfants âgés en moyenne de 11 ans 9 mois, dont 144 garçons et 109 filles présentaient un TDAH, Elkins, Malone, Keyes, Iacono et McGue (2011) ont observé des effets du TDAH (avec ou sans trouble oppositionnel et de conduite) sur plusieurs dimensions psychologiques. Ces enfants avec TDAH ont un plus faible concept de soi et se perçoivent comme peu populaires et comme ayant des relations sociales avec plus de pairs déviants et peu de pairs positifs. Ces auteurs ont également constaté l'effet d'interactions, à la fois du TDAH et du genre, sur la perception des enfants et des enseignants à propos de la popularité, et en partie sur le concept de soi et la perception de pairs positifs dans leurs relations sociales.

Quelques études mettent en exergue des liens prédictifs entre le fait d'avoir un TDAH à un âge donné et la perception de soi à un âge ultérieur. En effet, Slomkowski, Klein et Mannuzza (1995) ont constaté une mauvaise estime de soi chez des adolescents ayant présenté un TDAH durant leur enfance, pour l'apparence physique, la santé, l'intelligence, les habilités et les compétences créatives, scolaires et sociales, par comparaison à d'autres adolescents n'ayant pas manifesté ces symptômes au préalable. Dans une étude menée auprès de cohortes de jumeaux monozygotes et dizygotes auxquels on a proposé de remplir le questionnaire *I Think I Am Scale*, Edbom, Lichtenstein, Grandlund et Larsson (2006) ont obtenu un lien prédictif entre la présence des symptômes de TDAH chez les enfants à l'âge de 8 ans et une faible estime de soi à l'âge de

13 ans. Dans l'autre sens, Pisecco, Baker, Silva et Brooke (2001) ont observé qu'un faible concept de soi, en particulier une faible perception des compétences scolaires, contribue directement au développement de comportements perturbateurs et antisociaux au début de l'adolescence.

Par ailleurs, d'autres études ont montré au contraire que des enfants ou adolescents avec TEC ont plutôt tendance à se surévaluer, soit dans leur perception globale de soi, soit dans leur perception de dimensions spécifiques de soi. Certains auteurs parlent d'un biais positif ou d'une distorsion positive de la perception de soi (*positive illusory bias*) et de ses compétences, qui peut toucher certaines dimensions plus que d'autres (Diener & Milich, 1997 ; Hoza *et al.*, 1993, 2004, Hoza, Pelham, Milich, Pillow, & McBride, 2002 ; Hoza, Waschbusch, Pelham, Molina, & Milich, 2000 ; Roskam, Stiévenart, & DeGroote, 2013). Dans ces études, les chercheurs ont tantôt investigué la convergence entre leur perception de soi ou de leurs compétences et leurs performances objectives à des tâches, tantôt comparé le degré de réalisme entre leur autoperception et l'hétéroperception d'adultes ou de pairs. Quelques auteurs observent en effet que ces enfants avec TEC perçoivent plus positivement leurs compétences à des tâches ou leur acceptation sociale par les pairs, même si ces derniers les rejettent (Brengden, Vitaro, Turegon, & Poulin, 2002 ; Diamantopoulou, Henricsson, & Rydell, 2005 ; Diener & Milich, 1997 ; Heiman, 2005 ; Hoza *et al.*, 2000).

En ce qui concerne la convergence, Hoza, Pelham, Waschbusch, Kipp, & Owens (2001) ont comparé des enfants avec TDAH et des enfants tout-venant quant à leur évaluation de leurs compétences à réussir des tâches en laboratoire qui consistait à trouver des non-mots dans une matrice de lettres. Même si les enfants avec TDAH parvenaient à réussir moins d'essais, abandonnaient plus souvent la tâche, persévéraient moins dans l'effort et coopéraient moins que les enfants tout-venant, leur perception de leurs compétences n'a pas présenté de différence par rapport à celle des enfants tout-venant.

En ce qui concerne le réalisme, on peut relever des contrastes entre les perceptions des parents et des enfants ou adolescents eux-mêmes à propos du concept de soi ou d'estime de soi. En effet, des parents d'enfants TDAH, avec ou sans troubles oppositionnels ou de conduite, âgés de 10 à 17 ans, rapportent des difficultés d'estime de soi chez leurs enfants alors que les enfants eux-mêmes ne l'évoquent pas (Klassen, Miller, & Fine, 2004, 2006). Dans leurs études, Hoza *et al.* (2002, 2004) ont apprécié l'écart entre l'autoperception des enfants et l'hétéroperception de leurs parents et leurs enseignants, en utilisant les échelles du SPPC. Ils ont constaté que les garçons avec TDAH surestimaient leurs compétences scolaires, physiques, sociales et comportementales, en comparaison aux garçons tout-venant. Plus ces garçons rencontraient des difficultés dans ces domaines, plus ils surestimaient leurs compétences dans ceux-ci. Ces auteurs ont interprété ce constat chez les garçons avec TDAH, comme étant une surévaluation de leurs compétences, malgré les faiblesses dans ces domaines.

À propos des garçons avec TDAH, Diener et Milich (1997) expliquent leur surestimation de leurs compétences sociales par une distorsion positive de la perception de soi. Elle correspond à un mécanisme de défense pour gérer leurs vécus de nombreux échecs sociaux dans leur vie quotidienne, ce qui permet de limiter les symptômes dépressifs à plus long terme. D'autres hypothèses sont avancées pour expliquer cette tendance à surestimer certaines compétences par des enfants TDAH. Certains auteurs évoquent plusieurs freins impliquant une perception et une évaluation inadéquate de leurs compétences effectives dans ces domaines. Parmi ces freins, ils suggèrent une immaturité cognitive de certains enfants TDAH se situant à un niveau développemental trop faible, ou une ignorance de leur incompétence dans un domaine particulier, ou encore des déficits neurophysiologiques (Owens, Goldfine, Evangelista, Hoza, & Kaiser, 2007). Mais cette explication d'immaturité cognitive ne semble pas être soutenue par certaines observations. En effet, Evangelista, Owens, Golden et Pelham (2008) ont observé que les enfants avec TDAH parviennent à évaluer correctement les compétences d'autres enfants pour les domaines social et scolaire, et par conséquent ils seraient potentiellement aptes cognitivement à s'évaluer eux-mêmes et à évaluer leurs compétences.

En résumé, nous pouvons regretter que la perception de soi d'enfants ayant des TEC à l'âge préscolaire n'ait pas encore réellement été étudiée de façon ciblée. Ce manque d'études à cette période provient sans doute du fait que le diagnostic de ces TEC se réalise encore tardivement, lorsque les enfants commencent à aller à l'école primaire. Il est cependant essentiel qu'à la fois des praticiens et des chercheurs s'intéressent à la façon dont s'élaborent le plus précocement possible les perceptions de soi dans plusieurs dimensions, afin de prévoir une prévention plus efficace d'un éventuel mal-être psychologique, d'un développement altéré du concept de soi chez des enfants à risque de développer des TEC.

Pour la période scolaire, nous avons pu remarquer toute la nuance des constats à propos de la perception de soi dans plusieurs dimensions selon les profils de TEC des enfants, ainsi que quelques divergences entre certains constats, pouvant notamment découler de la façon dont les études ont évalué les perceptions de ces enfants et adolescents, ou de leur âge ou encore de leurs symptômes.

3.2 Spécificités du concept de soi de personnes à troubles du comportement internalisés

Dans le cas des troubles internalisés, dont les troubles anxieux, depuis déjà longtemps, des auteurs avancent et démontrent qu'une faible estime de soi implique nécessairement un degré élevé d'anxiété (Coopersmith, 1967 ; Hewitt, 1976). Cette anxiété est d'autant plus exacerbée que la personne perçoit les interactions sociales comme une menace potentielle ; elle craint d'être ridicule ou d'échouer au regard des autres (Coopersmith, 1967). L'anxiété de la personne l'amène en effet à éviter d'attirer l'attention des autres, à s'exprimer peu dans un groupe et à s'isoler. Toutes ces attitudes limitent ses opportunités à créer des liens et à se faire des amis, ce qui rejaillit sur l'estime de soi de la personne.

Au chapitre 5, nous avons développé les particularités du concept de soi et de la perception de soi d'enfants et d'adolescents ayant des troubles du spectre de l'autisme et présentant des troubles internalisés. Comme nous venons d'évoquer certaines spécificités chez des enfants manifestant une comorbidité des troubles externalisés et internalisés du comportement, nous ne détaillons pas ici d'autres études sur le sujet. Dans le point suivant, nous allons relater des constats contrastés de liens entre perception de soi et d'autres dimensions psychologiques, selon des groupes d'enfants ayant des profils distincts de ces troubles.

Encadré 6.1. Profils de perception de soi de deux adolescents avec troubles du comportement

Au moyen de la version francophone du *Self-perception Profile for Students* (Renick & Harter, 1988)

À propos de Ke

Ke est un adolescent âgé de 15 ans ayant des troubles externalisés du comportement, s'exprimant sous la forme d'opposition active et de comportements agressifs verbalement et de façon non verbale. La valeur personnelle de soi globale de Ke est très positive. Il semble avoir une estime de soi élevée concernant ses capacités intellectuelles générales, ses compétences en mathématiques, ses relations sociales, ses compétences sportives, son apparence physique et son comportement. Son estime de soi est modérée pour ses compétences en lecture, en écriture et en orthographe.

Ke attribue une importance élevée aux capacités intellectuelles générales, aux compétences en mathématiques, à ses relations sociales, ses compétences sportives et son apparence physique. Quant aux compétences en lecture, en écriture, en orthographe et en comportement, il leur accorde une faible importance.

Quant à l'hétéroperception de l'enseignant, elle est faible pour les domaines de compétences en lecture, en écriture, en orthographe, en mathématiques et très négative concernant les relations sociales et le comportement. En général, l'autoperception de Ke est meilleure que l'hétéroperception de l'enseignant, ce qui peut être interprété comme une survalorisation de l'estime de soi dans plusieurs domaines par Ke.

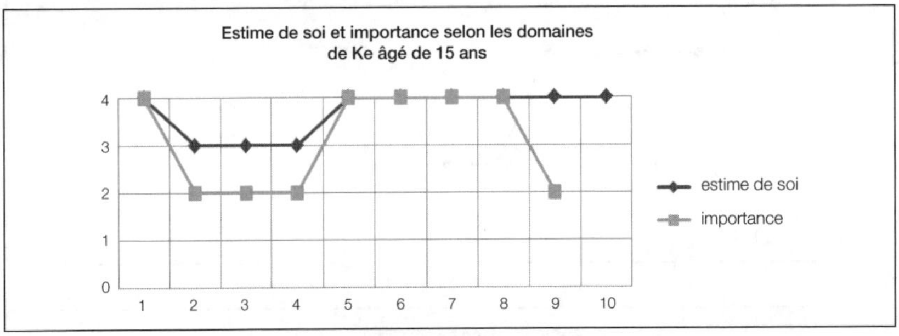

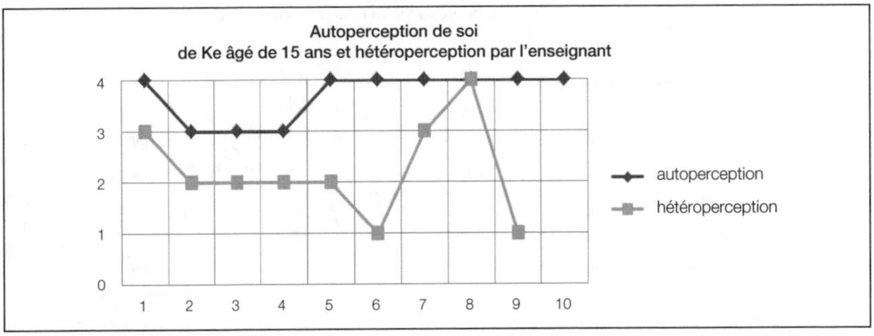

Note : domaines

1 = capacités intellectuelles générales
2 = compétences en lecture
3 = compétences en écriture
4 = compétences en orthographe
5 = compétences en mathématiques
6 = relations sociales
7 = compétences sportives
8 = apparence physique
9 = comportement
10 = valeur personnelle globale

À propos de Mi

Mi est un adolescent âgé de 16 ans qui présente un profil mixte de troubles de comportement : des troubles externalisés d'opposition passive et des troubles internalisés s'exprimant par l'isolement et l'anxiété. La valeur personnelle de soi de Mi est faible. Il montre une estime de soi modérée pour ses capacités intellectuelles générales, ses compétences en lecture, en écriture, en orthographe et en mathématiques. Par contre, son estime de soi apparaît négative pour ses relations sociales, ses compétences sportives, son apparence physique et son comportement.

L'importance qu'attribue Mi est élevée pour les capacités intellectuelles générales, les compétences en lecture, en écriture, en orthographe et en mathématiques, les compétences sportives et l'apparence physique. Quant aux relations sociales et au comportement, il leur accorde une importance modérée.

Quant à l'hétéroperception de l'enseignant, elle est faible pour la majorité des domaines et très négative pour les relations sociales et le comportement. Le décalage entre l'autoperception de Mi et l'hétéroperception de l'enseignant pour la plupart des domaines témoigne d'une surévaluation par Mi. Par contre, pour les domaines des relations sociales et du comportement, les perceptions de Mi et de l'enseignant se rejoignent et montrent que ces domaines sont particulièrement critiques.

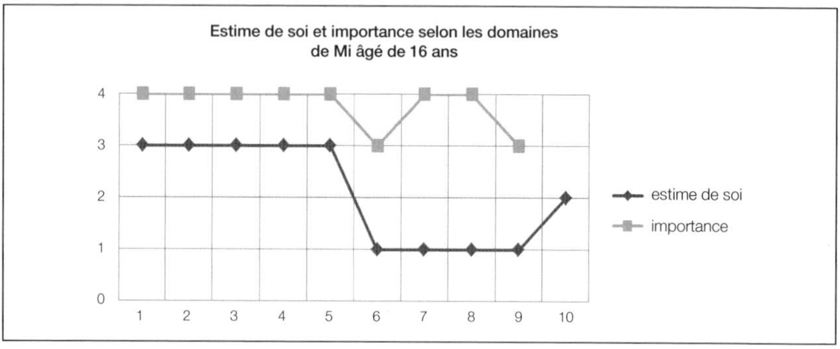

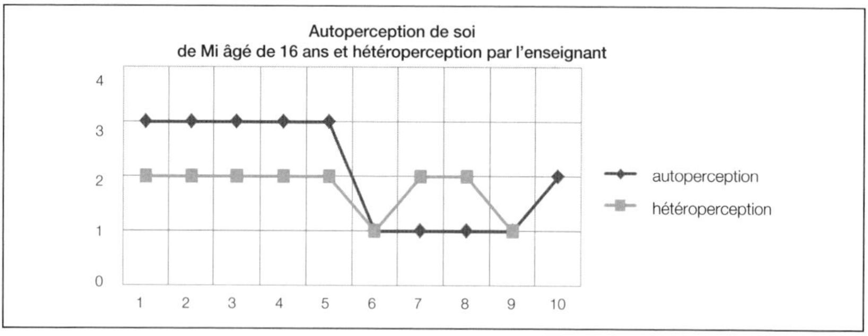

Note : domaines

1 = capacités intellectuelles générales
2 = compétences en lecture
3 = compétences en écriture
4 = compétences en orthographe
5 = compétences en mathématiques
6 = relations sociales
7 = compétences sportives
8 = apparence physique
9 = comportement
10 = valeur personnelle globale

4 Comment leur perception de soi est-elle liée à d'autres dimensions psychologiques?

4.1 Perception de soi et cognition

De nombreux travaux ont démontré que les enfants ayant divers profils de TEC présentent des déficits dans plusieurs processus cognitifs exécutifs, en l'occurrence l'attention, l'inhibition, le contrôle, la planification, etc. Ceux-ci impliquent chez ces enfants des difficultés à réguler leurs comportements et leurs émotions, entraînant des réactions négatives de l'environnement social qui peuvent rejaillir sur la façon dont ils se perçoivent. Leur raisonnement cognitif à propos d'eux-mêmes peut être également altéré par certaines spécificités cognitives. Comme ils gênent souvent les enseignants et les compagnons de classe, ils rencontrent très souvent des difficultés scolaires et d'apprentissages qui peuvent également influencer la perception de leurs compétences cognitives et scolaires.

Quelques études ont investigué dans quelle mesure certains processus cognitifs (attentionnels, etc.) d'enfants ayant des TEC sont liés à la perception de soi dans différentes dimensions. Par exemple, Huynh et Mazet (2011) ont examiné les liens entre la sévérité du TDAH évaluée par le *Diagnostic Interview Schedule for Children* et la perception de soi par le *Self-Perception Profile for Children* (SPPC, Harter, 1985). Plus l'hyperactivité et le déficit attentionnel sont sévères chez ces enfants, plus leur perception de leurs compétences scolaires est faible. Plus leur déficit d'attention est sévère, plus ces enfants perçoivent leurs conduites de façon négative. C'est dans ces domaines de la compétence scolaire et des conduites que la perception de soi est la plus affectée chez ces enfants avec TDAH. Ce constat se renforce lorsqu'on réfère aux preuves objectives de faibles résultats scolaires par les notes et les bulletins. Plus l'enfant manifeste son déficit attentionnel, plus il perturbe potentiellement ses relations avec les autres qui lui reprocheront ses comportements d'inattention. C'est pourquoi, selon ces auteurs, les domaines dans lesquels les enfants TDAH se perçoivent plus négativement sont les domaines des compétences scolaires et des conduites, pour lesquels les adultes, parents ou enseignants et les pairs, relatent plus aisément les difficultés de ces enfants dans des rapports écrits ou leur adressent des reproches verbaux.

4.2 Perception de soi et difficultés de socialisation, rejet social et agressivité

Selon le type de profils de troubles externalisés du comportement manifestés par les enfants et adolescents, les constats sont nuancés à propos des relations entre leur perception de soi, en particulier leur autoperception de l'acceptation sociale, et différentes dimensions de leurs relations sociales. On doit donc appréhender de façon différenciée la dynamique des variables en jeu dans ces liens entre perception de soi et des facteurs sociaux, en fonction des types de profils (TDAH, oppositionnel, agressif, délinquance). Selon les études, les variables sociales concernent le statut social, l'hétéroperception des pairs ou des adultes, l'attribution des succès *versus* échecs sociaux, le rejet social et les affiliations sociales.

Lorsque les enfants manifestent de l'agitation ou de l'hyperactivité, ils perturbent les relations sociales à la fois des pairs et des adultes, parents et enseignants. Ces perturbations contribuent à ce que les autres personnes développent des hétéroperceptions souvent négatives à leur sujet, aient un regard social désapprobateur à leur égard et parfois les rejettent socialement. Ces attitudes peuvent influer sur l'autoperception des enfants TDAH. Comme nous l'avons évoqué, selon l'étude d'Hoza *et al.* (1993), des garçons avec TDAH peuvent montrer une perception de soi globale et de leurs compétences équivalente à celle de garçons tout-venant, notamment parce qu'ils ne s'attribuent pas la responsabilité d'échecs sociaux alors qu'ils s'attribuent la responsabilité de succès sociaux. Leurs autoperceptions et leurs attributions de responsabilité joueraient, par conséquent, un rôle médiateur de leurs performances en situations sociales et scolaires.

Quant aux enfants présentant des TEC de types oppositionnels et agressifs, ils sont qualifiés de « mal socialisés ». Comme ils ont tendance à attribuer des sentiments hostiles à autrui, cela peut également provoquer un rejet social par les pairs. Certains enfants rejetés socialement peuvent développer également une certaine agressivité et générer des conflits, ce qui contribuerait à augmenter le risque d'aggravation des symptômes de TEC. Le rejet social par les pairs peut favoriser l'intensité et la chronicité des troubles du comportement. Toutefois, il arrive que le rejet social par les pairs induise plutôt un retrait social chez ces enfants. C'est la raison pour laquelle certaines études ont comparé la perception de soi et d'autres dimensions sociales, chez des enfants rejetés agressifs et des enfants rejetés retirés. Voici les constats de quelques études à ce propos, à l'âge scolaire primaire, puis à l'adolescence.

Selon la recension critique d'études qui ont comparé ou examiné les relations entre concept de soi d'enfants présentant différents profils de difficultés de relations sociales, Paradis et Vitaro (1992) ont relevé qu'une majorité d'études a montré que les enfants de types rejetés et/ou agressifs ne présenteraient pas un concept de soi négatif contrairement aux enfants de types isolés/retirés. Boivin, Dion et Vitaro (1990) ont étudié la perception de soi de 176 enfants âgés de 7 à 9 ans dont 66 enfants rejetés agressifs, 33 enfants rejetés retirés[2] et 77 enfants TV. Ils leur ont administré le Profil de perception de soi pour les enfants[3] évaluant cinq dimensions (cognitive, sociale, athlétique, apparence et conduite). Une échelle d'évaluation des compétences de l'enfant a été complétée par les enseignants[4]. Une mesure d'acceptation sociale par les pairs de la classe ainsi que l'Échelle de solitude et d'insatisfaction sociale[5] ont également été proposées. Les résultats démontrent que les deux groupes rejetés diffèrent. D'une part, les enfants rejetés retirés se perçoivent plus négativement sur un ensemble de dimensions, car ils présentent une perception de soi plus faible que les enfants TV et expriment un sentiment de solitude et d'insatisfaction sociale plus élevé que les deux autres groupes TV et rejetés agressifs. Même lorsque les perceptions de l'enseignant sont contrôlées, les perceptions de ces enfants rejetés retirés sont plus négatives ; ces enfants auraient donc tendance à sous-estimer leurs compétences. D'autre part, les enfants rejetés agressifs se distinguent peu du groupe d'enfants TV, excepté pour leur autoperception de la conduite et pour le sentiment de solitude et d'insatisfaction sociale. Les enfants rejetés agressifs ne se perçoivent pas moins acceptés socialement que les enfants TV ; tandis que les enfants rejetés retirés présentent une conscience aiguë de leurs difficultés sociales, même s'ils sont moins rejetés que les enfants rejetés agressifs. Pour interpréter ces résultats, plusieurs explications sont données par les auteurs. D'abord, l'évaluation du statut sociométrique serait spécifique au contexte et ne pourrait être généralisée à différents environnements. Par exemple, certains enfants, dont des enfants rejetés agressifs, pourraient connaître des expériences sociales positives en dehors de l'école et, par conséquent, leurs difficultés sociales seraient restreintes à l'environnement scolaire. En outre, les différences observées dans la perception d'acceptation des deux groupes d'enfants rejetés s'expliquent peut-être par les différences d'insertion

2. À partir d'un échantillon de 1157 enfants de milieux socioéconomiques variés et scolarisés en 2e, 3e ou 4e année primaire, ils ont identifié, par des désignations sociométriques, 269 enfants rejetés (préférence sociale négative, acceptation inférieure à la moyenne et rejet supérieur à la moyenne). Ils ont procédé ensuite à une évaluation du comportement social par les pairs par le *Revised Class Play* (Masten *et al.*, 1985) pour différencier les 66 enfants rejetés agressifs et les 33 enfants rejetés retirés, par rapport à 77 enfants TV ayant un statut moyen non agressifs et non retirés.

3. Version française du *Self Perception Profile for Children* (Harter, 1983).

4. Version française du *Teacher's Rating scale of Child's Actual Competence.*

5. Version française du *Loneliness and Social dissatisfaction Questionnaire* (Asher & Wheeler, 1985).

dans les réseaux sociaux de la classe et du fait qu'ils sont confrontés à une réalité sociale.

Dans une autre étude, Boivin et Hymel (1997) ont investigué comment l'agressivité et le retrait peuvent mener à des autoperceptions sociales négatives chez 793 enfants âgés de 8 à 10 ans. Ils ont fondé leur étude sur le modèle de processus social qui considère des facteurs d'influences directes (comme des cognitions associées au retrait) et indirectes (comme les médiations de statut négatif par les pairs et les expériences avec eux). Les enfants ont complété des mesures à propos de leur perception de leur conduite comportementale, de leur acceptation sociale et de leur solitude. Des mesures ont été proposées aux pairs pour évaluer l'agressivité, le retrait, le statut social, la victimisation et les affiliations. Les résultats soutiennent que la perception de l'acceptation sociale des enfants prédit leur comportement de retrait. À la fois le statut social négatif et la victimisation évalués par les pairs médiatisent l'impact du comportement social sur la façon dont les enfants perçoivent leur acceptation sociale et leur solitude. Quant aux affiliations au sein de la classe, elles ne médiatisent pas la perception sociale qu'ont les enfants à leur sujet.

Par ailleurs, on peut s'apercevoir que les constats d'études sont relativement hétérogènes à propos des relations entre la perception de soi ou l'estime de soi et l'agressivité d'enfants d'âge scolaire, voire la délinquance d'adolescents. Certains auteurs ont avancé qu'une perception de soi positive peut contribuer à une meilleure adaptation émotionnelle, sociale, comportementale et une bonne santé mentale (Bandura, 1997 ; Taylor & Brown, 1994). Or, des études ont mis en évidence qu'une surestimation positive dans la perception de soi chez des enfants et adolescents peut mener à des attentes peu réalistes de leur part et à des risques de conduites agressives, délinquantes ou des troubles dépressifs (Baumeister, Bushman, & Campbell, 2000 ; Brendgen, Vitaro, Turgeon, Poulin, & Wanner, 2004 ; Thornberry, 2004).

Dans une étude longitudinale, Menon *et al.* (2007) ont examiné 189 enfants, âgés en moyenne de 10-11 ans au début de l'étude, à deux reprises sur une même année scolaire, en automne et au printemps. La *Global Self-Worth Scale* (Harter, 1985) a servi à évaluer leur propre estime de soi. Les enfants ont complété un questionnaire évaluant leurs cognitions encourageant les comportements agressifs (tels que l'attente de récompense, l'attente que la victime souffre, etc.). Un score d'agression a été évalué par une échelle de trois items pour recueillir la nomination par les pairs. Les résultats indiquent que des enfants agressifs ayant une haute estime de soi attachent de plus en plus de valeur aux récompenses que l'agressivité leur offre (notamment en termes de statut social) et dénigrent leurs victimes. Les enfants présentant une haute estime de soi réagissent à leurs comportements agressifs en renforçant leur soi et en utilisant des stratégies de justification de leur agressivité. Bien qu'il soit largement répandu qu'une bonne estime de soi apporte beaucoup de bénéfices développementaux, les auteurs soutiennent qu'une haute estime de soi peut toutefois présenter des coûts pour ces enfants ayant des conduites antisociales[6].

Quant aux deux études de Jimenez, Leballe, Murgui et Musitu (2007) portant respectivement sur 414 adolescents de 12 à 17 ans et 625 participants de 11 à 20 ans, elles ont mis en exergue que les différentes dimensions de l'estime de soi entretiennent des relations distinctes et hétérogènes avec la présence de conduites délinquantes et constituent ainsi soit des facteurs de protection, soit des facteurs de risque. En l'occurrence, l'estime de soi pour les dimensions familiale et scolaire joue un rôle protecteur contre le développement de conduites délinquantes alors que l'estime de soi pour les dimensions sociale et physique est un facteur de risque. Ces auteurs interprètent ces constats de la manière suivante. Les normes de vie collectives insufflées par les parents et enseignants comme figures d'autorité sont intégrées par les adolescents comme étant à respecter, ce qui alimente leur estime de soi familiale et scolaire et prévient leur potentielle délinquance. En ce qui concerne la dimension sociale de l'estime de soi, il est régulièrement observé une surévaluation de compétences sociales et de l'acceptation sociale par les pairs chez des adolescents ayant des conduites antisociales ; ces pairs renforceraient dans leurs interactions sociales cette surévaluation de l'acceptation sociale et la popularité de ces adolescents (comme l'ont suggéré Baumeister *et al.*, 2000 ; Brendgen *et al.*, 2004 ; Hawley et Vaughn, 2003).

En résumé, les études que nous avons recensées apportent des constats nuancés quant aux liens entre la façon dont des enfants ou adolescents ayant différents profils de TEC (avec ou sans troubles internalisés) se perçoivent globalement ou dans certains domaines, et leur socialisation ou leurs relations sociales. Selon les indicateurs de la qualité des relations sociales (le statut social, le rejet social, les affiliations sociales, etc.), les facteurs sociaux considérés, on peut

6. Cette étude souligne les précautions à prendre dans les programmes d'intervention destinés à des enfants ayant des comportements antisociaux. Dans ces cas précis, augmenter leur estime de soi pourrait en effet les mener à générer des cognitions antisociales qui justifient, voire augmentent, leurs comportements antisociaux.

s'apercevoir qu'ils entretiennent des liens différents selon le type de profils des enfants et adolescents (hyperactifs avec ou sans déficit attentionnel, oppositionnels, ou agressifs, ou délinquants). Par conséquent, une approche individualisée est à privilégier en termes d'intervention à l'égard de ces enfants et adolescents par les professionnels. Il est indispensable que celle-ci repose sur une évaluation multidimensionnelle de leur perception de soi et du développement social ainsi qu'une évaluation fine différenciant leurs profils de troubles de comportement.

4.3 Perception de soi, soutien parental, communication familiale et conduites délinquantes

Selon plusieurs études, les relations familiales positives contribuent à une valorisation positive chez les enfants et les adolescents, à une estime de soi positive qui peut se manifester dans ses dimensions familiales, sociales et scolaires (Dubois, Bull, Sherman, & Roberts, 1998 ; Fering & Taska, 1996 ; Harter, 1990a). Dans leur étude, Farrell, Henry, Schoeny, Bettencourt et Tolan (2010) ont identifié les effets protecteurs du sentiment de compétence d'adolescents, qui modère les liens entre les risques scolaires, l'association à des pairs délinquants et le soutien parental pour contrer l'agressivité physique. Plus précisément, plus la communication familiale est ouverte et permet l'échange de points de vue avec respect, empathie, et affection, plus l'estime de soi est positive chez des adolescents (Estevez, Musitu, & Herrero, 2005 ; Jimenez *et al.*, 2007 ; Lila & Musitu, 1993 ; Noller & Callan, 1991) et moins ils sont à risque de problèmes d'adaptation sociale et de manifester des troubles de comportement externalisés, y compris la délinquance (Dubois *et al.*, 1998 ; Harter, 1999 ; Jimenez *et al.*, 2007 ; McCullough, Huebner, & Laughlin, 2000). Inversement, lorsque la communication familiale est problématique, négative et alimentée par des critiques, elle diminue chez les enfants et adolescents leurs ressources pour développer une estime de soi pour les dimensions familiale et scolaire et peut indirectement contribuer à la manifestation de troubles de conduite.

Bref, ces études incitent à ce que les praticiens et les chercheurs prennent en considération les facteurs familiaux dans leur approche de la perception de soi d'enfants et d'adolescents ayant des troubles de comportement, pour en appréhender leurs effets potentiels.

4.4 Perception de soi et qualité de vie

Même si plusieurs auteurs reconnaissent les potentiels risques des enfants présentant divers types de TEC pour leur qualité de vie, peu d'études empiriques ont réellement investigué les liens entre la façon dont ils se perçoivent et leur qualité de vie. Dans certaines études, au sein des mesures de qualité de vie, il y a parfois une dimension portant sur l'estime de soi qui est évaluée. Dans une étude portant sur des enfants TDAH, avec ou sans troubles de type oppositionnel ou troubles de conduite, âgés de 10 à 17 ans, Klassen *et al.* (2004) ont demandé à leurs parents de compléter le *Child Health Questionnaire* (Landgraf, Abetz, & Ware, 1996). Ce questionnaire mesure la santé psychosociale (limitations et rôles sociaux résultant de problèmes socioémotionnels, estime de soi, santé mentale, comportement général, impacts émotionnels et en temps sur les parents) et la santé physique (fonctionnement physique, limitations et rôles sociaux résultant de la santé physique, douleur ou inconfort corporels, perception générale de santé). Ils rapportent que les enfants TDAH, avec ou sans autres TEC, perçoivent leur qualité de vie comme particulièrement critique dans tous les domaines psychosociaux, dans une plus grande mesure que des enfants souffrant d'autres troubles. Des liens significatifs sont obtenus entre une faible qualité de vie psychosociale et des niveaux élevés de symptômes attentionnels, hyperactifs ou combinés. Les parents des enfants TDAH rapportent en effet plus de difficultés en termes de rôles sociaux altérés par des problèmes socioémotionnels, d'estime de soi et de santé mentale. Les mesures autorapportées par les enfants montrent moins de variance que les mesures hétérorapportées par les parents. Les enfants TEC avec TDAH évaluent cependant plus positivement leur propre qualité de vie, particulièrement en estime de soi et en comportement, que ne le font leurs parents, selon Klassen *et al.* (2006).

Il semble qu'il existe clairement des liens entre la façon dont se développe la perception de soi chez les enfants et adolescents ayant divers profils de TEC et leur qualité de vie, même si l'on déplore la rareté des études qui se sont consacrées à cette question, de façon ciblée.

4.5 Perception de soi et troubles internalisés, comportements de retrait

Pour différentes périodes de développement, les constats d'études montrent des liens entre les troubles internalisés du comportement ou comportements de retrait ou d'isolement social et la perception de l'acceptation sociale ou de ses compétences sociales, ou plus globalement l'estime de soi sociale.

Durant la période d'âge préscolaire, Nelson, Rubin et Fox (2005) ont étudié les relations entre le développement des perceptions de soi et des comportements non sociaux de réticence et de retrait social, l'acceptation par les pairs chez 163 enfants (89 filles et 74 garçons). Ils ont été évalués à 4 ans et demi et à 7 ans. Pour évaluer la perception de soi, la PSPCSA (Harter & Pike, 1984) est administrée aux enfants à l'âge de 7 ans. À propos de l'évaluation du comportement, chaque enfant est assigné à un groupe de quatre pairs non familiers, du même sexe et âge. Dans une salle de jeux avec jouets, ces enfants sont filmés ensemble en séances de jeux libres de 15 minutes. À partir des vidéos des cinq premières séances sont codées la participation sociale et la qualité cognitive du jeu au moyen de la *Play Observation Scale* (POS, Rubin, 2001) ainsi que les comportements de réticence (être spectateur ou être inoccupé) et de retrait solitaire-passif (jeu solitaire exploratoire ou de construction). À partir des vidéos des cinq séances suivantes, les initiations sociales assertives de l'enfant vers un pair sont codées en référence à trois types d'initiation ; le *managerial initiation* (demande pour obtenir un comportement particulier du pair), le *teaching initiation* (expliquer ou démontrer quelque chose à un autre enfant) et le *learning initiation* (demande pour obtenir une explication). Les auteurs obtiennent des résultats variables en fonction du genre des enfants. Pour les filles âgées de 4 et 7 ans, ils constatent qu'un comportement non social de réticence et de retrait est négativement lié à l'acceptation relevée par les pairs. La perception de l'acceptation sociale par les pairs dès l'âge de 4 ans chez les filles influence leur perception de leurs compétences à l'âge de 7 ans. Pour les garçons, ils observent qu'un comportement de réticence à 7 ans prédit négativement leur perception de leur acceptation sociale par les pairs et de leurs compétences physiques et cognitives. Un comportement de retrait à l'âge de 4 ans chez les garçons prédit leur perception positive de leurs compétences cognitives à 7 ans. Un comportement de retrait à l'âge de 7 ans chez les garçons prédit négativement leur perception de leur acceptation sociale par les pairs et de leurs compétences physiques à 7 ans.

En se basant sur un modèle considérant le concept de soi comme prédicteur du fonctionnement social et des problèmes internalisés et externalisés de comportement, Ybrandt (2008) a évalué 277 adolescents suédois âgés de 12 à 18 ans. Il leur a administré la version suédoise (Armelius, Lindelöf, & Martenson, 1983) du SASB *Intrex Introject Questionnaire* basée sur le modèle SASB (*Structural Analysis of Social Behavior*) de Benjamin (1974). La *Youth Self Report checklist* (YSR, Achenbach, 1991) a été proposée aux adolescents, comme mesure autorapportée de leurs problèmes sociaux. L'YSR comprend trois échelles relevant des problèmes internalisés (retrait, plaintes somatiques, anxiété/dépression) et deux échelles correspondant aux problèmes externalisés (comportements délinquants et agressifs). Les résultats confirment qu'un concept de soi positif est un facteur majeur pour l'adaptation sociale et un facteur de protection contre les problèmes de comportement. Chez les filles, un concept de soi négatif est, en outre, un facteur de risque pour le développement de problèmes internalisés. Notons que la relation la plus forte entre concept de soi négatif et problèmes externalisés se trouve chez les adolescents âgés de 15-16 ans.

Il semble, à travers ces quelques travaux, qu'au cours de l'enfance et de l'adolescence, la dynamique des liens entre la perception de soi dans diverses dimensions et comportements de retrait des troubles internalisés puisse varier selon le sexe et l'âge.

5 Conclusion

Dans ce chapitre, nous avons précisé les symptômes et les profils des enfants et adolescents présentant des troubles du comportement, de types externalisés et internalisés. Bien que la littérature scientifique reconnaît l'intérêt et la pertinence de s'intéresser à la façon dont ces enfants se perçoivent eux-mêmes et leurs compétences, nous avons constaté que les études qui se sont centrées sur cette question ne sont pas si nombreuses. Celles qui existent se sont principalement consacrées aux enfants avec TDAH. Au fil des travaux recensés, nous avons pu nous apercevoir que les constats sont assez hétérogènes et nuancés selon le type de profil, la comorbidité des troubles, la période d'âge, le genre et les domaines concernés de la perception de soi. En effet, certains travaux relatent une similitude de perception globale de ces enfants ou adolescents avec TEC ou TDAH, tandis que d'autres soulignent une faiblesse de la perception de soi soit globale, soit relative à des compétences spécifiques, ou au contraire, une survalorisation de compétences spécifiques. Les degrés de réalisme et de convergence ont également été relevés comme des indices intéressants pour approcher leur perception de leurs compétences : ceux-ci sont obtenus par la comparaison à l'hétéroperception des parents, enseignants ou pairs, ou par la comparaison à des mesures objectives de compétences. Différentes interprétations de ces résultats ont été apportées ; elles sont tributaires des dimensions de la perception de soi mesurées et des autres facteurs individuels et sociaux en jeu qui ont été considérés dans ces travaux. Ensuite, nous avons rapporté quelques constatations provenant d'études qui se sont penchées sur les liens entre la perception de soi d'enfants et d'adolescents présentant ces troubles de comportement, la cognition, les difficultés de socialisation, le rejet social, la qualité de vie et certains facteurs familiaux, comme le soutien parental et la communication familiale. Comme première étape, il nous paraît également indispensable pour une prise en charge et une intervention psychoéducative adéquate à l'égard de ces enfants et adolescents avec TEC, de procéder à une évaluation fine et multidimensionnelle, et adaptée à leurs profils.

PARTIE 3

Évaluation et intervention

Chapitre 7
Évaluation de la perception de soi

1 Introduction

Comme nous avons pu le découvrir dans la première partie de l'ouvrage au chapitre 1, plusieurs modèles ont été développés dans différents courants et champs de la psychologie pour définir et expliquer les divers concepts relatifs au soi : conscience de soi, image de soi, reconnaissance de soi, concept de soi, perception de soi et estime de soi. Nous avons également différencié les modèles unidimensionnels de l'estime de soi, les modèles multidimensionnels, et les modèles à la fois multidimensionnels et hiérarchiques de la perception de soi. Dans le chapitre 2, une évolution développementale du concept de soi et de la perception de soi a été décrite pour les périodes précoce, préscolaire, scolaire et à l'adolescence. Selon l'âge, le niveau de développement cognitif, les compétences langagières tant compréhensives qu'expressives, sont à prendre en compte pour évaluer le soi chez les enfants et adolescents. Ces conceptions théoriques et les étapes du développement du soi ont donc influencé les concepteurs d'outils d'évaluation du soi et les méthodes qui peuvent l'approcher sous diverses facettes.

Dans la deuxième partie de l'ouvrage, nous avons relevé les spécificités du développement du soi des enfants et adolescents présentant un développement atypique lié à une déficience intellectuelle, des troubles du spectre de l'autisme ou des troubles du comportement. Nous avons pu ainsi mettre en évidence toute l'importance de procéder à une évaluation adaptée à ces enfants à développement atypique afin de pouvoir leur proposer une intervention qui tienne compte de la façon dont ils se perçoivent ainsi que leurs compétences. Est également apparue la nécessité de considérer l'hétéroperception des adultes, dont les parents, et des pairs à propos de ces enfants ayant des troubles de développement ou de comportement.

Dans ce chapitre, débutant la troisième partie de l'ouvrage, nous allons aborder l'évaluation du concept de soi, de la perception de soi et de l'estime de soi. Des pistes pour l'intervention seront proposées au chapitre 8.

Ce chapitre 7 expose d'abord les questions à se poser, en tant que professionnel ou chercheur, lors du choix d'une méthode ou d'un outil d'évaluation du soi, en fonction de repères-clés. Puis, pour les périodes de la petite enfance, de l'âge préscolaire, de l'âge scolaire primaire et l'adolescence, nous expliquerons pourquoi évaluer la connaissance de soi, le concept de soi, la perception de ses compétences et l'estime de soi et comment les évaluer, en fournissant des indications et des exemples d'outils pouvant être utilisés.

À partir de ces aspects conceptuels et développementaux, abordés dans les chapitres des deux premières parties, nous dégageons les principaux repères-clés utiles pour bien choisir la méthode ou l'instrument d'évaluation, comme suit :

- Quels sont les fondements théoriques de l'outil ?
- Quel est l'objectif de l'évaluation du soi et dans quel cadre s'inscrit-elle ? Un dépistage ou une évaluation à des fins de prévention ou d'intervention psychothérapeutique, psychoéducative ou psychosociale ?
- Quelle approche est privilégiée, unidimensionnelle ou multidimensionnelle, hiérarchique ?
- Quel est le public visé ? L'enfant, l'adolescent à développement typique ou atypique, ou une personne de son entourage ?
- À quelle période développementale s'applique l'outil ou la méthode ?
- Quelles sont les exigences d'applicabilité aux niveaux cognitif et langagier ?
- Sous quelles formes se présentent les items ou les situations mises en place ? Entretiens, questionnaires structurés autorapportés, incitation à des autodescriptions, modalités verbales, non verbales ou écrites, etc., ou questionnaires hétérorapportés

complétés par des adultes (parents, enseignants, éducateurs ou pairs) ?

- Quelles sont les modalités de réponse prévues? Des réponses écrites, verbales, ou non verbales par pointage ou par comportement observable, un choix parmi plusieurs réponses proposées, une appréciation graduée en fonction du degré d'accord avec un énoncé?
- Comment s'expriment les résultats de l'évaluation? Des scores quantitatifs, globaux, ou spécifiques par dimension du soi, un profil multidimensionnel de la perception de soi ou encore des appréciations qualitatives?
- Comment peut-on interpréter les résultats à propos de l'enfant ou l'adolescent?

Les instruments d'évaluation du soi varient en effet quant à leur conception en fonction du modèle théorique de référence, du public visé (enfant, adolescent, adulte) ainsi que leur forme (observation, entretien, questionnaires structurés). Dans l'évaluation du soi, la subjectivité de la personne est un élément important, ce qui rend l'observation et la mesure du soi d'autant plus complexes et délicates (Jendoubi, 2002). L'observation est plutôt utilisée chez de jeunes enfants pour vérifier s'ils se reconnaissent eux-mêmes. La plupart des instruments d'évaluation du concept de soi consistent en une autodescription, un rapport verbal ou écrit que fait la personne à son propre sujet. Pour Héroux et Farrell (1985), quelle que soit la forme adoptée, le principe de base reste le même : la seule manière de connaître le concept de soi consiste à demander à la personne elle-même comment elle se perçoit, au moyen d'un instrument standardisé.

Selon la conceptualisation de la perception de soi et de l'estime de soi, le niveau développemental, les méthodes et outils varient ainsi que la façon de recueillir les données et de les interpréter. Une approche globale implique un score global, une approche plus différenciée en sous-domaines implique des scores spécifiques, tandis qu'une approche hiérarchisée couple un score global et des scores spécifiques. Les scores aux questionnaires peuvent être considérés de façon absolue, ou de façon relative en comparant des hétérorapports complétés par des parents et/ou des enseignants. Il est possible que l'enfant sous- ou surestime ses compétences ou lui-même parce qu'il n'est pas en mesure de faire une évaluation adéquate et réaliste de lui-même, ou parce qu'il compense ou masque une mauvaise estime de soi par mécanisme de défense. On peut également envisager d'effectuer l'évaluation de la perception de soi et des compétences particulières avant et après une expérience en laboratoire, ou la réalisation de tâches données qui posent défis.

Mentionnons également que certaines échelles d'évaluations du soi sont intégrées à des batteries d'évaluation du développement ou d'habiletés fonctionnelles, ou à des méthodes d'évaluations de qualité de vie ou de bien-être psychologique, et ce pour des périodes développementales différentes.

2 Évaluer le soi en petite enfance (de 0 à 2 ans)

Comme le concept de soi apparaît dès le plus jeune âge, des épreuves classiques de reconnaissance de soi et certaines échelles relatives à la période sensori-motrice évaluent déjà l'image de soi de l'enfant.

Trois étapes sont à différencier dans l'épreuve du miroir, selon les réactions de l'enfant confronté au reflet du miroir et qui témoignent de l'évolution de la connaissance de son corps :

(1) Jusqu'à 12 mois, l'enfant se focalise sur l'image dans le miroir, mais n'établit pas de lien entre l'image reflétée dans le miroir et sa source, c'est-à-dire lui-même.

(2) À partir de 10-15 mois, l'enfant découvre les rapports entre l'image reflétée et sa source, la similitude des perceptions entre la réalité et ce qui se reflète dans le miroir et le synchronisme entre ses mouvements réels et les mouvements qu'il perçoit dans le miroir.

(3) Entre 15 et 24 mois, l'enfant identifie son propre corps en lien avec l'image qu'il perçoit dans le miroir.

Dans l'épreuve de la tache de rouge à lèvres sur le bout du nez ou sur la joue, on peut différencier quatre étapes :

(1) Il tapote le miroir.

(2) Il manifeste de la gêne face au reflet dans le miroir.

(3) Il teste le reflet de mouvements devant le miroir et la synchronie observée des mouvements effectués et reflétés permet de déterminer que c'est bien « soi » dans le miroir.

(4) Il touche la tache sur sa joue ou son nez et puis essaie de l'effacer face au miroir.

Dans des épreuves à différenciation de son propre reflet et celui d'un objet ou d'une personne se situant derrière l'enfant :

(1) Il regarde et touche le miroir, sans montrer d'attention différenciée selon son propre reflet ou l'objet ou l'autre personne derrière lui.
(2) Il alterne le regard entre son propre reflet et le reflet de l'objet ou de la personne.
(3) Il se retourne pour regarder l'objet ou la personne qui se situe derrière lui et regarde de nouveau son reflet et leurs reflets dans le miroir.

Dans plusieurs outils d'évaluation cognitive ou communicative de la période sensori-motrice, quelques items concernent l'émergence du concept de soi. Parmi ces items, on trouve des indices permettant d'évaluer la connaissance de soi par son soi corporel, tels que : le pointage par le jeune enfant de ses parties du corps lorsque l'adulte les dénomme ; ou les dénominations par l'enfant des parties du corps lorsque l'adulte les pointe. Les capacités à réagir à son prénom lorsqu'on l'appelle et à donner son prénom à la demande correspondent à d'autres repères de connaissance de soi.

Dans la Batterie d'évaluation cognitive et sociale (BECS, Adrien, 2007, 2008), parmi les échelles cognitives figure l'échelle de l'image de soi de l'enfant. Elle l'évalue en proposant des situations s'appuyant sur l'utilisation du miroir et de photographies. Dans cette épreuve, l'expérimentateur note la manière dont l'enfant inspecte l'image de son visage dans le miroir et s'il y remarque sur son nez une petite tache colorée préalablement appliquée. Cette épreuve permet également d'observer si l'enfant est capable de se prénommer et de reconnaître sa propre photographie parmi celles d'autres enfants. Nous précisons cet outil dans le tableau 7.1.

Tableau 7.1. Outils et méthodes d'évaluation de la perception de soi

Période sensori-motrice < 2 ans				
Outil/Âges	**Forme**	**Dimension**	**Exemple d'énoncés**	**Cotation/Scores**
Batterie d'évaluation cognitive et sociale (BECS, Adrien, 2008) : échelle image de soi, 0 à 2 ans	Testing individuel Mise en place de situations inductrices : utilisation du miroir, avec une tache sur le nez, retournement du miroir, évoquer les parties du corps, etc.	Échelle de l'image de soi au sein du domaine cognitif sensori-moteur	L'enfant touche ou efface la tache rouge sur le nez, il se prénomme, il désigne les parties de son visage.	Pour chaque item, la cotation est graduée : 0 = ne manifeste pas le comportement 1 = manifeste le comportement, de façon incomplète, peu assurée ou peu stable ou avec aide 2 = manifeste le comportement de façon complète, assurée et stable, et sans aide Selon le score ordinal obtenu le plus élevé, il correspond à une tranche d'âge développemental et à un niveau développemental. Quatre niveaux et tranches d'âge développementaux : 1 : Réactions circulaires secondaires (4-8 mois) 2 : Coordination des réactions circulaires secondaires (8-12 mois) 3 : Réactions circulaires tertiaires (12-18 mois) 4 : Représentation et prévision (18-24 mois)
Épreuve du miroir	Testing individuel Utilisation du miroir	Image de soi		Appréciation qualitative en référence aux stades du miroir
Épreuve de la tache de rouge à lèvres	Testing individuel Utilisation du miroir Tache rouge sur le nez ou la joue	Image de soi		Appréciation qualitative en référence aux stades du miroir
Épreuves à différenciation de son propre reflet et celui d'un objet ou d'une personne	Testing individuel Utilisation du miroir Reflet de l'enfant Reflet d'une autre personne ou d'un objet	Image de soi		Appréciation qualitative en référence aux stades du miroir

3 Évaluer le soi en âge préscolaire (de 2 à 7 ans) ou période symbolique

Plusieurs raisons peuvent être avancées pour évaluer le concept de soi à cet âge préscolaire. Les principales raisons sont les suivantes :

- le dépistage et le repérage de vulnérabilité pouvant être présentes chez de jeunes enfants (Burhans & Dweck, 1995) ;
- la prévention de risques de développer une mauvaise perception de soi ;
- le suivi de la trajectoire de développement d'enfants déjà référés cliniquement, à risques psychosociaux ou présentant des troubles de développement, ou en situation de handicap ;
- selon les résultats de l'évaluation, mettre en place une intervention individuelle ou en groupe en classes maternelles ordinaires ou spécialisées, ou en famille, si le concept de soi et la perception des compétences par l'enfant et ses proches sont négatifs ou non ajustés ;
- vérifier les effets d'intervention ciblant le concept de soi auprès d'enfants, par pré- et post-tests ;
- les programmes préscolaires de l'enseignement maternel ordinaire et spécialisé intègrent le concept de soi et prévoient des objectifs pédagogiques qui visent son développement (Herry *et al.*, 2004) ;
- la réalisation d'études scientifiques pour approfondir les connaissances quant aux modes de développement du concept de soi chez des enfants tout-venant ou à développement atypique.

Mais on peut se poser la question suivante : une autoévaluation est-elle possible chez des enfants d'âge préscolaire à propos de leur « soi » dans plusieurs dimensions ? Plusieurs auteurs se sont intéressés à la question en se référant à leurs expériences de terrain et à leurs travaux auprès d'enfants âgés de 4-5 ans (Marsh *et al.*, 2002) ou à une méta-analyse d'études menées à cette période développementale (Davis-Kean & Sandler, 2001). Il en ressort qu'une autoévaluation est possible chez de jeunes enfants si certaines conditions sont respectées. Marsh *et al.* (2002) donnent des indications pertinentes afin de construire un outil d'évaluation de soi pouvant être adapté à des enfants d'âge préscolaire, à savoir :

- concevoir des items pertinents par rapport à l'expérience quotidienne des enfants ;

- ne pas utiliser un instrument dont la passation est très courte (car les propriétés psychométriques de cet outil pourraient ne pas être satisfaisantes) ;
- énoncer des questions plutôt que des phrases déclaratives à la première personne ;
- proposer des choix binaires et non un continuum de réponses ;
- administrer le test en entretien individuel.

Cette méthode comporte certains inconvénients comme la nécessité pour l'expérimentateur d'avoir une expérience et un cadre théorique de référence approprié aux jeunes enfants, le temps considérable pour récolter des données auprès d'échantillons de taille suffisante et les potentiels biais introduits par l'expérimentateur dans les réponses de l'enfant. Par contre, elle comporte, selon ces auteurs, de nombreux avantages comme l'instauration d'une relation avec l'enfant, la possibilité de s'assurer de la bonne compréhension de la tâche par l'enfant en fonction de ses réponses, la possibilité de clarifier la signification des mots ou des expressions peu familiers pour lui et la double vérification (à travers le format de réponse binaire) de l'adéquation de chaque réponse.

Dans le cadre de leur méta-analyse, Davis-Kean et Sandler (2001) ont analysé les études qui ont investigué le concept de soi et la perception de soi d'enfants d'âge préscolaire ou en début de scolarité primaire, en prenant en considération la fiabilité comme variable critère et différents aspects méthodologiques comme variables prédictrices. Cette méta-analyse indique que la fiabilité d'un outil peut notamment être prédite par les deux principales variables suivantes :

(1) les caractéristiques des enfants (âge et niveau socioéconomique) : plus les enfants sont âgés, plus la mesure est fiable. Cette relation peut être déterminée par les limitations cognitives et langagières liées à l'âge de l'enfant. En outre, il semblerait également exister un lien positif entre la fiabilité et le niveau socioéconomique, car plus ce dernier est bas, plus la fiabilité est faible. Néanmoins, il est difficile de faire la part des choses quant à une éventuelle confusion entre les limitations dues à l'âge et celles dues au niveau socioéconomique ;

(2) le contexte dans lequel l'instrument est administré : administrer l'outil à l'école pourrait aider les enfants à répondre aux questions concernant leurs capacités dans les prérequis aux apprentissages scolaires à primoscolaire, notamment en lecture ou mathématiques, car ces capacités sont plus marquantes dans ce contexte et donc plus faciles à retrouver en mémoire.

Plusieurs chercheurs ont essayé de tenir compte de la question des limitations langagières de l'enfant dans le choix de leur méthodologie. En effet, pour Eder (1990), même si l'enfant a un sens de soi dès son plus jeune âge, il peut être incapable de l'exprimer. Cet auteur suggère dès lors l'utilisation de méthodes non verbales (comme l'usage de marionnettes) pour évaluer le concept de soi de jeunes enfants. Cependant, Davis-Kean et Sandler (2001) mentionnent d'autres recherches promouvant l'utilisation de questions directes et simples comme la meilleure façon d'obtenir des informations fiables (Marsh, Craven, & Debus, 1991, par exemple). Relevons également l'usage de supports visuels et imagés dans certains outils d'évaluation de la perception de soi pour les enfants d'âge préscolaire.

Plusieurs méthodes et outils ont été développés pour appréhender le concept de soi et la perception de soi d'enfants d'âge préscolaire à primoscolaire et adaptés à leur niveau de développement cognitif et langagier. Ils sont de différents types. On peut relever :

a) des tests de concept de soi global (*Joseph Picture Self-Concept Scale*, Joseph, 2004 ; *Self-concept questionnaire*, Piers, 1977 ; *Pictorial Self-Evaluation Scale*, Verschueren & Marcoen, 1993) ;

b) des tests de perception de soi dans différentes dimensions, utilisant des supports imagés (*Pictorial Scale of Perceived Competence and Social Acceptance*, PSPCSA, Harter & Pike, 1984, version francophone, PSPCSA-vf, Fiasse & Nader-Grosbois, 2012a ; *Self Description Questionnaire Preschool*, SDQP, Marsh, Ellis, & Craven, 2000 ; *Self concept Scale*, Muller & Leonetti, 1972 ; *Behavioral Rating Scale of Presented Self-Esteem in Young Children*, Haltiwanger & Harter, 1988, 2012 ; *McDaniel-Piers Young Children's Self-Concept Scale*, McDaniel & Piers, 1973) ;

c) des tests centrés sur la perception du soi physique ou le schéma corporel (dont l'Épreuve de schéma corporel révisée, CORP-R, Meljac, Fauconnier, & Scalabrini, 2010) ;

d) des outils évaluant le soi émotionnel (dont l'Échelle de perception du soi émotionnel, EPSE, Fiasse & Nader-Grosbois, 2013) ;

e) des items de connaissance de soi de Batteries d'évaluation d'habiletés fonctionnelles, avec un volet observationnel et questionnaire aux parents et professionnels (dont les habiletés de connaissance de soi dans le domaine social du Programme évaluation, intervention et suivi, EIS, Dionne, Tavares, & Rivest, 2013) ;

f) des entretiens avec questions, mettant en jeu des marionnettes, qui rendent l'enfant plus actif tout en faisant appel à son quotidien ; les réponses sont enregistrées et transcrites de façon *verbatim* et sont analysées qualitativement (*Puppet Interview*, Cassidy, 1988 ; Cahill *et al.*, 2007 ; Verschueren *et al.*, 1996/2008) ;

g) des questionnaires complétés par des enseignants ou des parents (dont le *Teacher Rating Scale of Actual Competence and Social Acceptance*, Harter & Pike, 1984).

Parmi ces outils, nous allons nous pencher plus particulièrement sur les avantages de la PSPCA, destinée aux enfants de 4 à 7 ans, et les critiques d'Harter et Pike (1984). Tout d'abord, nous précisons plusieurs raisons pour lesquelles il est pertinent de l'utiliser pour la recherche et l'intervention.

Premièrement, celle-ci a été utilisée dans plusieurs autres études concernant des enfants tout-venant (Anderson & Adams, 1985 ; Gullo & Ambrose, 1987 ; Hassan, 1999 ; Mantzicopoulos, 2006) ou des enfants à développement atypique (Cadieux, 2003 ; Dubuisson, 2000 ; Holguin & Sherrill, 1990 ; Simmons & Zumpf, 1986).

Deuxièmement, nous estimons qu'il s'agit d'un outil approprié étant donné qu'il remplit certains critères de qualité, que nous avons mentionnés préalablement :

- la pertinence des items par rapport à l'expérience quotidienne des enfants : l'outil dispose de deux versions, l'une pour les enfants fréquentant l'enseignement maternel et l'une pour les enfants fréquentant l'enseignement primaire. Les apprentissages expérimentés ne sont, en effet, pas tout à fait identiques selon que l'enfant soit âgé de 4 ans ou de 6 ans ;
- le nombre suffisant d'items : l'outil dispose de 24 items, soit 6 items pour chacune des sous-échelles ;
- l'utilisation de questions pour obtenir la réponse de l'enfant ;
- l'entretien individuel ;
- le contexte d'administration pertinent : l'outil est administré dans le milieu scolaire de l'enfant.

Troisièmement, cet outil PSPCSA détient les avantages suivants.

- l'illustration des items par des images : bien que Marsh *et al.* (1998) estiment que l'utilisation d'images est contre-productive, car cela peut distraire le jeune enfant du contenu de l'item, plusieurs auteurs estiment que le format imagé de la PSPCSA permet de réduire la confusion potentielle liée aux capacités verbales limitées de l'enfant et d'augmenter la compréhension du contenu des items en centrant son attention sur des images concrètes d'activités proches de la vie quotidienne de l'enfant (Fantuzzo, McDermott, Manz, Hampton, & Burdick, 1996 ; Harter & Pike, 1984) ;

- la série de deux choix binaires : l'enfant privilégie une réponse parmi deux propositions. Toutefois, en combinant les choix binaires des enfants, un continuum de réponses est obtenu ;
- la multidimensionnalité : cette échelle fournit un cadre de référence relatif à des domaines spécifiques afin d'évaluer la perception de soi des enfants plutôt que de traiter leur perception de soi comme une entité globale (Fantuzzo *et al.*, 1996). Les dimensions qu'elle comprend portent sur la perception des compétences physiques, cognitives et l'acceptation sociale par les pairs et la mère ;
- la possibilité de comparaisons longitudinales pour des enfants d'âge préscolaire et d'âge scolaire (Mantzicopoulos, 2006).

Bien que la PSPCSA ait été utilisée dans plusieurs recherches, cette échelle n'en reste pas moins controversée et certaines critiques sont énoncées à son propos, que nous résumons ci-après :

- la difficulté de compréhension par des enfants de certaines cultures issus de contextes socioéconomiques désavantagés (Fantuzzo *et al.*, 1996) ;
- le format de double présentation des réponses, combinant déclarations verbales et images, peut induire de la confusion pour certains enfants (Marsh *et al.*, 1998) ;
- le contenu de certains items peut être plus ou moins pertinent selon la proximité des activités proposées aux enfants de différentes tranches d'âge et des différences entre filles et garçons ; par conséquent, une moindre sensibilité de l'outil est notée pour détecter tôt les différences entre filles et garçons au niveau des compétences cognitives et physiques (Mantzicopoulos, 2006) ;
- les items exigent de l'enfant des compétences différentes en compréhension langagière. Certains items de l'échelle d'acceptation sociale par les pairs et la mère requièrent un degré de conscience linguistique et cognitive relativement élevé (Jambunathan & Norris, 2000) ; ils contiennent trois idées ou plus, ce qui exige un raisonnement d'inférence et de déduction de la part de l'enfant. Par exemple, « Les autres enfants

demandent habituellement à cette fille pour jouer » *versus* « Cette fille reste parfois seule parce que les autres enfants ne lui demandent pas pour jouer ».

Comme la plupart des autres instruments, la PSPCSA n'évalue pas la dimension émotionnelle du soi. Nous avons constaté un manque d'outils d'évaluation de la dimension émotionnelle du concept de soi à l'âge préscolaire. Nous avons donc créé un nouvel outil, intitulé *Échelle de Perception du Soi Émotionnel* (EPSE, Fiasse & Nader-Grosbois, 2013), à propos duquel nous avons procédé à une étude de validation. Elle présente des modes d'administration et de cotation similaires à la PSPCSA et peut être utilisée de façon combinée à cet instrument, afin d'obtenir un profil des différentes dimensions de la perception de soi encore plus complet.

Au-delà des outils d'évaluation des perceptions de soi multidimensionnelles, il est important également de ne pas négliger l'évaluation de la connaissance de soi (comme elle est prévue dans des items du programme EIS, Dionne *et al.*, 2013) ainsi que l'évaluation du soi corporel. Quelques épreuves existent pour évaluer le schéma corporel de l'enfant d'âge préscolaire à primoscolaire et peuvent informer à propos des représentations de l'enfant sur son propre corps et l'évolution de celles-ci.

Dans le tableau 7.2., nous précisons les détails des outils et des méthodes d'évaluation du soi applicables pour des enfants se situant à un âge préscolaire ou à un niveau développemental équivalent à 3-6 ans.

Il nous semble pertinent de combiner différents types de mesures de perception de soi, sous forme de questionnaires autorapportés multidimensionnels avec un format de réponses adaptées aux enfants d'âge préscolaire pouvant donner des informations quantitatives et un profil de leurs perceptions de soi, et sous forme d'entretiens semi-structurés avec marionnettes permettant de récolter des informations qualitatives des réponses. Compléter celles-ci par un questionnaire hétérorapporté par des enseignants et parents serait un atout. Il est intéressant de comparer les différents types d'informations fournies par ces méthodes afin d'établir un profil le plus nuancé possible. Toutefois, il est important de vérifier les qualités psychométriques de ces outils au préalable et d'avoir une appréciation critique de ceux-ci (déjà réalisée par plusieurs auteurs, dont Herry *et al.*, 2004 ; Marsh *et al.*, 1998).

Tableau 7.2. Outils et méthodes d'évaluation de la perception de soi de 3 à 6 ans

Période symbolique Niveau préscolaire 3-6 ans				
Outil/Versions/Âges	**Forme**	**Dimensions**	**Exemple d'énoncés**	**Cotation/Scores**
Tests unidimensionnels				
Joseph Picture Self-Concept Scale : *Young Child Interview form* (Joseph, 2004), 3 à 7 ans	Questionnaire autorapporté avec supports-images, passation individuelle avec entretien	Concept de soi global	Vingt-et-un items avec des paires d'images représentant respectivement un concept de soi positif et un concept de soi négatif L'enfant choisit une des deux images à chaque item. Exemple : *One of these girls is a slow runner and the other one can run very fast. Which one is most like you?*	Un point par réponse pour obtenir un score de concept de soi global
Pictorial Self-Evaluation Scale (Verschueren & Marcoen, 1993), inspirée de la PSPCSA	Questionnaire autorapporté, avec supports-images, passation individuelle avec entretien	Concept de soi global	Six énoncés représentés par deux illustrations : une illustrant son pôle positif (exemple : « Cet enfant joue bien avec ses amis ») ; l'autre son pôle négatif (exemple : « Cet enfant se dispute avec ses amis »). Pour chacun des énoncés, l'enfant doit choisir l'illustration qui le caractérise le plus et préciser si l'enfant représenté sur l'illustration lui ressemble beaucoup ou un peu.	Chaque énoncé correspond à une échelle à 4 points allant de 1 à 4 : 1 étant le pôle négatif et 4 le pôle positif. Un score moyen est calculé pour les 6 énoncés. L'enfant obtient un score moyen variant de 1 à 4.
Self-concept questionnaire (Piers, 1977)	Questionnaire autorapporté	Ces items se réfèrent aux concepts de soi en 3 dimensions : physique ; intellectuelle ; comportementale.	Vingt items à répondre par vrai ou faux administrés à l'enfant Exemple : « Je suis beau, je suis intelligent, je me comporte mal à la maison. »	Sur base des réponses vrai ou faux, scores spécifiques par dimension Score total de concept de soi

Tests multidimensionnels				
Pictorial Scale of Perceived Competence and Social Acceptance (PSPCSA, Harter & Pike, 1980, 1984 ; version française, PSPCSA-vf, Fiasse & Nader-Grosbois, 2012a), 3-6 ans	Questionnaire autorapporté, avec supports-images, passation individuelle avec entretien	Perceptions en 4 dimensions : compétences cognitives ; compétences physiques ; acceptation sociale par les pairs ; acceptation sociale par la mère.	Vingt-quatre items illustrés par des paires d'images Choix de l'enfant entre les 2 propositions sous forme d'images, en fonction de son appréciation à l'une ou à l'autre, là où il se reconnaît Exemple : « L'enfant à gauche est bon en puzzle et l'enfant à droite n'est pas bon en puzzle » (l'adulte pointe l'image ad hoc). L'enfant s'identifie ainsi à une des deux images. Puis il pondère ce choix (« beaucoup comme moi » ou « un peu comme moi ») en pointant respectivement un grand ou un petit rond sous l'image choisie.	Chaque item a une cote de 1 à 4 selon l'échelle (1 = faible compétence perçue, 4 = compétence perçue élevée). Une cote de 4 reflète une perception positive des compétences dans telle dimension. Scores spécifiques par dimension
Self Description Questionnaire for Preschool children (SDQP, Marsh *et al.*, 2000), 4-6 ans	Questionnaire autorapporté, passation individuelle avec entretien	Six dimensions de concept de soi : habiletés physiques ; apparence physique ; relations avec les pairs ; relations avec les parents ; langage ; calcul.	Trente-huit énoncés pour lesquels l'enfant répond sur une échelle de type Likert en quatre points : 1 = faux, 2 = parfois faux, 3 = parfois vrai, 4 = vrai.	L'enfant répond en référence à une échelle de type Likert à quatre échelons, plus adaptée au préscolaire. Plus la moyenne des réponses s'approche de 4, plus le concept de soi est élevé. Scores spécifiques par dimension

Self concept Scale (Muller & Leonetti, 1972) Échelle primaire du concept de soi (version révisée, traduction et adaptation française (Cadieux, 1992) Version québécoise (Mercier, Toupin, Fortin, Déry, & Pauzé, 1994) Élèves de maternelle jusqu'à la 4e année primaire	Questionnaire autorapporté, passation individuelle ou en groupe, avec lecture par l'examinateur	Version originale à 5 dimensions : comportement ; aspect intellectuel ; apparence physique ; relations avec les pairs ; aspect émotionnel. Concept de soi total Version révisée québécoise à 2 dimensions : concept de soi scolaire ; concept de soi social.	Version originale comportant 21 illustrations décrivant une variété de situations sociales et académiques Version révisée québécoise : 12 illustrations décrivant une variété de situations sociales et scolaires, 6 pour le concept de soi social et 6 pour le concept de soi scolaire. Pour chaque situation, l'illustration montre deux scènes, l'une décrivant un élève dans un rôle positif et l'autre dans un rôle négatif. L'enfant indique laquelle des deux scènes se rapproche le plus de ses perceptions à propos de lui-même, en entourant l'enfant de la scène qui est le plus comme lui-même.	Scores spécifiques par dimension Score global de concept de soi
Behavioral Rating Scale of Presented Self-Esteem in Young Children (Haltiwanger & Harter, 1988, 2012)	Grille d'observation, à compléter par des adultes connaissant bien l'enfant	Observer les manifestations comportementales de l'estime de soi : confiance en soi, indépendance, initiative, autodescription positive	Quinze énoncés à observer et à compléter Exemples : « approche les tâches avec confiance », « préfère les activités qui étendent ses capacités », « est désireux d'essayer de nouvelles choses », « souhaite faire les choses de façon indépendante », « se décrit en des termes généralement positifs », « se montre fier de ses réalisations »	Degré d'estime de soi forte ou faible

McDaniel-Piers Young Children's Self-Concept Scale (MP, McDaniel & Piers, 1973), 5 à 8 ans	Questionnaire autorapporté, passation individuelle ou en groupe, avec lecture par l'examinateur	Trois dimensions : soi émotionnel ; soi scolaire ; soi comportemental. Concept de soi global	Quarante énoncés formulés à la première personne à propos desquels les enfants marquent leur accord ou non, par des réponses « oui » ou « non » Exemples : « Je suis heureux » ; « Ma famille est déçue de moi. » Afin de contrôler l'acquiescement des réponses, les énoncés sont soit négatifs, soit positifs, selon un ordre établi au hasard.	Sur base des réponses « oui » ou « non », on calcule des scores spécifiques par dimension : le soi émotionnel [16 points], le soi scolaire [14 points] et le soi comportemental [10 points]. Et un score global [40 points] du concept de soi. Un score élevé indique un concept de soi positif.
Test spécifique du soi corporel				
Épreuve de schéma corporel révisée (CORP-R, Meljac *et al.*, 2010), 3-11 ans	Testing Trois modes de passation : évocation, construction, reproduction	Réalité objective et réalité subjective du corps Dessin du bonhomme Épreuve du corps Épreuve du visage	Elle évalue la représentation que l'enfant a de son propre corps et des rapports entre les différentes parties de son corps, à travers la manipulation de pièces de puzzle. L'épreuve comprend deux niveaux de représentation du corps et du visage : – de face pour les 3-8 ans ; – de profil au-delà de 8 ans.	Scores comparés à des normes établies pour les différents âges des enfants

Test spécifique du soi émotionnel				
Échelle de Perception du Soi Émotionnel (EPSE, Fiasse & Nader-Grosbois, 2013) *Une journée à l'école… Que d'émotions !*	Questionnaire autorapporté, avec supports-images, passation individuelle avec entretien L'instrument s'utilise à la manière d'un livre interactif raconté par l'adulte afin de rendre sa passation plus attrayante.	Autoperception du soi Émotionnel relative à 8 émotions dont : 5 émotions négatives (tristesse, colère, peur, honte et culpabilité) ; 3 émotions positives (joie, surprise, fierté). Deux volets : (1) émotions et (2) partage des émotions pour chacune d'elles	(1) Volet émotions Huit items réfèrent à une situation critique en contexte scolaire induisant une émotion : 5 items se réfèrent à une émotion à valence négative (tristesse, colère, peur, culpabilité, honte) et 3 items se réfèrent à une émotion à valence non négative (joie, surprise, fierté). Pour chaque item, deux images représentent une même situation critique, mais elles diffèrent entre elles quant à l'expression émotionnelle du personnage principal. Choix de l'enfant entre les 2 propositions sous forme d'images, en fonction de son appréciation à l'une ou à l'autre, là où il se reconnaît (réponse orale ou par pointage de l'image) Exemple, émotion/tristesse : « Julien a perdu son nouveau cartable pendant la récréation », « Tu vois ici, Julien est triste… et là, Julien n'est pas triste… », « Quel enfant te ressemble le plus ? » Puis il pondère ce choix (« beaucoup comme moi » ou « un peu comme moi ») en pointant respectivement un grand ou un petit rond sous l'image choisie.	Chaque item a une cote de 1 à 4 (1 = faible compétence émotionnelle perçue, 4 = compétence émotionnelle perçue élevée). Une cote de 4 reflète une perception positive des compétences émotionnelles. Scores spécifiques par type d'émotions négatives, positives, primaires, secondaires Score global de soi émotionnel Scores spécifiques en partage des émotions, par type d'émotions négatives, positives, primaires, secondaires Score global de partage des émotions

			(2) Volet partage des émotions Choix de l'enfant entre les 2 propositions sous forme d'images, selon le partage du ressenti avec sa mère ou pas Exemple, partage de l'émotion tristesse : « Julien rentre à la maison. Le soir, avant de se coucher, il raconte à sa maman qu'il a été triste de perdre son cartable… ou il se couche sans rien raconter. » Puis il pondère ce choix (« vraiment comme moi » ou « à peu près comme moi ») en pointant un grand ou un petit rond sous l'image choisie	
Batterie d'évaluation d'habiletés fonctionnelles				
Évaluation, intervention et suivi (EIS, Dionne *et al.*, 2013), 3 à 6 ans	Évaluation formelle de l'enfant Questionnaire de rapport de famille	Dans le domaine social, connaissance de soi et des autres	Faire part de ses préférences (amorcer les activités qu'il préfère, choisir des activités) Comprendre comment ses propres comportements, pensées et sentiments peuvent avoir des conséquences sur les autres (reconnaître ses émotions et celles d'autrui) Communiquer de l'information sur son identité et sur celle des autres (donner son adresse, son numéro de téléphone)	Pour chaque item, cotation quantitative allant de 0 à 2 : 0 = ne remplit pas le critère, 1 = remplit le critère de temps à autre, 2 = remplit le critère de façon constante Une cotation qualitative : D = évaluation directe, R = évaluation rapportée, A = aide (verbale ou physique), I = interférence (interne ou externe), M = modification (des consignes), Q = qualité (du comportement ou de l'habileté) Score brut du domaine social par addition des cotes puis transformation en pourcentage d'habiletés

Entretien avec marionnettes				
Puppet Interview (Cassidy, 1988)	Entretien avec l'enfant à l'aide de marionnettes	La polarité et l'ouverture aux imperfections du concept de soi global	Transcription de ce que dit l'enfant La version originale classe les concepts de soi des enfants en deux groupes, (1) *high-quality*, groupe d'enfants ayant un concept de soi positif et ouvert aux imperfections, (2) *low-quality*, groupe d'enfants ayant un concept de soi négatif ou parfait, non ouvert aux imperfections.	Appréciation qualitative Différenciation de groupes d'enfants selon le type de concept de soi global
Puppet Interview (Cahill *et al.*, 2007)	Entretien avec l'enfant à l'aide de deux marionnettes à doigt	Concept de soi global	Pour chacun des 35 items, les deux marionnettes communiquaient à l'enfant deux énoncés contraires. Exemple, marionnette 1 : « Quand je me lève, je me sens bien » ; marionnette 2 : « Quand je me lève, je ne me sens pas bien »). L'enfant devait alors indiquer à quelle marionnette il ressemble le plus	
Puppet Interview (Verschueren *et al.*, 1996/2008), adaptation de celui de Cassidy Grille d'analyse (Verschueren *et al.*, 1994)	Entretien semi-structuré pendant lequel l'examinateur pose des questions sur l'enfant à une marionnette qui est manipulée par l'enfant	Concept de soi global	Vingt questions au sujet de l'enfant qui sont posées à une marionnette que manipule l'enfant Quinze questions visent l'évaluation de la polarité du concept de soi. L'enfant répond aux questions par l'intermédiaire de la marionnette. Exemples : « Bic (nom de la marionnette), est-ce que tu aimes (nom de l'enfant ? » ; « Aimes-tu [nom de l'enfant] comme il est ou tu aimerais qu'il soit meilleur ? » ; « Dis-moi Bic, voudrais-tu que [nom de l'enfant] soit ton ami ? ».	Les réponses aux 15 questions sont analysées à l'aide d'une grille (Verschueren *et al.* (1994) qui permet de déterminer si l'énoncé est positif, semi-négatif ou négatif. Les critères couvrent toutes les réponses possibles de l'enfant. La codification individuelle des réponses aux 15 questions permet de déterminer si le concept de soi est positif ou négatif. Le concept de soi est considéré négatif si l'enfant formule un énoncé négatif à une des 15 questions ou s'il formule deux énoncés semi-négatifs ; sinon il est considéré positif.

			Les 5 autres questions visent l'évaluation de l'ouverture aux imperfections. Exemples : « Y a-t-il quelque chose qui pourrait être meilleur chez [nom de l'enfant] ? », si oui, « quoi ? » ; « Est-ce que c'est déjà arrivé que tu ne sois pas content de [nom de l'enfant] ? », si oui, « Quand est-ce que c'est arrivé ? », « Qu'est-ce qui s'est passé ? ». Transcription de ce que dit l'enfant en réponse aux questions	Les réponses aux 5 questions sont analysées à l'aide d'une grille (Verschueren *et al.*, 1994) qui permet de déterminer si la réponse est ouverte aux imperfections ou si la réponse indique que l'enfant se considère parfait.
Questionnaires hétérorapportés				
Teacher Rating Scale of Actual Competence and Social Acceptance (Harter & Pike, 1984; version francophone, Fiasse & Nader-Grosbois, 2012a), 3-6 ans	Questionnaire hérérorapporté par l'enseignant	Hétéroperceptions par des adultes de l'entourage : des compétences cognitives ; des compétences physiques ; de l'apparence physique ; de l'acceptation sociale.		Chaque item a une cote de 1 à 4 (1 = faible compétence perçue, 4 = compétence perçue élevée). Une cote de 4 reflète une hétéroperception positive des compétences dans telle dimension. Scores spécifiques par dimension
Échelle de Perception du Soi émotionnel (EPSE, Fiasse & Nader-Grosbois, 2013) *Une journée à l'école… Que d'émotions !*, selon l'hétéroperception des parents ou enseignants	Questionnaire hérérorapporté par les parents ou enseignants	Hétéroperceptions du soi émotionnel de l'enfant par des adultes de l'entourage, parents ou enseignants	Exemple : « Lucie se retire de la balançoire sans le dire. Sa copine tombe par terre et se fait très mal. Lucie se sent coupable. » L'adulte répond parmi 4 réponses aux choix en échelle de Likert : « non, plutôt non, plutôt oui, oui ».	Chaque item a une cote de 1 à 4 (1 = faible compétence émotionnelle perçue, 4 = compétence émotionnelle perçue élevée). Une cote de 4 reflète une hétéroperception positive des compétences émotionnelles. Scores spécifiques d'hétéroperception par type d'émotions négatives, positives, primaires, secondaires Score global d'hétéroperception du soi émotionnel

4 Évaluer le soi en âge scolaire (de 7 à 12 ans) ou période opératoire

La perception de soi se complexifie avec l'âge, en se différenciant en plusieurs dimensions. À partir de l'âge de 8 ans jusqu'à 18 ans, au-delà de la perception de soi globale, on distingue la perception de ses propres compétences dans une diversité de dimensions, dont les capacités intellectuelles générales (en particulier, les compétences d'écriture, de rédaction, de lecture et en mathématiques), l'acceptation sociale, les compétences sportives, l'apparence physique et la conduite ou le comportement (Renick & Harter, 1988, 2012). L'apparition de la pensée logique permet en effet à l'enfant puis à l'adolescent de récupérer les images positives de soi provenant d'expériences antérieures et de les intégrer pour développer son estime de soi (Duclos, 1997).

Pourquoi est-il pertinent d'évaluer la perception de soi et l'estime de soi des enfants d'âge scolaire? Plusieurs raisons peuvent être avancées, dont les suivantes.

- L'évaluation peut être effectuée à des fins de dépistage d'enfants ayant une faible estime de soi. Ces enfants sont susceptibles d'être à risque de développer des problèmes psychologiques et sociaux. Ce dépistage est également important chez des enfants « vulnérables », dont ceux présentant des psychopathologies développementales, des difficultés d'apprentissage, ayant subi de la négligence ou de la maltraitance, désavantagés socialement, en situation de handicap ou ayant une maladie chronique, etc. Ce dépistage doit être suivi d'une thérapie ou d'une intervention pour améliorer leur estime de soi ou mieux l'ajuster, comme plusieurs auteurs le soulignent (dont Hosogi, Okada, Fujii, Noguchi & Watanabe, 2012). Ce type d'évaluation de la perception de soi et de l'estime de soi peut directement servir à activer des facteurs favorables sur les plans individuel, familial ou de l'environnement social de l'enfant, propices à ce qu'il recouvre une meilleure appréciation de ses compétences et de soi. Ceci peut se réaliser dans le cadre de thérapie ou d'intervention psychoéducative, en veillant également à limiter les facteurs défavorables au développement de l'estime de soi.
- Dans le cadre des apprentissages scolaires et de vie quotidienne, il importe de situer comment les enfants se perçoivent et perçoivent leurs compétences dans différentes dimensions, pour soutenir, si nécessaire, le développement

d'une perception de soi réaliste et différenciée selon les dimensions concernées.

- Une sur- ou sous-estimation de soi ou de ses compétences peut se révéler être un facteur potentiel de risque pour l'apprentissage. Comme nous l'avons évoqué dans les modèles reliant le soi et les motivations, le soi et l'autoévaluation, dans le chapitre 1, l'autoévaluation adéquate et l'estime de soi ajustée sont propices à réguler les efforts dans les apprentissages et dans le développement scolaire.
- Savoir à quels autres enfants l'élève se compare (les compagnons de classe ou d'activités de loisirs, la fratrie, les amis, les enfants de même sexe, etc.) est également important. Cette information permet de connaître les repères que l'élève utilise pour s'évaluer et apprécier son propre niveau de compétences dans divers domaines par comparaison à ces pairs. Cette information peut aider à comprendre pourquoi l'élève se valorise ou se dévalorise, et à atteindre un niveau donné d'estime de soi globale. Selon que l'élève ayant des difficultés d'apprentissage ou un développement atypique est scolarisé en classe spécialisée ou intégré en classe ordinaire, ou encore bénéficie de soutiens spécialisés en classe, il a des opportunités de se comparer à des pairs partageant des difficultés analogues d'apprentissages ou à des pairs « ordinaires », ce qui peut induire un impact différent sur la perception de soi et de ses compétences dans les diverses dimensions.
- Connaître les domaines auxquels l'enfant attribue de l'importance est également une information pertinente, pour approcher la perception différenciée de soi en plusieurs dimensions. En effet, on peut imaginer qu'une perception d'une faible compétence dans un domaine important pour l'enfant, peut influer sur son estime de soi plus globale par la dévalorisation, ou peut générer un regain d'effort de la part de l'enfant ou au contraire le décourager. Si l'enfant perçoit positivement sa compétence dans un domaine important pour lui, il est susceptible de mieux se valoriser.
- À des fins de prévention et d'intervention relative aux apprentissages, au développement optimal et au bien-être de l'enfant, il est également pertinent d'évaluer sa perception de soi multidimensionnelle et son estime de soi globale, ainsi que l'hétéroperception par des adultes de son entourage, des personnes dites « significatives » pour l'enfant, dont les parents et les enseignants. Ces derniers jouant un rôle majeur dans le développement d'une estime de soi ajustée, il est intéressant de repérer

les éventuels écarts entre leur hétéroperception et celle de l'enfant et de les en informer pour qu'ils adaptent leurs propres comportements, pratiques et stratégies éducatives, en les rendant plus favorables.

- À des fins de suivi de trajectoires développementales longitudinales, il est également intéressant de procéder à des évaluations à différentes périodes de scolarité, ou lors de transitions scolaires à propos des perceptions de l'enfant, de ses compétences dans divers domaines et de l'estime de soi. Ce qui permet de constater des effets de décision relative à la scolarité, ou de changement dans la vie de l'enfant et mettre en place si nécessaire un soutien particulier.
- Pour apprécier l'effet de dispositifs pédagogiques, l'évaluation de la perception des compétences et de l'estime de soi peut faire partie d'une évaluation plus élargie de l'efficacité de ces dispositifs auprès des élèves.
- On peut également prévoir une évaluation de l'estime de soi, lorsqu'on veut apprécier l'effet d'un programme ayant ciblé les perceptions de soi ou l'amélioration de l'estime de soi, sur le développement de l'enfant, ses apprentissages ou son bien-être.
- Enfin, dans un cadre de recherche, l'évaluation de l'estime de soi et de la perception des compétences chez les enfants dans diverses dimensions est indispensable pour approfondir l'étude des facteurs favorables et défavorables à celles-ci, au développement de l'enfant et à la progression de ses apprentissages.

Comme nous l'avons évoqué précédemment, la question des méthodes d'évaluation de soi implique une complexité, en termes de fiabilité, lorsqu'elle concerne des enfants. Il s'ensuit plusieurs questionnements. À partir de quel âge l'enfant peut-il fournir des réponses sur le concept de soi et donner une valeur globale de soi et évaluer ses compétences dans des domaines distincts ? Si l'enfant répond à des questions sur lui-même, dans quelle mesure ces réponses reflètent-elles sa perception et son estime de soi ? Doit-on s'adresser aux parents, aux enseignants ou éducateurs pour qu'ils précisent la façon dont ils se représentent l'estime de soi ou la perception des compétences chez les enfants concernés ? Doit-on systématiquement comparer l'autoperception de l'enfant et l'hétéroperception d'un adulte de l'entourage, ou à des mesures objectives de ses compétences ?

À ces questionnements, quelques pistes de réponses peuvent être proposées. Ce n'est qu'à partir de 8 ans que l'enfant est réellement capable de verbaliser sur son estime de soi, même s'il a pu développer auparavant plusieurs repères du concept de soi (Duclos, 1997, 2004 ; Renick & Harter, 1988 ; Willoughby, King, & Polatajko, 1996). Selon Harter (1990d), la perception de ses propres compétences et l'estime de soi globale correspondent à des construits de la personne elle-même et les mesures directes de ses propres réponses sont les plus fiables. Sur base de la recension des instruments de mesure du concept de soi effectuée par Paradis et Vitaro (1992), il semble que les questionnaires autorapportés par les enfants d'âge scolaire soient les plus fréquemment employés et les plus adéquats pour évaluer les perceptions de soi et l'estime de soi des élèves en classe. Cependant, certains chercheurs suggèrent qu'il est plus fiable de recueillir non seulement l'autoperception de l'enfant, mais également l'hétéroperception des personnes de l'entourage. Le fait de comparer la propre perception de l'enfant à propos de ses compétences, son estime globale de soi, à l'hétéroperception des adultes (à la fois enseignants et parents) peut fournir des indications sur la proximité *versus* l'écart entre celles-ci. En fonction de ses indications, on peut envisager s'il est nécessaire de soutenir une appréciation mieux ajustée chez l'enfant ou encore d'initier des échanges entre l'enfant et les adultes lors d'éventuels écarts notables. Cela peut servir pour guider les stratégies éducatives des parents ou des enseignants à l'égard de l'enfant et de ses apprentissages.

Plusieurs instruments et méthodes ont été conçus afin d'évaluer la perception de soi et l'estime de soi d'enfants d'âge scolaire primaire et adaptés à leurs niveaux de développement cognitif, langagier et de parcours scolaire. On peut relever différents types de méthodes :

a) des questionnaires autorapportés d'estime de soi globale (*Global Self-Worth scale*, Harter, 1985 ; *Piers-Harris Children's Self-Concept Scale, second edition : The Way I Feel About Myself*, Piers, Harris, & Herzberg, 2002 ; *Tennesse Self-Concept Scale-second edition*, TSCS-2, Fitts & Warren, 1996 ; *Joseph Picture Self-Concept Scale*, Joseph, 2004) ;

b) des questionnaires autorapportés de perception de soi dans différentes dimensions (*Self-Perception Profile for Children*, SPPC, Harter, 1985, 2012, versions francophones, Profil de perception de soi, Pierrehumbert *et al.*, 1987 ou « Qui suis-je ? », Boivin, Vitaro, & Gagnon, 1992 ; *Self-Perception Profile for Learning Disabled Students*, SPPLD, Renick & Harter, 1988, 2012 ; Questionnaire d'Autoévaluation de Soi, QAEVS, Maintier

& Alaphlippe, 2006 ; *Self Description Questionnaire 1*, SDQ-1, Marsh et al., 1991 ; *Self concept Scale*, Muller & Leonetti, 1972 ; *Piers-Harris Children's Self-Concept Scale*, Piers et al., 2002 ; Instrument de Mesure de l'Estime de Soi, IMES, Rambaud, 2010) ;

c) des tests centrés sur la perception du soi physique ou le schéma corporel (Épreuve de schéma corporel révisée, CORP-R, Meljac *et al.*, 2010 ; instruments évaluant des aspects liés au soi physique tels la santé, la coordination, l'activité physique, l'embonpoint, l'apparence, la force, Guérin & Famose, 2005) ;

d) des entretiens avec questions ouvertes invitant à des auto-descriptions par l'enfant (L'Écuyer, 1990) ou des questions semi-ouvertes (Entretien semi-structuré de compréhension de soi [Bosacki, 2000] ;

e) des questionnaires complétés par des enseignants ou des parents (Teacher Rating Scale of Actual Competence and Social Acceptance, TRS, Harter & Pike, 1984) ;

f) des échelles d'affirmation de soi (dont celle de Cungi, Bouvard, & Rey, 1998).

Parmi ces outils, soulignons l'intérêt particulier de ceux développés par Harter et ses collaborateurs (*Self-Perception Profile for Children*, SPPC et *Teacher Rating Scale of Actual Competence and Social Acceptance,* TRS, Harter, 1985, 2012) et leurs versions traduites en français. Ils permettent, en effet :

- de questionner l'enfant de façon adaptée, en lui proposant, dans un premier temps, de choisir entre deux énoncés, décrivant deux perceptions contrastées, celui qui lui ressemble le plus ; puis, dans un second temps, de préciser le degré de ressemblance par rapport à la perception choisie (ce qui est plus nuancé qu'un vrai ou faux). Concrètement, l'enfant est invité à choisir entre deux types d'enfants, celui dont il s'estime le plus proche (par exemple, « certains enfants ont l'impression de bien travailler à l'école, mais d'autres se demandent s'ils travaillent suffisamment » ; puis il doit pondérer ce choix en le faisant correspondre au degré de ressemblance (« vraiment comme moi ou à peu près comme moi ») ;
- d'évaluer la perception de soi dans plusieurs dimensions selon l'autoperception de l'enfant afin d'établir un profil multidimensionnel, dont les forces et faiblesses dans les perceptions de ses compétences sont repérables ;

- d'identifier l'importance des domaines que l'enfant attribue, ce qui permet d'établir des liens entre l'importance accordée à un domaine particulier et l'autoperception de l'enfant quant à ses compétences dans ce domaine, sachant que, selon Harter (1993), l'importance des domaines concernés par l'évaluation influence les niveaux de perception de soi ainsi que d'estime globale de soi ;
- de comparer l'autoperception de l'enfant et l'hétéroperception des enseignants pour les différentes dimensions afin d'apprécier l'éventuel écart entre les deux ;
- de connaître à quels groupes de comparaison se réfère l'enfant pour situer sa perception de soi dans les différentes dimensions selon ses comparaisons sociales.

Soulignons également l'intérêt particulier du *Self-Perception Profile for Learning Disabled Students* (SPPLD, Renick & Harter, 1988, 2012), construit selon la même logique que le SPPC, qui est adapté à des enfants ayant des difficultés d'apprentissage et une déficience intellectuelle légère à début modérée.

Dans le tableau 7.3, nous détaillons les divers outils et méthodes d'évaluation du soi applicables pour des enfants se situant à un âge scolaire primaire ou à un niveau développemental équivalent à 6-7 ans jusqu'à 12 ans.

Tableau 7.3. Outils et méthodes d'évaluation de la perception de soi de 6 ans à 12 ans

Période niveau scolaire primaire, 6-12 ans				
Outil original et versions/âges	**Forme**	**Dimensions**	**Exemple d'énoncés**	**Cotation/Scores**
Questionnaires autorapportés multidimensionnels et globaux				
Self-Perception Profile for Children (SPPC, Harter, 1985, 2012), versions francophones, Profil de perception de soi (Pierrehumbert *et al.*, 1987), « Qui suis-je ? » (Boivin *et al.*, 1992), 9 à 13 ans	Questionnaire autorapporté ou administration individuelle verbale des questions invitant l'enfant à répondre oralement	Deux volets : (1) perception et (2) importance attribuée aux domaines : compétences scolaires ; compétences athlétiques ; compétences comportementales ; acceptation sociale ou compétences sociales ; apparence physique. Estime de soi ou valeur globale de soi	(1) Volet perception Exemples : « Certains enfants ont l'impression de bien travailler à l'école », mais « d'autres se demandent s'ils travaillent suffisamment », « Certains enfants sont un peu plus difficiles à aimer », mais « d'autres enfants sont vraiment faciles à aimer. » Choix de l'enfant entre les 2 propositions, en fonction de son appréciation à l'une ou à l'autre, là où il se reconnaît. Puis il pondère ce choix (« exactement comme moi » ou « plus ou moins comme moi »). (2) Volet importance Exemple : « Pour certains enfants il est important d'être un bon élève », mais « pour d'autres ce n'est pas important. »	Codage à chaque item par un score allant de 1 à 4 (1 = faible compétence perçue, 4 = le plus de compétence perçue) Chacun des items a une cote de 1 à 4. Une cote de 4 reflète une vision positive de soi-même au niveau de la perception des compétences. Scores spécifiques par dimension et score global de valeur de soi ou d'estime de soi

Self-Perception Profile for Learning Disabled Students (SPPLD, Renick & Harter, 1988, 2012), pour enfants avec difficultés d'apprentissage de 8 à 18 ans	Questionnaire autorapporté ou administration individuelle verbale des questions invitant l'enfant à répondre oralement	Trois volets : (1) Perception de soi : *What I am like?* (2) Groupe de comparaison : *Who I am like?* (3) Importance de domaines : *How important are these things to how you feel about yourself as a person?* (1) Perception et (3) importance attribuées aux domaines : aptitudes intellectuelles générales ; compétences en lecture ; compétences en écriture ; compétences en mathématiques ; compétences athlétiques ou sportives ; compétences comportementales ; acceptation sociale ; apparence physique. Valeur globale de soi	(1) *What I am like?* Quarante-six paires de phrases, 4 ou 5 par dimension Choix entre 2 propositions en fonction de son appréciation à l'une ou à l'autre, là où il se reconnaît Exemple : « Certains enfants trouvent qu'il est difficile de se faire des amis », mais « d'autres enfants trouvent que c'est assez facile de se faire des amis. » Puis il pondère ce choix : « tout à fait exact pour moi » ou « plutôt exact pour moi ». (2) *Who I am like?* Par dimension Choix entre 3 groupes de comparaison Exemple : « Si tu travailles bien à l'école, tu te compares ou tu penses à des jeunes de ta classe, ou des jeunes de ton école qui ne sont pas dans ta classe, ou des jeunes qui ne sont ni dans ta classe ni dans ton école. » (3) *How important are these things to how you feel about yourself as a person?* Dix-huit paires de phrases, 2 par dimension Choix de l'enfant entre les 2 propositions selon l'importance qu'il accorde Exemple : « Certains enfants pensent que c'est important de bien réussir à l'école pour se sentir bien », mais « d'autres enfants ne pensent pas que c'est important de bien réussir à l'école pour se sentir bien. » Puis il pondère ce choix : « tout à fait exact pour moi » ou « plutôt exact pour moi ».	(1) Volet perception Codage à chaque item par un score allant de 1 à 4 (1 = faible compétence perçue, 4 = le plus de compétence perçue). Une cote de 4 reflète une vision positive de soi-même au niveau de la perception des compétences. Scores spécifiques de perception par dimension et score global de valeur globale de soi. Profil individuel de perception des compétences dans les différentes dimensions (3) Volet importance Codage à chaque item par un score allant de 1 à 4 (1 = faible importance, 4 = importance élevée). Scores spécifiques d'importance par dimension Profil individuel d'importance des différents domaines

Questionnaire d'autoévaluation de soi (QAEVS, Maintier & Alaphlippe, 2006)	Questionnaire autorapporté	Trois dimensions : sociale ; cognitive ; comportementale. Autoévaluation globale de soi	Neuf items/traits : l'intelligence, les capacités manuelles et artistiques, le sport, la lecture, les capacités relationnelles à l'égard des autres enfants et des adultes, les capacités d'expression verbale, le travail scolaire, l'évaluation esthétique de son propre physique. L'enfant doit faire une croix dans la case au-dessus de sa réponse. « Pour l'intelligence, tu trouves que tu es, 1 par rapport aux enfants de ton âge : bien moins intelligent que les autres, moins intelligent que les autres, aussi intelligent que les autres, plus intelligent que les autres, beaucoup plus intelligent que les autres ».	La cotation est échelonnée de – 2 (lorsque l'enfant se situe au plus bas de l'échelle) à + 2 (niveau d'autoévaluation le plus élevé). Les scores aux différents items sont additionnés pour obtenir un score composite final compris entre – 18 et + 18. Niveau d'autoévaluation selon une structure tridimensionnelle : scores spécifiques par dimension Niveau d'autoévaluation global par un score composite
McDaniel-Piers Young Children's Self-Concept Scale (MP, McDaniel & Piers, 1973), 5 à 8 ans	Questionnaire autorapporté, passation individuelle ou en groupe, avec lecture par l'examinateur	Trois dimensions : soi émotionnel ; soi scolaire ; soi comportemental. Concept de soi global	Quarante énoncés formulés à la première personne à propos desquels les enfants marquent leur accord ou non, par des réponses « oui » ou « non ». Exemples : « Je suis heureux » ; « Ma famille est déçue de moi. » Afin de contrôler l'acquiescement des réponses, les énoncés sont soit négatifs soit positifs, selon un ordre établi au hasard.	Sur base des réponses « oui » ou « non », on calcule des scores spécifiques par dimension : le soi émotionnel (16 points), le soi scolaire (14 points) et le soi comportemental (10 points) ; et un score global (40 points) du concept de soi. Un score élevé indique un concept de soi positif.

Instrument de mesure de l'estime de soi (IMES, Rambaud, 2010), inspiré du *Self-Perception Profile* de Harter, à partir de 6 ans	Questionnaire autorapporté par l'enfant, en groupe, avec lecture orale de chaque énoncé par l'évaluateur	Quatre domaines : scolaire ; social ; conduite ; valeur propre.	Deux items préliminaires pour l'entraînement et 20 items (5 items pour les 4 domaines) Chaque proposition comporte une icône de départ à des fins de repérage du domaine concerné. Pour chaque énoncé, figurent quatre représentations « smiley » de sourire de taille décroissante. L'enfant entend l'énoncé puis entoure le smiley parmi les quatre qui lui correspond le mieux. Exemple : « Je travaille bien à l'école », avec votre stylo, entourez le bonhomme qui décrit bien ce que vous pensez. Pour chaque énoncé, en entourant le « smiley », l'enfant indique si cela lui ressemble « vraiment beaucoup, beaucoup, un peu ou pas du tout ».	Scores spécifiques pas dimension Score total
Self Description Questionnaire 1 (SDQ-1, Marsh *et al.*, 1991 ; version française, Mercier *et al.*, 1994) validé pour des élèves de 1re et 2e années primaires à l'âge de 12 ans	Questionnaire autorapporté, passation individuelle ou en groupe	Dimensions : – dans le concept de soi non scolaire : habileté physique, apparence physique, relations avec les pairs, relations avec les parents ; – dans le concept de soi scolaire : en lecture, en mathématiques, et scolaire en général. Concept de soi global (*Total self*) Estime de soi	Septante-six questions auxquelles l'enfant répond par oui ou par non, puis quantifie sa réponse sur une échelle de type Likert en cinq points : 1 = faux, 2 = principalement faux, 3 = parfois faux et parfois vrai, 4 = principalement vrai et 5 = vrai. Douze de ces questions ont une formulation négative afin de briser une habituation aux questions positives, pouvant biaiser les résultats. Exemples : « Je fais beaucoup de choses importantes », « J'ai beaucoup de raisons d'être fier ou content de moi », « Je peux faire les choses aussi bien que la plupart des autres », « Les autres pensent que je suis une bonne personne », « Il y a beaucoup de bonnes choses en moi », « Je suis aussi bon(ne) que la plupart des autres », « Lorsque je fais quelque chose, je le fais bien ».	À chaque item, l'échelle de type Likert a cinq échelons. Plus la moyenne des réponses s'approche de 5, plus le concept de soi est élevé. Scores spécifiques par dimension au sein des concepts de soi scolaire et non scolaire Scores globaux pour concept de soi global et pour l'estime de soi

Self concept Scale (Muller & Leonetti, 1972 ; version révisée française, Cadieux, 1992 ; version québécoise, Échelle primaire du concept de soi, Mercier *et al.*, 1994), élèves de maternelle jusqu'à la 4e année primaire	Questionnaire autorapporté, passation individuelle ou en groupe	Version originale à 5 dimensions : comportement ; aspect intellectuel ; apparence physique ; relations avec les pairs ; aspect émotionnel. Concept de soi total Version révisée québécoise à 2 dimensions : concept de soi scolaire ; concept de soi social.	La version originale comporte 21 illustrations décrivant une variété de situations sociales et académiques. Version révisée québécoise : 12 illustrations décrivant une variété de situations sociales et scolaires, 6 pour le concept de soi social et 6 pour le concept de soi scolaire. Pour chaque situation, l'illustration montre deux scènes, l'une décrivant un élève dans un rôle positif et l'autre dans un rôle négatif. L'enfant indique laquelle des deux scènes se rapproche le plus de ses perceptions à son sujet, en entourant l'enfant de la scène auquel il s'identifie le plus.	Scores spécifiques par dimension Score global de concept de soi
Piers-Harris Children's Self-Concept Scale (second edition) (Piers *et al.*, 2002; *The Way I Feel About Myself*), 7-18 ans	Questionnaire autorapporté	Adaptation comportementale Statut intellectuel et scolaire Apparence et attributs physiques Libre d'anxiété/ dysphorie Popularité sociale Bonheur et satisfaction Estime de soi globale	80/60 items sous forme d'énoncés sur base d'un format de réponse « oui-non » Exemples : *My classmates make fun of me* ; *I am a happy person* ; *It is hard for me to make friends* ; *My looks bother me* ; *I am a leader in games and sports* ; *I behave badly at home.*	Scores spécifiques par dimension Score global d'estime de soi globale

Joseph Picture Self-Concept Scale : Older *Child Interview form* (Joseph, 2004), 7 à 13 ans.	Mesure autorapportée sous forme d'entretien avec l'enfant	Concept de soi global	Un format de réponse en image pour 21 items avec des paires d'images représentant respectivement un concept de soi positif et un concept de soi négatif. L'enfant choisit une des deux images. Exemple : *One of these girls is a slow runner and the other one can run very fast. Which one is most like you?*	Un point par réponse pour obtenir un score de concept de soi global
Self-Evaluation Scale for Children (Klimkeit *et al.*, 2006)	Questionnaire autorapporté	Sous-échelle *Positive Self-Perception*, opérationnalise la perception de soi positive	Items de perception de soi positive : se percevoir comme étant bon, non colérique et heureux, penser que les autres le voient comme une bonne personne, garder sa chambre propre, pouvoir se concentrer, et avoir une belle calligraphie	
Tennesse Self-Concept Scale, second edition (TSCS-2, Fitts & Warren, 1996), à partir de 7 ans, jusqu'à 90 ans	Questionnaire autorapporté, en individuel ou en groupe	Concept de soi total Mesure générale de conflit 6 dimensions de concept de soi : physique ; moral ; personnel ; familial ; social ; académique/travail.	Septante-six items pour les enfants L'enfant répond selon une échelle de Likert à 5 points, selon son degré d'accord : de « toujours faux » à « toujours vrai » Exemples : « Je ne suis personne », « Je traite mes parents aussi bien que je le devrais », « Je suis un membre d'une famille heureuse », « Une fois que je pense à quelque chose de trop mauvais, j'en parle ».	À chaque item, une échelle de Likert à 5 points : 1 = « toujours faux », 2 = « souvent faux », 3 « parfois faux et parfois vrai », 4 = « souvent vrai », 5 =« toujours vrai ». Six scores spécifiques par dimension Score global du concept de soi total Score de conflit

Autodescriptions				
Question ouverte « Qui es-tu ? » (L'Écuyer, 1990)	Entretien individuel à une question ouverte		Question ouverte pour une approche autodescriptive : l'enfant est invité à se décrire lui-même tel qu'il se perçoit en réponse à la question. L'autodescription est réalisée verbalement par l'enfant.	
Entretien semi-structuré en compréhension de soi (Bosacki, 2000)	Entretien individuel sous forme de demande de justification		Demande de justification de 6 réponses au *SPPC*, pour obtenir une image plus précise de la manière dont l'enfant comprend les théories relatives à lui-même.	
Test spécifique au soi physique				
Épreuve de schéma corporel révisée (CORP-R, Meljac *et al.*, 2010), 4-11 ans	Testing	Réalité objective et réalité subjective du corps Dessin du bonhomme, épreuve du corps, épreuve du visage (évocation, construction, reproduction)		

Questionnaires enseignants-parents				
Teacher's Rating scale of Child's Actual Competence (TRS, Harter, 1985), version francophone	Questionnaire hétérorapporté par l'enseignant	Compétences scolaires Compétences athlétiques Compétences comportementales Acceptation sociale ou compétences sociales Apparence physique	Quinze questions à l'enseignant pour qu'il donne son appréciation des compétences ou qualités de l'élève. Items analogues à ceux du SPPC en version enseignant, sous un même format pour les mêmes domaines (à l'exception de valeur propre) Une correspondance terme à terme est possible entre le SPPC et le TRS, entre les réponses de l'élève portant sur son sentiment de compétence dans différents domaines et les réponses de son enseignant le décrivant sur la même compétence. « Cet élève travaille généralement bien » ou « Cet élève ne s'applique pas suffisamment ».	Choix entre les 2 propositions puis pondérer ce choix « correspond vraiment » « correspond à peu près » Codage à chaque item par un score allant de 1 à 4 (1 = faible compétence perçue, 4 = le plus de compétence perçue) Scores spécifiques par dimension Profil d'hétéroperception dans des différents domaines
Questionnaire, enseignant (Lawrence, 1988)	À compléter par écrit avant et après expérimentation			

5 Évaluer le soi à adolescence (de 12 à 18 ans) ou période formelle

Les raisons évoquées pour évaluer la perception de soi dans diverses dimensions et l'estime de soi chez des adolescents rejoignent celles que nous avons détaillées pour les enfants d'âge scolaire. Pour la période de l'adolescence, s'ajoutent d'autres raisons. Nous soulignons la pertinence de cette évaluation en raison de l'impact des changements majeurs liés à la transition vers la puberté et l'adolescence touchant toutes les dimensions de la personne (physiques, psychologiques, sociales, relationnelles, etc.) sur la façon dont le jeune se perçoit et s'estime. La transition de la scolarité du primaire au secondaire et l'évolution des relations amicales et amoureuses, ainsi que l'affinement identitaire, sont des aspects susceptibles d'avoir une incidence sur sa perception de soi. En outre, pour certains adolescents, cela correspond à une période « à risques », une évaluation de l'estime de soi peut aider à les détecter et mettre en place une intervention si nécessaire. Enfin, évaluer l'estime de soi des adolescents « vulnérabilisés » par une psychopathologie, un handicap, une maladie ou des risques psychosociaux, est également essentiel pour qu'elle soit prise en compte dans leur prise en charge.

Plusieurs instruments et méthodes ont été conçus pour évaluer la perception de soi et l'estime de soi d'adolescents. On peut relever différents types de méthodes :

a) des questionnaires autorapportés d'estime de soi globale (*Rosenberg's Self-Esteem scale*, Rosenberg, 1965, version canadienne française, Vallières & Vallerand, 1990 ; *Coopersmith Self-Esteem Inventory*, Coopersmith, 1967, Inventaire d'estime de soi de Coopersmith, SEI, 1984, ou *School short-form Coopersmith Self-Esteem Inventory-Revised and improved*, Hills, Francis, & Jennings, 2011) ;

b) des questionnaires autorapportés de perception de soi dans différentes dimensions (*Self-Perception Profile for Adolescents*, SPPA, Harter, 1985, 2012, version canadienne française, Bouffard *et al.*, 2002 ; *Self-Description Questionnaire II*, SDQ II, Marsh, 1990 ; *Self-Perception Profile for Learning Disabled Students*, SPPLD, Renick & Harter, 1988, 2012 ; *Piers-Harris Children's Self-Concept Scale*, Piers, Harris, & Herzberg, 2002 ; Échelle Toulousaine d'Estime de Soi, ETES, Sordes-Ader *et al.*, 1998 ; Bardou, 2011 ; Bardou *et al.*, 2012a, b ; Échelle de Mesure des Conditions de l'Estime de Soi à l'Adolescence, ÉMCESA, Dupras & Bouffard, 2011 ; *Beck Self-Esteem Scales*, Beck *et al.*, 2001) ;

c) des entretiens semi-structurés avec questions ouvertes ou semi-ouvertes qualitatives invitant à des autodescriptions par l'adolescent (dont les questions de Polce-Lynch *et al.*, 1998, le *Self-Understanding Interview*, SUI, Damon & Hart, 1988) ou encore une tâche de fluence basée sur le *Twenty Statements Test*, TST, Kuhn & McPartland, 1954), ou des autodescriptions écrites par l'adolescent sur qui il est (dont celle de L'Écuyer, 1990) ;

d) des mesures pouvant fournir indirectement des indices d'une mauvaise ou bonne estime de soi, par le biais d'une éventuelle autodévalorisation (dont la sous-échelle Autodévalorisation de l'inventaire clinique pour adolescents de Millon [*Millon Adolescent Clinical Inventory* – MACI, Millon, Millon, & Davis, 1993] ou d'un doute de soi [sous-échelle *Self-Doubt Subscale* du *Subjective Overachievement Scale*, Oleson, Poehlmann, Kost, Lynch, & Arkin, 2000]) ;

e) des questionnaires d'autoattribution (dont le *Self-Attribution Questionnaire*, SAQ, Pelham & Swann, 1989) ;

f) des échelles d'affirmation de soi (dont celle de Cungi *et al.*, 1998) ;

g) des questionnaires complétés par des enseignants ou des parents (dont celui de Harter, TRS).

Selon l'outil proposé sous forme de questionnaire(s), les processus cognitifs mobilisés à propos de soi varient ; soit l'adolescent doit choisir ce qui lui correspond le mieux entre une description positive ou négative, soit il doit estimer si l'énoncé est vrai ou faux en ce qui le concerne, ou dans quelle mesure cet énoncé est vrai ou faux en fonction d'une échelle graduée (degré d'accord, degré de proximité par rapport à ce que l'énoncé décrit). Des scores quantitatifs peuvent être calculés. Il est important de porter une attention sur la normativité relative aux mesures de l'estime de soi, comme le proposent Lecigne et Tolve (2010).

Lors d'un entretien proposant des questions semi-ouvertes, l'adolescent réalise des autodescriptions qualitatives pouvant dépendre de son aisance avec la personne qui conduit cet entretien, de sa motivation à donner des informations à son sujet et à « se livrer sur lui-même » et de ses capacités verbales. Lorsqu'il s'agit d'autodescriptions par écrit suite à des questions ouvertes ou semi-ouvertes, l'adolescent doit également avoir la motivation de les faire. La compréhension par la personne examinatrice de ce qu'il écrit à propos de lui peut être plus ou moins aisée. Les analyses qualitatives peuvent présenter un intérêt clinique.

Dans le tableau 7.4, nous détaillons les outils et les méthodes d'évaluation du soi applicables pour des adolescents se situant à un âge scolaire secondaire ou à un niveau développemental équivalent, à partir de 12 ans jusqu'à 18 ans.

Tableau 7.4. Outils et méthodes d'évaluation de la perception de soi de 12 à 18 ans

Période de l'adolescence, 12-18 ans				
Outils originaux et versions/âges	**Forme**	**Dimensions**	**Exemple d'énoncés**	**Cotation/Scores**
Questionnaires autorapportés unidimensionnels				
Rosenberg's Self-Esteem scale (Rosenberg, 1965, version canadienne française, Vallières & Vallerand, 1990)	Questionnaire autorapporté unidimensionnel	Estime de soi globale	Dix items sous forme d'énoncés formulés de façon relativement générale. L'adolescent précise le degré d'accord avec chaque énoncé, par un format de réponse, selon une échelle d'accord à 6 points de type Likert allant de 1 « tout à fait en désaccord » à 6 « tout à fait en accord ». Exemple : « Je pense que je possède un certain nombre de belles qualités. »	
Coopersmith Self-esteem Inventory (Coopersmith, 1967), Inventaire d'estime de soi de Coopersmith (SEI, 1984), *School short-form Coopersmith Self-Esteem Inventory-Revised and improved* (Hills *et al.*, 2011), 8-16 ans	Questionnaire autorapporté unidimensionnel, en individuel ou en groupe	Estime de soi globale	Forme scolaire longue : 50 items pour élèves du secondaire Forme scolaire courte : 8 items Les énoncés sont à apprécier par l'adolescent en fonction de son degré d'accord : (a) tout à fait d'accord, (b) « d'accord », (c) « indécis », (d) « pas d'accord », (e) « pas du tout d'accord ». Exemple : « Je ne suis pas bon à l'école. »	Par item, selon les cinq catégories de degré d'accord, cinq scores sont attribués selon une échelle de Likert allant de 1 à 5 pour les items positifs, et dans l'ordre inverse pour les items négatifs. Score global d'estime de soi (minimum 50 à maximum 250)

Questionnaires autorapportés multidimensionnels				
Self-Perception Profile for Adolescents (SPPA, Harter, 1988, 2012 ; Profil de perception de soi à l'adolescence, PPSA, version québécoise, Bouffard *et al.*, 2002)	Questionnaire autorapporté multidimensionnel, en individuel ou en groupe	(1) Volet perception : compétence scolaire ; acceptation sociale ; compétence athlétique ; apparence physique ; conduite/moralité ; compétence de travail ; compétence en relations sentimentales ; compétence en amitié ; (créativité, version québécoise) Valeur de soi personnelle (2) Volet importance : par domaine	(1) Volet perception Version originale : 45 items répartis à raison de 5 items par dimension Il évalue le sentiment qu'a le jeune de ses compétences ou son adéquation dans ces domaines ainsi que le sentiment qu'il a, globalement, de sa propre valeur en tant que personne. Le format met en vis-à-vis deux parties contrastées d'un énoncé, impliquant un choix entre deux descriptions de soi, l'une positive et l'autre négative. Exemple : « Certains jeunes réussissent bien dans leur travail scolaire », mais « d'autres jeunes ne réussissent pas bien dans leur travail scolaire ». On demande d'abord à l'adolescent de sélectionner le type de jeunes auxquels il ressemble le plus, soit ceux qui sont décrits dans la première partie de la phrase, soit ceux décrits dans la seconde. Ayant fait ce choix, il doit ensuite indiquer si la description est « tout à fait vraie » pour lui, ou « plutôt vraie » pour lui. Cette formulation vise à neutraliser la tendance à donner des réponses socialement désirables. (2) Volet importance L'adolescent précise le degré d'importance de chaque domaine selon une échelle de Likert à 4 points.	(1) Volet perception Les réponses sont codées selon l'échelle de Likert à 4 points : de 1 indiquant une faible compétence ou faible adéquation perçue, à 4 indiquant une compétence ou adéquation perçue élevée. Profil individuel de perception des compétences dans les différentes dimensions (2) Volet importance Profil individuel de l'importance dans différents domaines

Self-Description Questionnaire II (SDQ II, Marsh, 1990)	Questionnaire autorapporté	Onze dimensions du concept de soi Dans le concept de soi non scolaire : habiletés physiques ; apparence physique ; relations avec les pairs ; relations avec le sexe opposé ; relations avec le même sexe ; honnêteté/loyauté ; relations avec les parents ; stabilité émotionnelle. Dans le concept de soi scolaire : la lecture ; les mathématiques ; les matières scolaires générales. Estime de soi globale	Cent-deux items, dont la moitié est exprimée de manière négative, allant de faux à vrai Énoncés relatifs à des caractéristiques descriptives Exemples : « Lorsque je fais quelque chose, je le fais bien » ; « Je me fais facilement des amis ».	Pour chaque item, échelle de Likert à 6 points, allant de faux à vrai : 1 = faux, 2 = principalement faux, 3 = parfois faux, 4 = parfois vrai, 5 = principalement vrai, 6 = vrai. Plus la moyenne des réponses s'approche de 6, plus le concept de soi est élevé. Scores spécifiques par dimension au sein des concepts de soi scolaire et non scolaire Score global pour l'estime de soi globale

Échelle Toulousaine d'Estime de Soi (ETES, Sordes-Ader *et al.*, 1998 ; Bardou, 2011 ; Bardou *et al.*, 2012a, b)	Questionnaire autorapporté	Soi socioémotionnel (état émotionnel et interactions avec autrui) Soi scolaire (compétences scolaires) Soi physique (image corporelle)	Dernière version : 18 items Affirmations relatives à des caractéristiques (qualités *vs* défauts), attitudes ou comportements dans les domaines des relations sociales, scolaires, vie familiale, apparence physique, etc. Exemples : « Je me trouve énervé(e) ou tend(u) » ; « Je suis fier(fière) de mes résultats scolaires. »	Échelle de Likert à 5 points de fréquence : de « jamais » à « très souvent » Sous-score par dimension Score global
Échelle de Mesure des Conditions de l'Estime de Soi à l'Adolescence (ÉMCESA, Dupras & Bouffard, 2011), 12-18 ans		Estime de soi reliée aux événements positifs et négatifs relatifs à 5 dimensions : acceptation sociale ; apparence physique ; compétence sportive et athlétique ; poids corporel ; réussite scolaire.	Trente énoncés mesurant à quel point l'adolescent assujettit son estime de soi dans diverses dimensions Les énoncés font référence à ces deux types d'événements. Certains énoncés demandent au jeune d'indiquer si la survenue d'un événement agréable est de nature à augmenter son estime de soi. Inversement, d'autres énoncés lui demandent si la survenue d'un événement désagréable diminue son estime de soi. L'adolescent signale à quel point il adhère au contenu de chaque énoncé. Le format de réponse, selon une échelle d'accord à 6 points de type Likert allant de 1 « tout à fait en désaccord » à 6 « tout à fait en accord ». Exemple : « Mon opinion sur moi diminue quand je suis insatisfait(e) de mon apparence physique ».	Pour chaque item, l'échelle d'accord à 6 points Scores spécifiques par dimension

Piers-Harris Children's Self-Concept Scale (second edition) (Piers *et al.*, 2002 ; *The Way I Feel About Myself*), 7-18 ans	Questionnaire autorapporté	Adaptation comportementale Statut intellectuel et scolaire Apparence et attributs physiques Libre d'anxiété/ dysphorie Popularité sociale Bonheur et satisfaction Estime de soi globale	80/60 items sous forme d'énoncés sur base d'un format de réponse « oui-non » Exemples : *My classmates make fun of me ; I am a happy person ; It is hard for me to make friends ; My looks bother me; I am a leader in games and sports; I behave badly at home.*	Scores spécifiques par dimension Score total d'estime de soi globale
Tennesse Self-Concept Scale, second edition (TSCS-2, Fitts & Warren, 1996), à partir de 7 ans, jusqu'à 90 ans	Questionnaire autorapporté, en individuel ou en groupe	Concept de soi total Mesure générale de conflit Six dimensions de concept de soi : physique ; moral ; personnel ; familial ; social ; académique/travail.	Septante-six items pour les enfants L'enfant répond selon une échelle de Likert à 5 points, selon son degré d'accord : de « toujours faux » à « toujours vrai ». Exemples : « Je ne suis personne », « Je traite mes parents aussi bien que je le devrais », « Je suis un membre d'une famille heureuse », « Une fois que je pense à quelque chose de trop mauvais, j'en parle ».	À chaque item, une échelle de Likert à 5 points : 1 = « toujours faux », 2 = souvent faux », 3 « parfois faux et parfois vrai », 4 = « souvent vrai », 5 = « toujours vrai ». Six scores spécifiques par dimension Score global du concept de soi total Score de conflit
Self-Attribution Questionnaire ou questionnaire d'autoattribution (SAQ, Pelham & Swann, 1989)	Questionnaire autorapporté, invitant l'adolescent à s'estime, par la comparaison sociale	Capacité intellectuelle Capacité sportive Attirance physique Compétences artistiques et musicales Capacité sociale	L'adolescent doit se positionner et s'autoévaluer en comparaison à des personnes de son âge, en se positionnant sur une échelle du type : 5 % inférieur, 10 % les plus faibles, 50 % les plus faibles, 50 % les plus élevés, 5 % supérieurs	

Autodescriptions				
Self-Understanding Interview (SUI, Damon & Hart, 1988)	Entretien sur la compréhension de soi	Sept dimensions du soi : *self-definition ;* *self-evaluation ;* *self in past and future;* *self-interest ;* *continuity ;* *agency ;* *distinctness*	Les réponses données par les adolescents sont codées en fonction de 7 catégories (exemples : physique, sociale, psychologique, etc.).	Analyse et interprétation qualitatives
Questions ouvertes « Qui es-tu ? » (L'Écuyer, 1990)	Questions ouvertes d'autodescription par écrit		Questions ouvertes pour une approche autodescriptive : l'adolescent est invité à se décrire lui-même tel qu'il se perçoit en réponse à la question. L'autodescription est réalisée par l'adolescent par écrit	Analyse et interprétation qualitatives
Nouvelle Tâche de fluence, basée sur le *Twenty Statements Test* (TST, Kuhn & McPartland, 1954)	Autodescription orale	Cognition autoréférentielle ou concept de soi	L'adolescent se décrit lui-même selon ses caractéristiques Exemples : « Je suis un footballeur » ; « Je suis gentil », etc.	Analyse et interprétation qualitatives
Questions semi-ouvertes qualitatives (Polce-Lynch *et al.*, 1998)	Questionnaire par écrit avec questions semi-ouvertes	Les pensées et les sentiments à propos de soi-même L'influence de l'apparence physique Les capacités à exprimer ses émotions	Questions : « Est-ce facile ou difficile de parler aux autres de ce que tu ressens ? Explique pourquoi. » « Comment ton apparence physique ou l'image de ton corps affecte la façon dont tu te sens toi-même ? » « Nomme certaines choses qui font que tu te sentes bien. » « Nomme certaines choses qui font que tu te sentes mal. » Les réponses écrites recueillent des informations qualitatives	Analyse et interprétation qualitatives par groupe de réponses

6 Conclusion

Dans ce chapitre, nous avons soulevé les questions que tout psychologue doit se poser lors du choix d'une méthode ou d'un outil d'évaluation du soi, en fonction de repères-clés, sur base de la littérature et sur l'appréciation critique méthodologique. Puis, pour chaque période développementale, nous avons justifié les raisons pour lesquelles il semble pertinent de procéder à une évaluation du concept de soi et de la perception de ses compétences. Nous avons également présenté des exemples d'outils validés, pouvant être utilisés pour chaque période développementale sous différentes formes. Ils peuvent aider à récolter des informations utiles pour la prévention et l'intervention psychoéducative et psychothérapeutique. Vous trouverez la présentation de plusieurs outils (encadrés 7.1 à 7.5) dans l'annexe de la partie 3.

Chapitre 8

Intervention ciblant le concept de soi auprès d'enfants et d'adolescents à développement typique et atypique

1 Introduction

Que l'on soit parent, enseignant, éducateur, psychologue ou étudiant en stage, nous sommes tous concernés en tant que personnes pouvant soutenir le développement harmonieux du soi chez le jeune enfant, l'enfant d'âge préscolaire ou scolaire et l'adolescent. Selon notre statut de parent, de professionnel, nous pouvons jouer un rôle dans la prévention ou l'intervention visant à limiter les risques et les déficits pouvant affecter la perception de soi. Les chercheurs sont également des acteurs pouvant tester dans quelle mesure une intervention thérapeutique ou éducative peut s'avérer efficace pour favoriser le développement du concept de soi ou de la perception de soi, à différentes périodes de développement et dans divers contextes. En formation initiale d'étudiants en psychologie, en enseignement... ou en formation continue de professionnels, il est indispensable de faire connaître les types d'interventions susceptibles d'être les plus efficientes auprès des bénéficiaires des pratiques futures ou actuelles des formés. Ce chapitre peut donc intéresser différents types de lecteurs selon leurs propres objectifs.

Selon Duclos (2004, pp. 34-35), comprendre et promouvoir le concept de soi et l'estime de soi, depuis l'enfance jusqu'à l'âge adulte, sont des facteurs essentiels de prévention et de protection des difficultés d'adaptation et d'apprentissages chez l'enfant, et de bien-être et de santé mentale chez l'adolescent et l'adulte. Il considère que deux niveaux de prévention, primaire et secondaire, sont concernés lorsqu'on soutient le développement du concept de soi et de l'estime de soi. En prévention primaire, un soutien au concept de soi peut prévenir l'incidence de difficultés dans diverses populations dans leurs milieux de vie, familial, scolaire, etc. En prévention secondaire, un soutien au concept de soi peut contribuer à prévenir une plus grande vulnérabilité auprès de populations présentant des problèmes d'adaptation, des troubles comportementaux, des difficultés d'apprentissage, en situation de handicap ou de maladie chronique, ainsi qu'auprès de populations vivant un mal-être psychologique.

Dans ce chapitre, nous allons mettre en exergue certains déterminants et facteurs favorables au développement du concept de soi, de la perception des compétences et de l'estime de soi, depuis la petite enfance jusqu'à l'adolescence. Des stratégies parentales soutenantes, des pistes et programmes d'intervention seront également présentés. Préalablement à toute démarche d'intervention, il est bien évidemment indispensable de procéder à une évaluation de la façon dont l'enfant ou l'adolescent se perçoit lui-même dans diverses dimensions. Nous avons évoqué les méthodes et outils d'évaluation dans le chapitre 7.

2 Facteurs et interventions favorables au concept de soi en âge précoce

Des situations du quotidien peuvent aider le tout jeune enfant à commencer à se différencier lui-même par rapport à autrui et à avoir peu à peu une conscience de soi. Les composantes du concept de soi émergent.

Les relations précoces du jeune enfant avec sa mère et les personnes de son entourage constituent des facteurs majeurs pour le développement du sentiment de sécurité et de confiance en soi du jeune enfant et de l'attachement mutuel.

Une série de situations en famille et en crèche peuvent être propices à ce que le jeune enfant se reconnaisse lui-même, à travers son reflet dans le miroir, sa photographie, l'identification des parties de son corps, ainsi que par la reconnaissance de son prénom. Le fait de commencer à différencier les objets qui lui appartiennent ou ce qu'il préfère au cours de la deuxième année l'aide également à se découvrir. Ces stratégies contribuent à la construction de la connaissance de soi.

Les commentaires à propos de ce qu'il sait faire de nouveau aident le jeune enfant à conscientiser certaines de ses propres compétences dans divers domaines :

- psychomoteur (il marche, court, monte les escaliers, par exemple) ;
- communicatif (il pointe des objets ou des images à la demande de l'adulte, par exemple) ;
- langagier (il exprime des approximations de mots et ses premiers mots, par exemple) ;
- cognitif (il parvient à activer des jouets à effets intéressants, en utilisant des boutons déclencheurs, par exemple) ;
- émotionnel (il exprime sa joie lors de retrouvailles avec des proches, par exemple) ;
- social (il commence à jouer avec un autre enfant, en échangeant un jouet, par exemple).

La mise en avant de ses nouvelles habiletés et le renforcement positif que les parents et l'entourage manifestent à son égard dans divers contextes aident le jeune enfant à développer un sentiment de compétences.

La psychomotricité précoce peut notamment l'amener à délimiter son propre corps, à découvrir son enveloppe corporelle, ses nouvelles habiletés tant motrices que dans d'autres domaines.

Les liens avec les membres de la famille, parents, frères et sœurs, grands-parents, etc., et la découverte de relations avec d'autres enfants en crèche ou en milieu de garde, font émerger le début d'un sentiment d'appartenance à des groupes.

Laporte (1997)[1] propose un guide bien utile pour favoriser le concept de soi chez les tout-petits à destination des parents et des intervenants de la petite enfance.

---

1. Laporte, D. (1997). *Pour favoriser l'estime de soi des tout-petits.* Montréal: Édition de l'Hôpital Sainte-Justine. Il est consultable en ligne.

3 Facteurs et interventions favorables au concept de soi en âge préscolaire

Dans le cadre familial, plusieurs stratégies parentales peuvent s'avérer soutenantes pour le développement du concept de soi chez l'enfant d'âge préscolaire. Elles sont à encourager si elles ne sont pas spontanément utilisées par les parents. Nous allons les préciser. Il y a également des interventions reposant sur des programmes validés qui peuvent orienter les parents et les éducateurs ou enseignants d'école maternelle dans le soutien à offrir à l'enfant pour se découvrir lui-même, *a fortiori* lorsqu'on dépiste des difficultés de développement chez celui-ci. Nous allons développer quelques exemples.

Quelques programmes prévoient l'entraînement de la connaissance de soi et de ses compétences, comme le programme *Assessment Evaluation Programming System* (AEPS) de Bricker (2002) pour l'âge préscolaire. Dans sa version francophone Évaluation, intervention et suivi (EIS, Rivest & Dionne, 2013), pour les âges de 3 à 6 ans, au sein du domaine social, figurent des objectifs et activités d'intervention (pp. 266-275) qui ciblent la connaissance de soi. Ce programme propose des buts d'intervention orientés vers des habiletés chez l'enfant à :

- But 1, « Faire part de ses préférences » : en l'invitant à amorcer les activités qu'il préfère, en lui demandant de choisir des activités ou des objets (lors d'activités de routine au quotidien, lors des repas, du bain, de l'habillage, de jeux libres ou d'exploitation de livres d'images, on le questionne sur ce qu'il aime ou n'aime pas, ce qu'il préfère, par exemple, « Est-ce que tu aimes le chocolat? ») ;
- But 2, « Comprendre comment ses propres comportements, pensées ou sentiments peuvent avoir des conséquences pour les autres, en reconnaissant ses propres affects et émotions et ceux des autres » (par l'usage des pronoms personnels dans des phrases exprimant son ressenti ou celui d'autrui, la dénomination de ses émotions dans différentes situations ou celles des autres, ou encore de personnages fictifs, etc.) ;
- But 3, « Communiquer de l'information sur son identité et sur celle des autres » (en donnant son prénom, son âge, son sexe, en dénommant ses frères et sœurs, en indiquant son nom de famille, sa date de naissance, son adresse, etc.).

Par ailleurs, de multiples objectifs psychologiques peuvent être atteints, grâce à la psychomotricité souvent proposée dans l'éducation d'enfants d'âge préscolaire (Albaret & Noack, 2011 ; Lelièvre & Staes, 2006 ; Sami-Ali, 2012) :

- elle donne accès au langage du corps par le corps, pour le corps et l'esprit ;
- elle permet à l'enfant d'avoir confiance, de se mesurer, de se reconnaître ;
- elle participe à la construction de soi, à l'individuation et à la reconnaissance de soi et des autres.

Spontanément, dans les différents milieux de vie, en famille, à l'école maternelle ou dans des milieux de loisirs, les adultes réfèrent au prénom et au nom de l'enfant, par l'usage d'étiquettes sur les vêtements, sur les objets qui lui appartiennent (comme sa mallette, sa boîte à tartines, ses chaussures, etc.), sur le portemanteau ou encore sur des nominettes indiquant où l'enfant doit s'installer, etc. Les autres enfants vont également faire usage de son prénom pour l'appeler.

Grâce aux commentaires des adultes et des autres enfants sur ses caractéristiques physiques (la couleur de ses cheveux et de ses yeux, sa taille, son genre, etc.), son caractère, ses compétences, l'enfant apprend à se connaître lui-même ; ce qui lui permet progressivement de se décrire lui-même lorsqu'on lui demande.

Parler des membres de la famille, découvrir les autres enfants de la famille, du voisinage et de l'école, permet aussi à l'enfant de se différencier des premiers groupes d'appartenance.

Ces différentes pistes psychoéducatives peuvent contribuer à soutenir, le plus tôt possible, le développement selon les quatre composantes du concept de soi préconisées par Duclos (2004) ; en l'occurrence, le sentiment de sécurité et de confiance, la connaissance de soi, le sentiment d'appartenance et le sentiment de compétence. Selon cet auteur, il est important que les parents et les adultes de l'entourage de l'enfant repèrent les signes observables de ces quatre composantes du concept de soi. Il explique les stratégies parentales favorables *versus* défavorables pour chacune de ces composantes. Nous résumons, dans les tableaux 8.1, 8.2, 8.3, 8.4, les signes observables chez l'enfant, ainsi que les stratégies parentales favorables *versus* défavorables, proposés par Duclos (2004) pour chacune des quatre composantes du concept de soi, afin de les utiliser comme repères pour guider les parents dans les interventions.

Plusieurs guides d'activités (encadré 8.1, en annexe) sont proposés à destination des parents, d'intervenants ou d'enseignants du préscolaire qui sont basés selon le modèle des quatre composantes de la perception de soi de Duclos (1997), ainsi que des livres de littérature de la jeunesse adaptés aux enfants de moins de 6 ans. À titre d'information, nous avons relevé dans la littérature de la jeunesse francophone des exemples de livres pour enfants d'âge préscolaire pour soutenir le développement de leur concept de soi en milieu familial et en classes maternelles. Nous les présentons dans l'encadré 8.2, en annexe.

Tableau 8.1. Sentiment de sécurité chez l'enfant : signes observables et stratégies parentales (Duclos, 2004, pp. 58-62, pp. 63-92)

Composantes Signes observables L'enfant est capable de	Stratégies favorables	Stratégies défavorables
Rester confiant face aux adultes qu'il connait	Être stable et fiable dans les réponses aux besoins affectifs Offrir sécurité et affection en accueillant ses émotions positives et négatives : joie, colère, peur, etc. Tenir les promesses Réserver du temps pour s'amuser avec lui	Ne pas être présent physiquement de façon régulière Manquer d'accueil et de disponibilité Ne pas offrir une présence psychologique stable Avoir des attentes conditionnelles à l'attachement Négliger de répondre à ses besoins Faire uniquement des activités axées sur les résultats et la compétition
Se repérer dans le temps et l'espace	Garantir une stabilité d'horaire Offrir un cadre de vie stable dans le temps et l'espace Établir des routines et rituels	Ne pas offrir un mode de vie stable et constant
Se détendre physiquement Accepter un contact physique Rester calme lors de blessure ou malaise physique	Être stable dans les réponses aux besoins physiques Garantir la sécurité physique en éliminant les sources de danger, de blessure et de maladie Offrir sécurité et affection quand il est malade, blessé	

S'adapter au stress	Réduire les facteurs de stress en le préparant aux changements ou en minimisant le nombre de changements Lui offrir des occasions d'activités de relaxation pour réduire son stress Être stable dans les réponses aux besoins affectifs Offrir sécurité et affection quand il ressent des émotions négatives (colère, tristesse, peur, etc.) Éviter les écarts excessifs d'humeur Tenir ses promesses	Manifester du stress de façon évidente Surévaluer les capacités
Tolérer des délais Anticiper du plaisir Réagir positivement à la nouveauté Prendre des risques calculés et faire preuve d'audace Être optimiste	Doser les délais entre désirs et satisfactions	
Comprendre, accepter et répondre positivement aux règles	Établir des règles de conduite sécurisantes et claires, les appliquer de façon constante Imposer des conséquences et des gestes logiques et naturel(le)s lors de l'irrespect des règles ou manquements Être ferme par rapport à certaines valeurs importantes et être souple sur d'autres points	Ne pas établir de règles de conduite ou être inconstant dans l'application des règles Changer les règles de conduite en fonction de son humeur Imposer des conséquences trop sévères ou non reliées aux manquements ou ignorer les manquements Se montrer rigide ou trop permissif

Tableau 8.2. Connaissance de soi chez l'enfant : signes observables et stratégies parentales (Duclos, 2004, pp. 58-62, pp. 93-114)

Composantes Signes observables L'enfant est capable de	Stratégies favorables	Stratégies défavorables
Reconnaître une habileté physique, ou difficulté	L'aider à prendre conscience de ses habiletés corporelles et physiques	
Reconnaître une habileté intellectuelle ou cognitive, ou difficulté	L'aider à prendre conscience de ses habiletés cognitives, ses talents	
Reconnaître une habileté relationnelle ou sociale, ou difficulté	L'aider à prendre conscience de ses habiletés sociales et qualités L'amener à comprendre les liens entre ses besoins, ses sentiments et ses comportements Blâmer le comportement inacceptable, mais pas l'enfant Éviter de souligner le comportement inacceptable devant les autres	
Déterminer ce qui le différencie des autres Déterminer les gestes et paroles pour lesquels les autres l'apprécient Reconnaître une habileté créative Garder le souvenir de petits succès passés Reconnaître ses difficultés	Se centrer sur les forces, qualités et compétences Souligner et valoriser ses succès d'importance Reconnaître et accepter les différences de l'enfant et celles des autres L'aider à prendre conscience de ses habiletés créatives Le soutenir dans ses difficultés Souligner les difficultés rencontrées, en ménageant sa fierté, l'aider à les surmonter, en lui donnant les moyens de s'améliorer Éviter de poser des étiquettes	Mettre l'accent sur ses échecs plutôt que sur ses forces Ignorer ses succès ou ne pas leur accorder d'importance Blâmer l'enfant pour ses maladresses Ignorer sa créativité ou ne pas y accorder d'importance Surprotéger l'enfant

S'affirmer, exprimer ses goûts et ses idées Faire des choix Assumer de petites responsabilités adaptées à son âge	Favoriser son affirmation et son autonomie Respecter ses motivations L'encourager à faire des choix Lui confier des responsabilités adaptées à son niveau Proposer des objectifs réalistes, sur le plan des comportements et des apprentissages Valoriser ses initiatives Éviter de poser des étiquettes négatives, par des adjectifs négatifs (paresseux, lent, etc.)	Le maintenir dans la dépendance et le contrôler de façon excessive Imposer ses propres motivations à l'enfant Avoir des attentes irréalistes, trop grandes ou pas assez importantes Ignorer ses initiatives ou ne pas y accorder d'importance
Exprimer ses sentiments, ses besoins	Tisser une relation d'attachement et de connivence L'aider à prendre conscience de ses sentiments et besoins, et à les exprimer adéquatement Faire preuve d'empathie et de chaleur humaine	Avoir des attentes conditionnelles à l'attachement Réprimer l'expression des sentiments et des besoins ou ne pas leur accorder d'importance
Se faire respecter	Utiliser un langage respectueux, positif et valorisant	Utiliser à l'égard de l'enfant des mots qui blessent Humilier et utiliser des sarcasmes

Tableau 8.3. Sentiment d'appartenance au groupe chez l'enfant : signes observables et stratégies parentales (Duclos, 2004, pp. 58-62, pp. 115-154)

Composantes Signes observables L'enfant est capable de	Stratégies favorables	Stratégies défavorables
Être sensible aux autres Être capable de générosité, de partage et d'entraide	Être un modèle de sensibilité aux autres, de partage et de générosité Encourager l'enfant à être sensible aux autres, à la dimension sociale, à être généreux, à coopérer et à pratiquer le partage et l'entraide Permettre une ouverture aux autres Participer bénévolement à des activités des milieux de garde et de l'école	Trop contrôler ses rapports sociaux Susciter l'individualisme et la compétition
Chercher activement la présence des autres Être détendu lorsqu'il est en groupe Communiquer facilement avec les autres Suggérer des idées pouvant servir au groupe Retenir les slogans, les chants de ralliement	Donner des rétroactions positives sur les habiletés sociales Cultiver la fierté d'appartenir à une famille et à d'autres groupes Planifier des activités familiales, sources de plaisir	
Appliquer des stratégies pour résoudre des problèmes sociaux	Promouvoir la justice et l'équité dans la famille Imposer un climat de respect entre les membres de la famille Suggérer des stratégies pour résoudre des problèmes sociaux Encourager l'enfant à gérer lui-même les conflits	Gérer les conflits à sa place
Parler de ses amis ou du groupe à la maison	Encourager l'enfant à se faire des amis Inviter les amis de l'enfant à la maison	
Assumer de petites responsabilités dans le groupe	Confier de petites responsabilités aux enfants et valoriser leurs contributions à l'ensemble de la famille	

Tableau 8.4. Sentiment de compétence chez l'enfant : signes observables et stratégies parentales (Duclos, 2004, pp. 58-62, pp. 155-199)

Composantes Signes observables L'enfant est capable de	Stratégies favorables	Stratégies défavorables
Anticiper du plaisir face à une activité Manifester le goût d'apprendre Manifester de la curiosité intellectuelle Manifester de la créativité Être détendu durant les activités d'apprentissage Percevoir l'utilité des activités et des apprentissages	Proposer des activités stimulantes, sources de plaisir Proposer des objectifs réalistes en fonction de ses capacités Respecter le niveau de développement de l'enfant et son rythme d'apprentissage Stimuler le développement de sa pensée Favoriser sa créativité Accorder plus d'importance à la démarche d'apprentissage qu'à ses résultats Éviter le stress de la performance Informer sur l'utilité des activités et des apprentissages	Imposer des apprentissages trop précocement Centrer l'attention uniquement sur les résultats
Faire des choix de stratégies ou de moyens Avoir des initiatives et considérer les risques calculés Réinvestir et généraliser ses habiletés et connaissances	Suggérer plusieurs stratégies et moyens d'apprentissage Favoriser son autonomie, son sens des responsabilités Valoriser ses initiatives	Ignorer ses initiatives ou ne pas y accorder d'importance
Se souvenir de ses réussites passées Manifester de la fierté à la suite de réussite Reconnaître et accepter ses erreurs Persévérer malgré les difficultés	Réactiver chez l'enfant le souvenir de ses réussites passées Faire des rétroactions et des objectivations pour amener l'enfant à prendre conscience des liens entre ses attitudes, ses stratégies et les résultats qu'il obtient Souligner par des rétroactions positives ses bonnes stratégies et ses réponses adéquates Accorder le droit à l'erreur L'aider à reconnaître ses erreurs, les dédramatiser, les accepter et l'aider à les corriger L'encourager à trouver des solutions aux problèmes	Ignorer les succès de l'enfant ou ne pas leur accorder de l'importance Mettre l'accent sur ses échecs plutôt que sur ses forces Imposer le perfectionnisme de l'adulte et blâmer l'enfant pour ses erreurs Trouver des solutions à sa place

4 Facteurs et interventions favorables à la perception et à l'estime de soi en âge scolaire et à l'adolescence

4.1 Facteurs favorables et critères d'efficacité de programmes d'intervention

L'enfant adopte aisément les points de vue exprimés par des adultes « significatifs », comme ses parents, ses enseignants, à son propos (Leary & MacDonald, 2003) ; les parents qui manifestent de l'approbation, de la responsivité et l'éduquent adéquatement sont susceptibles d'aider leur enfant à construire une estime de soi positive, tandis que des parents désapprobateurs, peu responsifs et peu investis envers leur enfant peuvent affaiblir son estime de soi (Bos, mûris, Mulkens, & Schaalma, 2006, p. 4). Précisons que les stratégies parentales favorables décrites par Duclos (2004) ainsi que par Laporte et Sévigny (1993), que nous venons de présenter dans le point précédent, sont également applicables vis-à-vis des enfants à l'âge scolaire primaire, de 6 à 12 ans. D'autres pistes psychoéducatives et interventions en milieu scolaire applicables par des enseignants vont être précisées.

Comme nous l'avons abordé dans le chapitre 2 consacré à l'évolution développementale du soi, lors de la transition de l'enfance à la puberté et à l'adolescence, des changements majeurs d'ordres biologique, physique, cognitif, social, psychologique et scolaire en font une période particulièrement « stressante » et critique sur le plan de l'estime de soi. Celle-ci tend à diminuer lors de la puberté puis elle peut s'améliorer à la fin de l'adolescence. Toutefois, nous avons évoqué que l'estime de soi se développe différemment, chez les filles et les garçons, à la fois en termes de niveaux d'estime de soi et de perception de ses compétences dans des domaines spécifiques. Leur niveau de pensée et d'intelligence formelle, le passage à l'école secondaire, le fait que les adolescents passent moins de temps avec leur famille pour privilégier les relations d'amitié, amoureuses, voire sexuelles, sont des facteurs qui ont un impact considérable sur la façon dont ils se perçoivent eux-mêmes et sur l'importance qu'ils attribuent à différents domaines. Il peut s'ensuivre une vulnérabilité et un éventuel sentiment d'inadéquation sociale. À l'adolescence, bien que le lien entre le style parental et l'estime de soi reste encore assez fort, l'approbation des pairs devient le prédicteur le plus important de l'estime de soi chez les adolescents (Bos *et al.*, 2006, p. 5). Selon Leary et MacDonald (2003), même si l'importance des compétences liée aux croyances favorise un niveau élevé d'estime de soi (comme l'accomplissement académique ou la compétence sportive), la perception de sa valeur relationnelle chez l'adolescent joue un rôle médiateur quant à l'impact de ces croyances sur l'estime de soi.

De façon générale, pour la période de l'enfance d'âge scolaire primaire et l'adolescence, on peut distinguer les programmes de prévention primaire s'adressant à des populations non cliniques et les programmes d'intervention, de traitement ou thérapeutique destinés à des populations « référées cliniquement » ayant une faible estime de soi.

Afin d'apprécier l'efficacité d'interventions visant à changer l'estime de soi chez des enfants d'âge scolaire et des adolescents, Haney et Durlak (1998) ont mené une méta-analyse qui a porté sur 116 études et qui a révélé une taille d'effet modeste à travers les mesures de concept de soi et d'estime de soi. En général, ces auteurs constatent que les programmes ayant des bénéfices positifs améliorent l'estime de soi des jeunes et apportent également des changements positifs dans le comportement, la personnalité et le fonctionnement scolaire. Toutefois, cette méta-analyse montre aussi que l'efficacité de l'intervention mise en œuvre dépend du type et de la cible de l'intervention, de ses fondements théoriques et scientifiques. Ces auteurs mettent en évidence les constats suivants :

- Les programmes de traitement ou d'intervention s'avèrent plus efficaces que les programmes de prévention primaire. Comme les niveaux d'estime de soi des enfants et adolescents « référés cliniquement » sont souvent plus faibles que ceux des autres jeunes tout-venant, l'intervention entraîne, par conséquent, un effet plus notable chez les enfants et adolescents « référés ». De plus, la majorité des programmes de prévention primaire cherche à améliorer l'estime de soi globale parmi plusieurs domaines de fonctionnement psychologique et les comportements. Les programmes de prévention primaire sont majoritairement des programmes proposés en milieux scolaires par les enseignants intégrant de multiples composantes en faveur de changements d'aptitudes et de perceptions, et ces programmes varient dans l'intensité, le temps et les formes de prévention (Emler, 2001).
- Les interventions ciblant spécifiquement l'augmentation de l'estime de soi sont plus efficaces que les interventions centrées sur d'autres aspects tels que les aptitudes sociales et les comportements. Par exemple, une thérapie cognitivo-comportementale qui identifie, chez l'enfant ou l'adolescent,

les croyances dysfonctionnelles et les cible pour les transformer en croyances plus réalistes, en combinant avec des techniques de modification des comportements, peut s'avérer efficace, surtout si elle prend en compte les déterminants de leur faible estime de soi (facteurs individuels et sociaux, dont le soutien social).

- Les programmes d'intervention fondés théoriquement, ou *evidence-based,* induisent de meilleurs effets que les programmes n'ayant pas de bases théoriques et empiriques claires.

On peut en déduire que les interventions en estime de soi peuvent être plus efficaces lorsqu'elles se centrent sur l'estime de soi et ses facteurs déterminants et lorsqu'elles sont basées sur une théorie et des travaux empiriques (Bos *et al.*, 2006, p. 12).

Les stratégies d'intervention doivent activer les deux types de déterminants ou de facteurs favorables au développement de l'estime de soi chez les enfants et les adolescents (Harter, 1999, 2003).

(1) Facteurs provenant de la compétence perçue dans les domaines auxquels ils attribuent de l'importance, par l'usage de quatre stratégies centrées sur les facteurs cognitifs :

- réduire les écarts entre les aspirations ou attentes et la compétence perçue : en augmentant les compétences dans un domaine important, ou en augmentant l'importance des domaines dans lesquels ils ont de bonnes aptitudes et en diminuant l'intérêt pour des domaines dans lesquels ils sont plus faibles ;
- encourager des autoévaluations plus adéquates de leurs compétences et les amener à poursuivre des buts réalistes ;
- évaluer le potentiel de changement de la valence des autoreprésentations, en fonction de la période plus ou moins critique et de la vulnérabilité, en particulier lors de transitions (comme le passage de l'école primaire à secondaire) ;
- considérer et faire attention aux propres théories individuelles quant aux causes auxquelles les enfants ou adolescents attribuent leur faible estime de soi ; les aider à différencier les attributions externes et internes d'échecs ;
- soutenir l'internalisation d'idées et de buts personnels et le fait d'être fiers de leurs compétences dans certaines tâches qu'ils se sont fixées.

(2) Facteurs sociaux ou provenant de l'expérience de soutien social :
- augmenter le soutien social et l'approbation adéquate et réaliste par les autres (parents, enseignants, pairs) ;
- proposer une intervention thérapeutique centrée sur les relations interpersonnelles parents-enfants (dont une thérapie familiale si nécessaire) ;
- soutenir la réussite dans les compétences scolaires et comportementales, car elle mène souvent à une augmentation du soutien social et de l'approbation par les parents ;
- augmenter des aptitudes dans les domaines valorisés par les pairs et soutenir le développement de compétences sociales, car cela permet d'améliorer les relations avec les pairs et d'avoir une « place à part entière » dans le groupe.

Selon Bos *et al.* (2006, pp. 6-8), il est également important dans l'intervention de différencier l'estime de soi selon certains critères, en l'occurrence :

- la stabilité potentielle ;
- la contingence selon les performances (selon les échecs, l'estime de soi peut en être trop altérée) ;
- le caractère implicite *versus* explicite (le caractère implicite d'estime de soi pouvant être proche ou en décalage par rapport au caractère explicite d'estime de soi ; par exemple, un haut niveau d'estime de soi explicite associé à un niveau faible d'estime de soi implicite peut induire de l'anxiété).

Les interventions ciblant l'estime de soi, pour être efficaces, devraient prendre en considération non seulement les facteurs favorables à celle-ci, mais aussi ces trois critères, la stabilité, la contingence et le caractère implicite de leur estime de soi. Ces critères sont à évaluer chez l'enfant ou l'adolescent. Par exemple, il peut être judicieux d'aider certains enfants ou adolescents à rendre leur perception de soi et leur estime de soi moins contingentes par rapport à des performances (selon le modèle motivationnel *helplessness*, Burhans & Dweck, 1995 ; Dweck & Leggett, 1988). On peut en effet diminuer les conséquences négatives d'une faible estime de soi, en incitant l'enfant ou l'adolescent à différencier ses perceptions de ses compétences dans des domaines distincts. S'il échoue dans des tâches dans un domaine particulier, son estime de soi peut rester protégée par le fait qu'il réussit dans des tâches rattachées à un autre domaine. Concernant l'amélioration de l'estime de soi implicite, il est nécessaire de mener des études à ce sujet et de concevoir de nouvelles interventions. Bos *et al.* (2006) suggèrent l'utilisation des jeux informatiques comme moyen potentiel pour mettre en valeur l'estime de soi implicite. Selon les stratégies parentales au cours de l'enfance, on a pu relever que l'estime de soi implicite à l'adolescence peut être plus élevée lorsque l'enfant a bénéficié de stratégies éducatives soutenantes et adéquatement ajustées, ou au contraire plus faible lorsqu'il a été surprotégé par ses parents (DeHart, Pelham, & Tennen, 2006).

Par ailleurs, en se référant aux deux tendances[2] à considérer qui sont, d'une part l'estime de soi pour sa propre personne au niveau de « l'être » et, d'autre part l'estime de soi au niveau du « paraître », ainsi que de la perception de ses compétences et de ses réussites, Duclos (2004, p. 25) suggère d'associer ces deux approches dans le cadre des programmes d'intervention favorisant l'estime de soi depuis l'âge scolaire jusqu'à l'âge adulte.

Au-delà de ces facteurs et de ces critères à prendre en compte dans la conception et la mise en œuvre d'intervention, il est essentiel de ne pas confondre les pistes et programmes d'intervention relatifs à l'estime de soi et aux perceptions des compétences, avec une démarche de promotion inconditionnelle d'une estime de soi la meilleure possible. En effet, bien que la littérature scientifique reconnaisse la perception de soi et l'estime de soi comme des variables importantes dans le développement et le bien-être des personnes, elles ne peuvent pas pour autant constituer, chez ces personnes et dans leurs relations sociales, une finalité de l'intervention, au risque d'entraîner des effets négatifs à moyen et long termes d'une survalorisation de soi et de ses compétences, comme l'ont souligné Baumeister *et al.* (2003), James (1890) et Seligman, Reivich, Jaycox et Gilham (1995). Parmi les effets négatifs d'une estime de soi survalorisée, sont relevés notamment une moindre motivation à l'effort, des comportements plus passifs, une plus grande vulnérabilité pour faire face à des situations difficiles, des frustrations et parfois même une augmentation de troubles anxieux.

Nous allons maintenant mettre en exergue des attitudes d'enseignants, des pistes et programmes d'intervention soutenant le développement du concept de soi et de la perception de soi chez l'enfant d'âge scolaire primaire et chez l'adolescent.

2. Ces deux tendances ont été définies dans le chapitre 1 au point relatif à la polysémie des termes sur le soi.

4.2 Attitudes des enseignants favorables à l'estime de soi des élèves

Sur base des facteurs favorables *versus* défavorables relevés dans la littérature à propos du développement de la perception des compétences et de l'estime de soi chez l'enfant en lien avec le développement scolaire et le parcours scolaire (abordés au chapitre 3), on peut en dégager des attitudes et stratégies soutenantes à adopter par les enseignants. Celles-ci peuvent renforcer les quatre composantes du concept de soi et de l'estime de soi : la connaissance de soi, le sentiment de sécurité et de confiance en soi ; le sentiment d'appartenance à un groupe, et le sentiment de compétences.

Pour soutenir ces quatre composantes, l'enseignant devrait :

- inviter l'élève à décrire qui il est, ce qui le caractérise, ce qu'il sait faire, à parler de ce qui l'intéresse et à expliquer ce qu'il ressent, ses réactions et comment il s'y est pris pour résoudre des problèmes ou comment il comprend certaines situations (renforcement de la connaissance de soi) ;
- permettre à l'élève de se sentir important, digne d'attention, d'intérêt et écouté lorsqu'il a des choses à dire et éviter les comparaisons ou les privilèges (renforcement de la confiance en soi) ;
- favoriser les expériences de l'élève à participer à l'organisation de la classe et à des activités d'apprentissage coopératives, l'inviter à s'intéresser à l'avis des autres et maximiser son engagement envers son groupe et son milieu scolaire (renforcement du sentiment d'appartenance à un groupe) ;
- permettre à l'élève de se sentir compétent et proposer des situations d'apprentissages stimulantes dans lesquelles l'élève est incité à s'autoobserver, à s'autoévaluer, à maintenir sa motivation et dans lesquelles il obtient des réussites, constater ainsi des résultats suite à ses efforts et soutenir son désir d'évolution (renforcement de l'autoévaluation, de la motivation et du sentiment de compétence).

Si l'enseignant repère une mauvaise perception de ses compétences et une faible estime de soi chez un élève, il peut également l'aider à modifier ses perceptions concernant ses habiletés scolaires, ses capacités d'apprentissage dans certaines situations et domaines particuliers.

Les stratégies de l'enseignant doivent également agir sur les principaux facteurs déterminant l'estime de soi à l'école ; en l'occurrence, soutenir l'engagement, les habiletés scolaires et favoriser plus la réussite que l'échec scolaire, aider l'enfant à développer ses habiletés sociales avec les pairs de sa classe et de l'école, et permettre que les enfants puissent, entre eux, porter un regard positif et valorisant sur les autres, et développent des relations harmonieuses.

4.3 Activités ciblées sur l'estime de soi en milieu scolaire primaire

Nous avons relevé quelques programmes ou modules d'activités, ou encore des fiches pédagogiques qui ont été élaborées au Québec, en Belgique et en France, sur base de conceptions théoriques multidimensionnelles de la perception de soi et de la littérature scientifique. Plusieurs d'entre eux se sont inspirés directement du modèle en quatre composantes de Duclos (1997, 2004).

Tout d'abord, le SEGEC de la Fédération Wallonie-Bruxelles de Belgique (2006-2007)[3] a développé des modules d'activités visant à développer l'estime de soi chez des élèves de l'enseignement ordinaire et spécialisé, se situant dans une perspective de développement de leurs compétences transversales relationnelles et de conscientisation de leur propre fonctionnement. Ces modules de quatre activités ont été conçus en référence aux quatre composantes de l'estime de soi proposées par Duclos (2004). Chacune des quatre activités cible une des quatre composantes ou facteurs d'estime de soi :

- la connaissance de soi ;
- la confiance en soi ;
- le sentiment d'appartenance à un groupe, à une collectivité ;
- le sentiment de compétence, et le pouvoir et la liberté d'agir sur son environnement.

Pour chaque composante, les modules sont décrits en précisant les compétences transversales concernées, les intentions pédagogiques générales qui orientent le module, la procédure avec des indications du dispositif (classe, groupe, individuel), du matériel et du déroulement par étapes (activités et consignes que l'enseignant doit donner aux enfants). Voici comment se présentent ces activités en référence à ces composantes, de façon récapitulative dans le tableau 8.6 (à partir du tableau récapitulatif extrait du document, p. 2).

3. SEGEC (2006-2007). *Développer les compétences transversales relationnelles. Quatre activités pour développer l'estime de soi.*
En ligne http://www.segec.be/Documents/Fedefoc/pedagogique/4_%20activites_pour_developper_l_estime_de_soi.pdf

Tableau 8.5. Modules d'activités en faveur des quatre composantes de l'estime de soi

	Composantes d'estime de soi/*activités*			
Compétences transversales (CT)	**Connaissance de soi**	**Sentiment de confiance en soi**	**Sentiment d'appartenance**	**Sentiment de compétences**
	Moi, l'oiseau rare	*Pile ou face*	*Un quatre-quarts*	*Jiminy carnet*
CT relationnelles	Reconnaître qui je suis, s'intéresser aux autres	Reconnaître ses besoins, oser, s'affirmer, agir et poser des choix.	Exprimer ses émotions, oser, s'affirmer, s'impliquer dans la vie sociale	Agir en fonction de qui je suis, être critique face aux productions, persévérer
CT instrumentales	Agir	Réagir	Communiquer	Communiquer
CT prise de conscience de son être	Prise de conscience de ses ressources, de sa personnalité	Prise de conscience de ses possibilités, de ses attitudes et de ses comportements	Identifier ses valeurs, ses croyances	Identifier le pourquoi et le comment de ses démarches
Intentions générales	« Je dois apprendre à me connaître grâce à l'espace qui me sépare de toi, par les différences d'avec toi et la façon dont je te ressemble. J'ai besoin de savoir que j'ai une identité qui me rend unique, besoin de me connaître pour pouvoir me (re)connaître et intérioriser le sentiment de ma valeur personnelle. »	« Je dois apprendre à croire en mes capacités, ne pas seulement connaître mes forces et mes qualités, mais percevoir aussi mes difficultés, mes limites et les voir com me des défis que je suis capable de relever. J'ai besoin de croire que, dans l'impossible, il y a des possibles. »	« Comme vous tous, je dois être reconnu par les autres pour exister : j'ai besoin d'une reconnaissance, à la fois, de ma singularité (identité) et de ma conformité (être accepté et apprécié). »	
Procédure				
Dispositif	Groupe classe : travail individuel suivi d'un travail collectif	Groupe classe : travail individuel suivi d'un travail collectif	Groupe classe : travail individuel suivi d'un travail collectif	Groupe classe : travail individuel suivi d'un travail collectif
Matériel par activité	*Voir document original*	*Voir document original*	*Voir document original*	*Voir document original*
Déroulement/consignes par l'enseignant	*Voir document original*	*Voir document original*	*Voir document original*	*Voir document original*

Beauregard, Bouffard et Duclos (2000) ont également élaboré un Programme « Estime de soi et compétence sociale chez les 8 à 12 ans », accompagné d'un cahier d'activités et d'un guide de l'animateur, également fondé sur les quatre composantes de l'estime de soi. Ce programme se décline en 16 thèmes :

(1) Y'en a pas deux comme moi.
(2) Vivre en harmonie
(3) Je sors de mon isolement.
(4) Les humeurs de mes proches me touchent.
(5) Mes sentiments m'habillent.
(6) Les humeurs de la nature
(7) Je gère mon agressivité.
(8) Les règles de l'amitié
(9) Je résous mes problèmes.
(10) J'ai des choix à faire et des actions à entreprendre.
(11) Mon réseau : mes parents, mes amis, mes connaissances...
(12) Silence je parle !
(13) Mon conseil décolle.
(14) Mon réseau
(15) Ma ville
(16) Je me réalise.

Le guide de l'animateur explique le déroulement, la démarche à suivre et propose un cahier d'activités reproductibles destinées aux enfants. Ce cahier contient pour chacun des 16 thèmes un sujet de réflexion, une bande dessinée et des activités permettant à l'enfant de s'exprimer librement, en fonction des objectifs visés.

En s'inspirant également des travaux de Duclos, de Laporte et de leurs collaborateurs, Roussell (2009)[4] a développé des fiches pédagogiques à destination d'enseignants pour favoriser l'apprentissage de l'estime de soi à l'école primaire et au collège. Elles abordent les différentes dimensions de perception de soi (corporelle, physique, sociale, émotionnelle, scolaire) et entraînent la connaissance de soi, la confiance

4. Roussell, V. (2009). *L'apprentissage de l'estime de soi : treize fiches pédagogiques pour l'éducation à la non-violence et à la paix*. Paris : Coordination française pour la décennie – Réseau école et non-violence.
En ligne http://education-nvp.org/wp/wp-content/uploads/2012/12/Dossier-p%C3%A9da-Estime-de-soi-Mai-2009.pdf

en soi, le sentiment d'appartenance à un groupe et le sentiment de compétences. Ces fiches pédagogiques s'intitulent comme suit :

- Fiche n° 1 – La besace
- Fiche n° 2 – Mes points forts
- Fiche n° 3 – Je connais mon corps
- Fiche n° 4 – Le quadrilatère de l'estime de soi
- Fiche n° 5 – Reconnaître et exprimer ses compétences
- Fiche n° 6 – Signes de reconnaissance
- Fiche n° 7 – Autoportrait
- Fiche n° 8 – Autoévaluation
- Fiche n° 9 – Mes goûts, mes préférences, mes loisirs
- Fiche n° 10 – Qui suis-je? Avec qui suis-je?
- Fiche n° 11 – J'aime, je n'aime pas

Dans chacune des fiches sont précisés les objectifs, les mots-clés conceptuel et méthodologique, l'activité, le niveau scolaire et le cycle, la durée de la séance, le nombre de séances, le déroulement de la séance en séquences, le matériel et les références. Les activités alternent entre des étapes en individuel et en groupe. Les techniques proposées sont variées : des *brainstormings*, des « cercles de parole », la rédaction d'un texte libre, des entrevues individuelles, des moments de compliments (« s'adresser des fleurs »), des représentations de façon esthétique et imaginative des facettes de soi, des moments d'autoévaluations, l'expression de ses passions, de ses préférences, de ses talents, une activité de photo-langage, etc. Certaines séances utilisent une fable de La Fontaine ou un conte chinois, un autoquestionnaire à 48 énoncés à répondre par « vrai-faux » pour construire son propre « quadrilatère » d'estime de soi selon quatre dimensions (physique, émotionnelle, sociale et scolaire), ou encore le « portrait chinois » (« si j'étais un animal, je serais... parce que... », « si j'étais un instrument de musique, je serais... parce que... »).

Au vu de ces programmes et modules d'activités élaborés pour développer les perceptions de soi et l'estime de soi auprès d'enfants d'âge scolaire primaire, nous relevons l'importance de souligner que :

- ils sont fondés sur une conception théorique reconnue ;
- ils appliquent des techniques d'animation dont l'efficacité a été relevée dans des travaux scientifiques et qui varient afin de conserver intacte la motivation des enfants ;

- ils utilisent du matériel diversifié : questionnaire, portrait, textes de littérature de jeunesse, bandes dessinées ;
- ils proposent un cadre méthodologique clair et précis pour être aisément appliqué par des enseignants ou intervenants, tout en leur laissant une certaine souplesse ;
- le cadre méthodologique propose un cadre structuré aux enfants, tout en créant une ouverture à l'expression individuelle sous diverses modalités (verbales, non verbales, avec ou sans support, imaginaire, artistique).

Par ailleurs, des activités ludiques peuvent également être proposées, non seulement avec du matériel concret, mais aussi avec des logiciels informatiques. Par exemple, sur site internet, certains jeux[5] sont mis à disposition, mais il est important de préciser qu'ils doivent être utilisés en interaction avec un adulte.

4.4 Dispositifs pédagogiques à l'école primaire

Dans le milieu scolaire, certains dispositifs pédagogiques peuvent avoir un effet positif sur le développement du concept de soi et de l'estime de soi chez les élèves en primaire. Quelques études ont cherché à vérifier l'impact de dispositifs pédagogiques sur l'estime de soi et les compétences dans des apprentissages spécifiques. Ce type d'études montre combien il est important que les enseignants soient conscients de l'impact potentiel de leurs choix méthodologiques et pédagogiques, non seulement sur les apprentissages de leurs élèves, mais aussi sur leur perception et l'estime d'eux-mêmes et de leurs compétences dans différents domaines.

Tout d'abord, quelques études mettent en évidence l'intérêt d'utiliser des dispositifs pédagogiques incitant la rétroaction d'attribution des échecs ou réussites, l'évaluation formative, ou soutenant la motivation. Selon Skinner *et al.* (1990), les élèves du primaire disposent d'un système relativement ouvert, de croyances liées aux performances, dans lequel les croyances relatives au contrôle des performances dépendent du comportement de l'enseignant et des indications qu'il leur fournit sur leurs propres performances. Au cours des six années du primaire, ils suggèrent que la boucle de la rétroaction encouragée au fil du travail de l'élève lui permet de se construire une série de stratégies propices à mener au succès, à limiter des échecs, et par conséquent d'acquérir une confiance accrue en ses capacités à utiliser

5. Jeux sur « j'apprends à me connaître ». En ligne http://www.ciao.ch/f/estime_de_soi/jeux/

les stratégies efficaces. Le modèle de perception du contrôle de ces auteurs se situe dans un processus de motivation incluant trois éléments ; le contexte, la personne et son action. Selon cette logique, Craven, Marsh et Debus (1991) affirment qu'une intervention basée sur la rétroaction d'attribution par un expérimentateur, qui consiste à mettre l'accent sur l'effort et l'habileté de l'élève, a un effet positif et significatif, quoique modeste, sur le concept de soi global et scolaire d'élèves de la troisième à la sixième année du primaire. Deslauriers (1998) démontre, quant à lui, l'effet d'un dispositif d'évaluation formative auprès d'élèves de début primaire sur le développement du concept de soi en lecture et en estime de soi. Par ailleurs, selon le lien établi par Lavoie (1993) entre la théorie relationnelle de la motivation, l'engagement dans les tâches scolaires et le développement du concept de soi, les premières expériences scolaires sont donc stratégiques et contribuent au succès ou à l'échec de l'élève, non seulement à court terme, mais aussi à long terme.

Des dispositifs invitant l'élève à s'autoévaluer dans ses apprentissages, à identifier ses propres progrès dans différents domaines d'apprentissages, sont également des dispositifs qui peuvent l'aider à mieux percevoir ses compétences et à ajuster son estime de soi.

Ajoutons les dispositifs de remédiation cognitive auprès des élèves ayant des difficultés d'apprentissage en mathématiques, en lecture et écriture, et même dans d'autres matières, qui leur permettent d'améliorer leur compréhension et leur progression dans ces apprentissages. Ces remédiations individualisées et en petits groupes peuvent aider indirectement ces élèves ayant une estime de soi très affaiblie, à « redorer » leurs perceptions de soi.

Le repérage de ce qu'on appelle des « incidents critiques » lors des apprentissages qui posent problème ou un défi pour l'élève, semble également important quant à leur impact sur la perception de soi. Comme ces incidents critiques induisent un vécu difficile, ils correspondent à des moments durant lesquels l'enseignant peut encadrer l'élève de façon plus individualisée et l'aider à dépasser ses difficultés, et diminuer ainsi les risques d'une perception négative de ses compétences. Des interventions couplant les soutiens cognitif et affectif de la part de l'enseignant peuvent être favorables. Au-delà d'outiller l'élève en difficulté en lui apprenant des stratégies cognitives et des résolutions de problèmes plus efficaces, il est également important d'éviter les étiquetages négatifs, de l'orienter vers ses progrès dans la tâche, sans comparaison sociale, de soutenir sa motivation et de valoriser l'enfant pour les efforts fournis. En effet, Papert (1980) a décrit comment des commentaires négatifs pouvaient endommager la perception de soi de l'enfant comme un apprenant des mathématiques, en expliquant que ces étiquettes négatives sont apprises par l'enfant, et par conséquent il « autosabote » au fil des apprentissages ultérieurs, comme s'il voulait prouver que les étiquettes négatives sont correctes. Quant à Dweck (1999), il a distingué deux orientations d'apprentissage : « l'*ego* orientation » dans laquelle l'apprenant compare ses propres performances avec celles des autres, et « l'orientation vers la tâche » dans laquelle l'apprenant porte attention à ses performances tâche par tâche. Il a observé que les élèves *ego*-orientés sont plus enclins à montrer une faible estime de soi que ceux orientés vers chaque tâche. Cette orientation, centrée tâche par tâche, serait à encourager dans l'intervention auprès des élèves pour améliorer leurs compétences en mathématiques et leur estime de soi. Plusieurs auteurs, dont Duclos (2003), Kavussanu et Harnisch (2000) ont souligné l'impact des composantes de l'estime de soi, le sentiment de compétence, le sentiment d'être valorisé par les autres et par soi-même, sur les apprentissages et composantes qui sont à soutenir.

Par ailleurs, relevons l'impact de dispositifs pédagogiques associant à la fois la perception de soi et l'apprentissage de la lecture, ou à l'usage de la littérature de la jeunesse. Des relations dans les deux sens apparaissent entre l'estime de soi et les apprentissages en lecture ou l'exploitation de livres de la jeunesse dans le cadre scolaire. Par exemple, une étude longitudinale a montré que des dispositifs et décisions pédagogiques influencent l'estime de soi générale d'enfants en début de scolarité primaire (âgés entre 6 et 9 ans) qui, en retour, agit sur la facilitation de l'apprentissage de la lecture (Rambaud, 2009). Certains auteurs relèvent l'intérêt et l'impact potentiel de l'usage de la littérature de la jeunesse, susceptible d'aider les enfants à construire leur concept de soi et à développer leur estime de soi, dans les cadres familiaux, scolaires, éducatifs et de loisirs. Divers types de livres de jeunesse peuvent être exploités à cette fin, dont des albums de contes traditionnels ou modernes, de légendes, des albums jeunesse ou des romans.

Prenons l'exemple de l'album de conte : il associe du texte et des illustrations et il reflète un récit fictif qui peut permettre à l'enfant, dès l'âge de 8 ans, de se projeter dans les personnages du livre et de projeter ses désirs selon ce qu'il souhaite être ou devenir. Une étude de Robergeblanchet (2004) a vérifié l'effet du récit de contes sur le développement de l'estime de soi des enfants québécois âgés de 8 et 9 ans, issus de deux classes de troisième année primaire. Les 40 enfants ont été répartis en un groupe expérimental de 20, et un groupe-contrôle de 20. Les deux groupes ont été examinés aux pré- et post-tests au moyen du questionnaire *Self-Perception Profile for Children* (SPPC, Harter, 1985), pour les cinq échelles de perception de soi (compétences académiques, compétences sociales, compétences athlétiques, apparence physique et conduite), ainsi que pour l'estime de soi globale. Le questionnaire de Lawrence (1988) a été complété par les enseignants. Des observations des comportements et attitudes des élèves en classe ont été réalisées. L'auteur a émis l'hypothèse que les enfants qui ont bénéficié de séances de plusieurs récits d'albums de contes développeraient davantage leur image de soi, leur soi idéal et un niveau plus élevé d'estime de soi comparés aux enfants à qui ces récits n'auraient pas été proposés. Pour le groupe expérimental, huit séances de 45 minutes ont été proposées en classe durant huit semaines consécutives. Elles ont consisté à lire ou à raconter huit contes sélectionnés[6]. Chaque récit était suivi d'une activité pédagogique exploitant certains éléments constitutifs du conte. La majorité de ces contes permettait d'aborder les domaines de perceptions des compétences sociales, de la conduite, des compétences cognitives, ainsi que l'apparence physique ou des compétences athlétiques, par seulement quelques-uns d'entre eux. Bien que les deux groupes aient obtenu des niveaux comparables en perception de soi, les élèves entraînés par le récit de contes ont montré une plus grande confiance en eux en classe (contrairement au groupe-contrôle). Pour 45 % des élèves entraînés, on a également observé une diminution des attitudes et des comportements négatifs et une amélioration des perceptions dans un ou plusieurs domaines de compétences au SPPC. Bref, les enfants qui ont bénéficié de l'exploitation des albums de contes en lien avec la perception de soi ont développé une meilleure image de soi, selon cette étude.

À titre d'information, nous avons sélectionné dans la littérature de la jeunesse francophone des exemples de livres[7] pour enfants d'âge scolaire pour soutenir le concept de soi et l'estime de soi (encadré 8.3, en annexe). Nous avons également relevé quelques exemples de guides pour les parents ou autres adultes désireux d'accompagner l'enfant dans le développement du concept de soi et de l'estime de soi (encadré 8.4, en annexe).

---

6. Une présélection a été effectuée de vingt-deux contes issus de la tradition orale et vingt-cinq contes modernes, dans lesquels sont abordés chez les personnages l'expression de l'image de soi, du soi idéal ou de l'estime de soi globale dans différents domaines de compétences. L'application de la grille d'analyse a permis de retenir deux contes traditionnels – *Le vaillant petit tailleur* de Jacob et Wilhelm Grimm et *Riquet à la Houppe* de Charles Perrault –, un conte traditionnel japonais raconté par Arthur Levine (1993) : *L'enfant qui dessinait les chats* ; ainsi que trois albums de contes modernes : *Les cinq affreux de Wolf* d'Erlbruch (1994), *Le tunnel* de Anthony Browne (1989) et *Malika et le Chat Borgne* de Antoine Sabbagh (1990) ; et deux contes modernes de la presse éducative : *L'ombre de Plume* de Nicole Schneegans (1993) et *Le prince des voleurs* de Jennifer Dalrymple (1994).

7. Il est également possible de consulter la présentation de certains livres sur le site réalisé par Educa-santé, promotion de la santé via le lien suivant. En ligne : http://www.estimedesoietdesautres.be/outils-litterature.html

4.5 Dispositifs et programmes d'intervention favorables à l'estime de soi d'adolescents

Chez des adolescents, diverses approches d'ordre psychothérapeutique ou d'ordres développemental et psychoéducatif peuvent être mises en place en faveur d'une estime de soi bien ajustée, ou d'une amélioration de l'estime de soi dans les cas où celle-ci est particulièrement faible et est liée à des risques psychologiques, scolaires et sociaux et de santé physique. Comme nous l'avons déjà évoqué, les changements générés par la transition vers la puberté et l'adolescence touchent toutes les dimensions de la personne et induisent une vulnérabilité potentielle sur les plans corporel, psychologique, social et scolaire, et une remise en question de son identité, de la perception de ses compétences face à de nouveaux défis et de l'estime de soi.

Selon des approches psychothérapeutiques, divers courants et méthodes psychothérapeutiques proposent aux adolescents une thérapie individuelle ou de petits groupes, ou encore une thérapie familiale. Les pratiques thérapeutiques varient beaucoup selon le courant clinique dont elles s'inspirent, qu'il soit psychanalytique, centré sur la personne, ou cognitivo-comportementaliste, etc. Elles varient également selon les populations d'adolescents et leurs problématiques relatives à leur santé physique, leur bien-être psychologique ou leurs situations à risque (comme la délinquance, le décrochage scolaire, etc.) ou désavantagées, ou encore selon leur projet personnel.

On souligne l'importance de la relation de confiance entre le psychologue et l'adolescent dans la guidance individuelle d'adolescents à risques, en faveur d'une meilleure estime de soi, d'une prise de responsabilité dans le travail scolaire et de la communication avec les parents (Tanksley, 1994).

En thérapie « centrée sur la personne », on peut proposer la méthode de « l'entretien motivationnel » pouvant améliorer la motivation intrinsèque au changement et le sentiment d'efficacité personnelle chez l'adolescent (Miller & Rollnick, 2006). Dans l'entretien motivationnel, le psychologue installe un climat de collaboration permettant l'exploration et l'étayage du point de vue de l'adolescent, l'évocation pour explorer les ressources et la motivation au changement en mettant à jour les perceptions, les buts et les valeurs de l'adolescent et dans le respect de son autonomie. Quatre principes généraux sont appliqués par le psychologue dans l'entretien motivationnel à l'égard de l'adolescent ; (1) exprimer de l'empathie, (2) conscientiser les divergences dans ses dires et ses comportements, (3) mettre en évidence les indices de résistance au changement et (4) renforcer son sentiment d'efficacité personnelle. Les stratégies que le thérapeute peut également utiliser à son égard sont : (1) l'incitation à la motivation au changement, (2) le renforcement de l'engagement au changement, (3) l'usage de questions ouvertes, (4) l'écoute réflexive, (5) la valorisation, (6) l'invitation au discours-changement et (7) le résumé des dires. On peut relever l'efficacité de l'entretien motivationnel pour l'amélioration de l'estime de soi, de la confiance en la capacité de changer ses comportements, prouvée par certaines études portant sur des adolescents présentant des problèmes de santé (dont le surpoids, l'obésité, Eddy, 2014 ; Walopole, Dettmer, Morrongiello, McCrindle, & Hamilton, 2011).

Suite à des thérapies cognitivo-comportementalistes, des effets bénéfiques de la recentration de l'adolescent sur le changement de pensées ou d'actions spécifiques, en diminuant les aspects négatifs de l'autodiscours (*self-talk*) et en l'incitant à se recentrer sur des aspects positifs le concernant, sont repérés. Ainsi, on observe un meilleur concept de soi en positivant l'autodiscours, en identifiant ses forces, que ce soit en individuel ou en groupe d'adolescents (Lazaro *et al.*, 2010).

Une efficacité de la guidance de groupes d'adolescents (*group counseling*) est effectivement mise en évidence sur l'estime de soi. Ils sont parfois proposés en milieu scolaire. Ces groupes permettent la discussion entre adolescents de leurs insécurités, les feed-back soutenant des membres du groupe et ils créent un sentiment de compréhension de la part des membres du groupe, une certaine cohésion et coopération (Hong, Lin, Wang, Chen, & Yu, 2012 ; Townsend, 2013, pp. 19-20). Des thérapies de groupes d'adolescents centrées sur le bien-être (dont par exemple le *Five Factors Wellness Inventory*), destinées à identifier ses forces et à les renforcer, soutiennent efficacement l'estime de soi et le sentiment d'autoefficacité (Myers, Willse, & Villalba, 2009 ; Townsend, 2013).

D'autres approches thérapeutiques visent l'expression de soi et le développement personnel par des aspects artistiques, dont le théâtre, l'art de la peinture, du dessin, de la musique, de l'écriture d'un journal intime ou imaginaire, etc. Ces approches d'art-thérapie peuvent être favorables à une meilleure connaissance de soi chez l'adolescent et au partage avec autrui de ce qu'il est, de ce qui le passionne, et parfois même l'affirmation de soi. Ces techniques d'art-thérapie, en individuel ou en groupe, favorisent l'expression de soi, sous une forme « symbolique » et « médiatisée » sous ces diverses modalités, et entraînent des retombées positives sur l'estime de soi des jeunes (Linesch, 2013, pp. 45-77).

Quant à la thérapie familiale, elle vise l'amélioration des interactions entre l'adolescent, ses parents et les autres membres de la famille, et l'instauration d'une communication positive, qui sont propices à augmenter la cohésion familiale et à limiter les conflits ; ce qui peut rejaillir sur l'estime de soi de l'adolescent confronté à des problèmes scolaires ou familiaux (Guindon, 2009, pp. 114-115 ; Trepper, Jay, & Werner-Vilson, 2001, p. 58). Des effets réciproques entre l'estime de soi et le fonctionnement familial sont possibles (Vandeleur, Perez, & Schoebu, 2007). Selon ces auteurs, les parents peuvent promouvoir un meilleur ajustement de l'estime de soi de leur adolescent en empruntant un style interactionnel soutenant, en encourageant l'adolescent à résoudre des problèmes pour atteindre les buts qu'il désire, en lui donnant des feed-back positifs et constructifs sur ses prises de décision et ses processus cognitifs. Ce soutien social parental se distancie des pratiques parentales permissives, autoritaires, voire négligentes, qui s'avèrent être défavorables au développement de l'estime de soi chez les adolescents. On s'aperçoit ainsi de l'importance d'une double approche thérapeutique familiale et d'éducation familiale lorsqu'il s'agit de soutenir l'adolescent dans la façon dont il se perçoit.

Selon des approches psychoéducatives et développementales, nous avons déjà mentionné des stratégies favorables des enseignants, des dispositifs pédagogiques de remédiation lors de difficultés d'apprentissage et incitant à l'autoévaluation ; ceux-ci restent valables à l'égard d'adolescents pour renforcer les différentes composantes d'estime de soi. On peut trouver un panel d'interventions ou de dispositifs proposés aux adolescents. Mais les cibles et les méthodes sont très variées selon ce qu'elles cherchent à favoriser une composante de l'estime de soi ou la combinaison de composantes, telles que la connaissance de soi, la confiance en soi, le sentiment d'appartenance à des groupes ou le sentiment de compétences. On peut s'apercevoir que les interventions visent soit un effet sur l'estime de soi de façon directe, soit des effets sur plusieurs processus psychologiques, y compris sur l'estime de soi, chez l'adolescent.

En effet, certaines interventions ciblent la motivation, la mise en projet et l'autorégulation. Une intervention incitant à soutenir l'automotivation à l'égard des apprentissages ou de projet de formation peut avoir un impact sur la façon dont l'adolescent se perçoit et développe un sentiment d'efficacité personnelle et vice versa (Zimmerman & Cleary, 2006). Plusieurs études ont montré que des dispositifs incitant à l'autoévaluation dans les apprentissages, à l'autodétermination favorisent le choix d'objectif et le sentiment de contrôle du projet personnel chez l'adolescent, ainsi que son sentiment d'auto-efficacité ; ces dispositifs peuvent faciliter le développement de l'estime de soi et inversement (Fertman & Chubb, 1992 ; voir recension de Zimmerman & Cleary, 2006).

L'évaluation des effets de l'organisation de groupes d'entraînement sociocognitif (*Social Cognitive training group*) dans le milieu scolaire auprès d'adolescents a montré des effets positifs sur l'estime de soi globale, l'affirmation de soi et la qualité des relations sociales entre les pairs (Barrett, Webster, & Wallis, 1999). Ce type de programme d'entraînement sociocognitif cherche à développer des connaissances et compétences pertinentes relatives à l'estime de soi, l'autodiscours et la modification des pensées négatives. Il vise également à engendrer plus de pensées positives, la communication et la résolution de problèmes. Les adolescents sont invités à travailler sur des situations personnellement pertinentes et des questions touchant à des processus individuels et de groupe. Les techniques utilisées sont l'auto-observation, le *coaching*, le *modeling*, la répétition, les feed-back de la part des pairs et le compliment. Ce type de programme se rapproche également de l'approche thérapeutique cognitivo-comportementale en groupe que nous avons mentionnée précédemment.

D'autres interventions se centrent sur des aspects liés au corps en faveur d'un bien-être ou de la perception des compétences physiques, par le sport ou l'activité physique. Ces interventions et ces activités contribuent à développer la confiance en soi et le sentiment de compétences, et une amélioration de l'image du soi corporel, notamment auprès d'adolescents « mal dans leur corps » et rencontrant des difficultés d'acceptation de leur apparence physique (surpoids ou obésité, Eddy, 2014). Certains programmes centrés sur l'amélioration de l'estime de soi et destinés à de petits groupes ont montré des effets bénéfiques auprès d'adolescents ayant une mauvaise image du soi corporel (souvent liée à des problèmes d'alimentation) dans le sens d'un concept de soi plus positif, d'une meilleure image corporelle et d'une diminution de l'insatisfaction corporelle (O'Dea & Abraham, 2000). Prenons un autre exemple, le programme Pare-Chocs (Marcotte & Mathurin 2006), d'inspiration cognitivo-comportementale. Il propose trois types d'activités relatives à l'image de soi corporelle d'adolescents à risque de dépression et focalisées sur : (1) l'identification des sentiments liés à l'image corporelle, (2) la prise de conscience de l'influence des médias sur l'image corporelle et (3) le développement d'une conception plus réaliste de l'image de soi et de critères de beauté (Marcotte & Poirier, 2012, pp. 191-193). Ces activités visent à ce que les adolescents apprennent également à établir des buts personnels réalistes et précis.

D'autres activités s'orientent vers des sources de soutien social de l'environnement socioculturel pour renforcer, chez les adolescents, le sentiment d'être utile et valorisé socialement ainsi que le sentiment d'appartenance à des groupes. Ces interventions activent divers facteurs de soutien social comme le développement de nouvelles relations, d'un réseau social valorisant, de la coopération, de la solidarité, dans des activités de loisir, sportives ou de scoutisme ou encore de bénévolat (voir recension de travaux et étude, faites par Bö, 1994).

On peut également relever des interventions qui se situent dans une double visée, à la fois thérapeutique et pédagogique. Prenons l'exemple du jeu de rôle, qui est utilisé dans ces deux types de visée. Plusieurs auteurs (dont Cariou-Rognant, Chaperon, & Duchesne, 2014) estiment que le jeu de rôle constitue un outil pertinent visant à améliorer la communication, l'aisance sociale, la découverte de soi, l'affirmation de soi et à diminuer les conduites dysfonctionnelles. Toutefois, le jeu de rôle est une méthode complexe thérapeutique ou pédagogique nécessitant de la part de « l'animateur » une formation et une maîtrise d'outils validés scientifiquement, qui soient opérationnels pour mener à bien la mise en place du jeu de rôle dans des groupes d'adolescents. Des guides répondant à ces critères d'exigence et d'applicabilité ont été élaborés, à destination d'animateurs-professionnels, de psychologues, psychiatres, éducateurs, enseignants, consultants, formateurs ou *coachs* dans le domaine des relations humaines. Parmi ces guides, prenons l'exemple de celui conçu par Cariou-Rognant *et al.* (2014) qui propose un éventail d'outils validés scientifiquement, utilisables immédiatement et opérationnalisés, pour animer des groupes d'affirmation de soi et aider individuellement des adolescents, et même des adultes, à maîtriser leurs difficultés à communiquer et à trouver leur place au sein d'un groupe. Ce guide contient également quelques exercices proposés aux participants ; il présente des cas pratiques et fournit des échelles d'évaluation, ainsi que des références scientifiques.

Par ailleurs, il est également possible d'utiliser les guides d'activités pour adolescents à destination des parents et des enseignants (encadré 8.5, dans l'annexe).

À travers les différents points de ce chapitre abordés jusqu'à présent, nous avons mis en exergue des facteurs, des stratégies, des dispositifs pédagogiques et des programmes qui s'avèrent favorables au développement du concept de soi et de l'estime de soi, depuis la petite enfance jusqu'à l'adolescence. Bien que ces pistes semblent intéressantes pour des enfants et adolescents à développement atypique, il nous paraît pertinent, dans les points suivants, de présenter quelques pistes ou programmes ciblant ces derniers, selon le type de troubles de développement.

5 Interventions favorables à la perception et à l'estime de soi d'enfants et d'adolescents à développement atypique

La littérature scientifique et les observations des psychologues, des enseignants, des éducateurs et des parents, ont pu mettre en évidence plus de vulnérabilité et de facteurs de risque de développer des perceptions de soi et une estime de soi faibles, ou mal ajustées, chez des enfants et adolescents présentant des retards ou des troubles de développement. Nous avons détaillé les constats de travaux scientifiques et leur interprétation à propos des spécificités des perceptions de soi et de l'estime de soi chez des enfants et adolescents présentant une déficience intellectuelle (chapitre 4), des troubles du spectre de l'autisme (chapitre 5) et des troubles du comportement (chapitre 6). Au vu de ces constatations, il semble nécessaire de procéder à une évaluation multidimensionnelle et de mettre en place des interventions adaptées pour qu'ils perçoivent leurs propres compétences de manière plus ajustée et développent une estime de soi adéquate.

Certaines activités et interventions que nous avons présentées dans les points précédents pour les enfants et adolescents tout-venant peuvent être adaptées à ceux présentant un développement atypique. Il nous paraît toutefois important de présenter quelques dispositifs et interventions qui ont d'emblée été élaborés pour répondre aux besoins de soutien de ces derniers dans la façon dont ils se perçoivent et s'estiment, tout en prenant en considération leurs spécificités développementales.

Sur base de la littérature ayant relevé les facteurs d'estime de soi, plusieurs activités à proposer en milieux scolaires spécialisés et des programmes d'intervention ont été conçus plus particulièrement pour s'adresser à des enfants, adolescents et même de jeunes adultes dits « à besoins spécifiques » ou en « situation de handicap ». Certains programmes s'adressent plus spécifiquement aux enfants et adolescents présentant une déficience intellectuelle ou des troubles du spectre de l'autisme ou des troubles du comportement.

5.1 Intervention en milieux scolaires spécialisés auprès d'élèves à besoins spécifiques

Nous avons déjà présenté, dans un point précédent, des modules d'activités développés par le SEGEC (2006-2007) de la Fédération Wallonie-Bruxelles de Belgique, qui peuvent s'appliquer à des classes d'élèves en enseignement spécialisé et qui reposent sur les quatre composantes de l'estime de soi selon Duclos (2004). D'autres dispositifs visent plus particulièrement la perception de soi d'enfants et d'adolescents présentant des troubles spécifiques de développement.

5.2 Intervention ciblant le concept de soi et l'affirmation de soi chez des personnes à déficience intellectuelle

Selon leur niveau de fonctionnement cognitif et le degré de sévérité de la déficience intellectuelle, leurs capacités en mémoire autobiographique et/ou leur langage, les enfants et adolescents peuvent accéder différemment à une conscience de soi, un concept de soi et une compréhension de soi (*self-understanding*). Lorsque la déficience intellectuelle est légère, ils sont capables de s'autoobserver, d'interpréter leurs propres comportements en diverses situations et de mieux se connaître que lorsque la déficience est plus sévère (Feinstein, 1993). L'intervention en faveur de l'élaboration du concept de soi, chez des enfants avec déficience intellectuelle légère à début modérée, peut les inciter à s'observer, à développer le contrôle de leurs comportements et à fournir des réponses introspectives sur eux-mêmes, et ainsi à délivrer leurs perceptions de soi par la verbalisation (Gabbard, 2007, p. 107 ; Harris, 1998, p. 497). Pour les plus jeunes enfants avec déficience intellectuelle, on peut utiliser des dessins, des images, des jeux pour faciliter leur compréhension d'eux-mêmes, selon ces mêmes auteurs. Il est indispensable que l'intervenant aide la personne avec déficience intellectuelle (quel que soit son âge) à se considérer comme une personne globale et unique, qui a sa valeur comme être humain, et à identifier ses forces et ses limites (Ellis & Bernard, 1983 ; Gabbard, 2007, p. 107 ; Hurley, 1989). Ceci la rendra capable de mieux se comprendre elle-même et de se fixer des choix de façon appropriée.

De façon globale, L'Abbé et Morin (2001, pp. 341-345), suggèrent qu'il est préférable d'éviter, à l'égard d'une personne avec déficience intellectuelle (DI), d'utiliser la comparaison aux autres et la compétition, de la surprotéger et de porter un jugement la concernant et en sa présence. Ces auteurs proposent plusieurs stratégies à mettre en œuvre par les intervenants pour renforcer l'estime de soi :

- s'accepter avec ses forces et ses faiblesses et accepter l'autre avec sa différence ;
- féliciter et encourager en référence aux aspects positifs de ces personnes ;

- respecter ces personnes (par l'écoute, les explications de l'intervention, la demande d'opinion) ;
- favoriser les réussites de ces personnes lors d'apprentissages ou de tâches pour soutenir leur motivation à atteindre les objectifs ;
- considérer ces personnes comme importantes et capables de diriger leur propre destin ;
- reconnaître les droits de ces personnes ;
- favoriser leurs prises de responsabilité et de décision ;
- accroître leur sentiment de compétence.

Plusieurs programmes intègrent la connaissance de soi, l'identité, la perception de son handicap au sein de programmes plus larges visant l'autorégulation ou l'autodétermination (Haelewyck, 2013) ou des compétences émotionnelles et sociales.

Pour renforcer l'affirmation de soi chez des personnes DI, on peut utiliser, par exemple, le programme de l'Institut Elwyn (Rosen & Zisfein, 1975) qui se compose de six modules à administrer en groupe et qui vise à :

(1) exprimer un affect approprié et ses sentiments ;
(2) exprimer ses besoins et ses désirs ;
(3) exprimer de la colère ;
(4) apprendre à dire non ;
(5) exprimer ses opinions ;
(6) s'affirmer en présence d'une personne agissant comme une figure d'autorité.

D'autres interventions orientées vers le développement de l'autorégulation et de l'autodétermination s'avèrent propices à soutenir le concept de soi, la perception de ses compétences et l'estime de soi chez des adolescents et même de jeunes adultes DI.

Récemment, l'outil pédagogique « C'est la vie de qui, après tout ? » a été testé auprès d'adolescents scolarisés en enseignement spécialisé, DI légère et modérée. Il vise à leur apprendre à faire des choix personnels en lien avec leur identité, à s'impliquer de façon active dans leur projet de vie et à faciliter leur transition de l'adolescence vers la vie adulte. Une recherche menée en quatre phases sur trois ans a permis d'évaluer les effets de ce programme. L'usage de cet outil a montré des améliorations relatives à l'autodétermination, à la qualité de vie, au concept de soi et à la communication, évaluées par la différence entre les pré- et post-tests proposés en entretien individuel pour récolter les réponses à des questionnaires spécifiques[8] (Haelewyck, 2013). Une autre étude, menée auprès d'adultes DI en utilisant ce même outil, a mis en évidence de meilleurs résultats auprès des plus jeunes adultes (entre 20 et 30 ans) concernant la perception de leur autonomie, de leur autorégulation et de leur *empowerment* psychologique (Bara & Haelewyck, 2007, cités par Bara, Vande Vonder & Haelewyck, 2013, p. 92).

Par ailleurs, la formation à propos de l'autodétermination adressée à des parents et des intervenants à l'égard d'adolescents DI s'est également montrée bénéfique, non seulement par un impact positif sur l'autodétermination de ces derniers, mais aussi sur la qualité de vie, le concept de soi et la communication (Haelewyck, 2013).

En référence aux constats des études de Nader-Grosbois (2013, 2014b), il est essentiel de souligner l'importance des compétences dans plusieurs domaines de manière à soutenir la construction d'une perception positive de soi et de ses compétences, au sein des interventions et des apprentissages. Entraîner les stratégies d'autorégulation dans une multitude de résolutions de problèmes, ainsi que la métacognition, peut contribuer en partie au développement d'une perception positive de compétences spécifiques. Évaluer les profils de perception multidimensionnelle de soi, de l'autorégulation et de la métacognition peut éclairer le ciblage d'objectifs d'intervention et les méthodes de tutorat des adolescents DI présentant divers syndromes.

5.3 Intervention ciblant le concept de soi des enfants à troubles du spectre de l'autisme

Plusieurs stratégies sont mises en exergue pour augmenter l'estime de soi chez ces enfants TSA (Grandin, Simmons, & Guppy, 2006), qui ciblent non seulement l'enfant lui-même, mais aussi les personnes de son entourage, et que l'on peut résumer comme suit :

- percevoir l'enfant TSA comme ayant de la valeur et lui démontrer sa valeur par les interactions avec lui, en le complimentant, en lui manifestant de l'empathie lorsqu'il ne sent pas bien, en soutenant sa confiance en soi et en lui montrant de l'affection ;

8. Une échelle d'autodétermination pour adolescent (version LARIDI de l'échelle de Wehmeyer, Lachapelle, Boisvert, Leclerc, & Morrissette, 2001), l'*Academic Self-Regulation Questionnaire* (Université de Rochester, 2004), le questionnaire de qualité de vie de Keith et Schalock (1993), les échelles d'autocommunication et de l'affirmation de soi de Cungi *et al.* (1998) et l'échelle de concept de soi de Piers *et al.* (2002).

- assurer et maintenir sa sécurité, par l'instauration de routines structurées dans le temps et l'espace avec l'enfant, qui créent une zone de confort pour l'aider à organiser ses activités ;
- soutenir la famille pour qu'elle soit un environnement social sécure, réconfortant et affectueux pour que l'enfant développe sa confiance de base ;
- modeler une estime de soi et une affirmation de soi chez l'enfant en formulant des aspects constructifs et positifs qu'il peut comprendre ;
- aider l'enfant à apprendre à exprimer ses émotions, ses sentiments, y compris avec des mots à connotation affective, et de manière efficace, et l'encourager à partager ses propres émotions et pensées ;
- informer les personnes significatives dans la vie de l'enfant (famille, enseignants, et d'autres professionnels ou personnes-ressources) sur les techniques susceptibles de renforcer ces stratégies dans divers milieux ;
- mettre l'enfant en contact avec d'autres pairs de niveaux intellectuel et cognitif analogues avec qui il partagerait des intérêts communs, et réduire ainsi l'impact négatif de la stigmatisation et du sentiment de rejet par autrui ;
- reconnaître et valoriser les réussites, les succès au quotidien dans divers domaines liés à l'estime de soi ;
- aider l'enfant à apprendre des stratégies positives de *coping*, comme se parler à soi-même, apprendre à respirer profondément, s'imaginer être potentiellement capable de faire des choses, etc.
- donner un feed-back vis-à-vis de ses comportements, sans que l'enfant le perçoive comme une critique ou qu'il se considère « mauvais » de façon inhérente ; et mettre en place des méthodes qui l'aideraient à modifier des comportements négatifs et inadaptés et qui renforceraient positivement d'autres comportements et ce qu'il est à travers les forces dont il dispose.

Ces stratégies ne sont pas des techniques d'intervention en soi, mais plutôt des éléments favorables pour créer un climat de vie de l'enfant TSA dans lequel il peut développer sa perception de soi et son estime de soi, de façon non isolée des autres domaines de son fonctionnement.

L'approche du soi chez des enfants et adolescents TSA est incluse dans les différents types de thérapies et d'interventions psychoéducatives relevant de différents courants, mais ces interventions visent également l'acquisition d'habiletés émotionnelles, sociales, interactives, etc.

Par conséquent, il n'est pas aisé de délimiter les interventions ciblant très spécifiquement le concept de soi chez ceux-ci ainsi que d'apprécier leurs effets sur celui-ci dans des études expérimentales notamment.

5.4 Intervention ciblant le concept de soi des enfants à troubles du comportement

Plusieurs stratégies d'intervention sont à favoriser en milieu scolaire pour le développement du concept de soi chez les enfants TEC, résumées par Maltais *et al.* (2006, pp. 256-258) et basées sur des travaux de Destrempes-Marquez et Lafleur (1999), Duclos (2004), Luneau (2003). L'enseignant doit veiller, pour l'ensemble de la classe, à créer :

- un sentiment de sécurité, par des règles claires et un encadrement positif ;
- un sentiment d'identité, par la connaissance réaliste de ses forces et de ses limites, et par une valorisation personnalisée ;
- un sentiment d'appartenance, par sa participation à la vie de groupe et une coopération soutenue ;
- un environnement propice au développement de compétences scolaires, d'habiletés sociales et de résolution de problèmes.

Et plus spécifiquement auprès des élèves TEC :

- initier des jeux de rôle référant à des situations émotionnelles et sociales ;
- inciter à la verbalisation des émotions et des problèmes ;
- apprendre la résolution de problèmes en situations critiques ;
- mettre en place un apprentissage coopératif.

Ces auteurs suggèrent également des programmes d'intervention destinés à améliorer l'estime de soi, tels que le programme « Construire l'estime de soi au primaire » (Luneau, 2003) ou le programme « Estime de soi et compétences sociales chez les 8 à 12 ans » (Bouffard, Duclos, & Beauregard, 2001). Ce dernier programme de prévention est destiné aux enseignants et aux intervenants spécialisés. Il vise à développer l'estime de soi de l'enfant et la conscience de sa valeur dans ses relations avec les autres, à construire un sentiment d'appartenance à son réseau, et à favoriser sa socialisation. Il propose un guide de l'animateur comprenant des activités à mettre en place, autour de 16 thèmes, pour que les enfants puissent s'exprimer lors des séances, et il inclut une bande dessinée. Il y a également « Contes sur moi : programme de promotion des compétences sociales » (Lapointe, Martin, & Tremblay, 2006) qui aborde cinq thèmes, tels que la connaissance et l'estime de soi, la reconnaissance et l'expression des émotions, la sensibilité envers les autres, la générosité et l'entraide et la résolution de problèmes relationnels.

Par ailleurs, on peut s'apercevoir que des programmes adaptés de médiation par les pairs auprès d'élèves avec troubles de conduites peuvent contribuer à l'amélioration de l'estime de soi, à l'autocontrôle et à l'expression d'aptitudes qui peuvent jouer un rôle dans la diminution de certains comportements agressifs. En effet, dans leur étude expérimentale, Beaumont, Royer, Bertrand et Bowen (2005) ont vérifié les effets d'un programme adapté de médiation par les pairs auprès d'élèves avec troubles du comportement. Ce programme a été proposé sous forme de 10 *workshops* sur la résolution de conflits, destinés à entraîner des élèves comme « médiateurs » pendant un an. Même s'ils n'ont pas observé d'effet significatif sur les conduites, ils ont rapporté que les élèves formés comme « médiateurs » ont développé un meilleur contrôle, une amélioration de leurs compétences et une estime de soi plus positive.

Avant de proposer une intervention ciblée et adéquate, il paraît essentiel de bien différencier les profils de perception de soi et d'estime de soi chez des enfants et adolescents avec TEC. Comme plusieurs études l'ont montré, les relations sont hétérogènes entre estime de soi et conduites antisociales, voire délinquantes, à l'adolescence. Certaines dimensions, familiale et scolaire, se révèlent protectrices, alors que d'autres dimensions, sociale et physique, peuvent contribuer aux risques (Jimenez *et al.*, 2007). Il est essentiel, afin de mener à bien l'intervention, de promouvoir plutôt une estime de soi ajustée, réaliste et adaptative, plutôt qu'une estime de soi trop positive, voire « surélevée » (Baumeister *et al.*, 2000 ; Brendgen *et al.*, 2004 ; David & Kistner, 2000 ; Pfeiffer, 2004 ; Thornberry, 2004). Pour cela, il est indispensable d'adopter une approche multidimensionnelle de la perception de soi et de procéder préalablement à son évaluation pour les diverses dimensions (Jimenez *et al.*, 2007, p. 21).

Par ailleurs, guider les familles, afin qu'elles utilisent une communication familiale ouverte et positive pour réduire la communication négative et colorée de critiques, peut constituer un atout majeur pour limiter les risques d'une estime de soi malajustée et de TEC chez l'enfant et l'adolescent (Dubois *et al.*, 1998 ; Fering & Taska, 1996 ; Harter, 1990b, 1999 ; Jimenez *et al.*, 2007 ; McCullough *et al.*, 2000).

Selon l'étude de Demaray et Malecki (2002), la perception d'un soutien social chez des élèves est liée à des indicateurs positifs en termes de concept de soi, d'aptitudes sociales et adaptatives et limite les risques qu'ils présentent des troubles du comportement tant externalisés qu'internalisés. L'intervention à l'âge scolaire et à l'adolescence doit également prévoir des dispositifs de soutien social à l'égard des élèves, *a fortiori* ceux à risque.

6 Conclusion

Pour la petite enfance et la période préscolaire, nous avons distingué les stratégies parentales soutenantes à la construction du concept de soi, et des stratégies non-soutenantes. Des indications d'ordre psychoéducatif ont également été proposées pour aider le jeune enfant à développer sa conscience de soi, à s'identifier, à se différencier des autres, et à découvrir ses nouvelles compétences. À titre d'exemple, nous avons précisé comment apprendre à l'enfant à se connaître par des activités proposées dans le programme EIS. Puis, pour les enfants d'âge scolaire primaire et les adolescents, nous avons résumé les facteurs identifiés comme favorables au concept de soi, à la perception des compétences et à l'estime de soi et nous avons relevé les critères à prendre en compte, selon la littérature, afin d'améliorer l'efficacité de l'intervention. Ensuite, nous avons expliqué quelques programmes et dispositifs propices à soutenir le développement de la perception des compétences et de l'estime de soi chez des enfants et adolescents tout-venant et à développement atypique.

Toutefois, il est important de souligner qu'il n'est pas facile d'identifier avec exactitude si les aspects des interventions mises en place sont effectivement efficaces, vu qu'elles mettent en œuvre un mixage de stratégies variées. Relevons que pour la plupart des interventions dont on a évalué les effets de façon rigoureuse, ces effets s'observent à court terme, mais on dispose de peu de preuves quant à leurs effets à plus long terme (Bos *et al.*, 2006, p. 19 ; Emler, 2001). Ceci peut être dû au fait qu'il n'est pas aisé d'apprécier précisément les effets à long terme d'interventions centrées sur l'estime de soi, parce que d'autres facteurs interfèrent au cours d'une période plus longue. Il convient donc de procéder à une évaluation multidimensionnelle de la perception de soi, avant et après l'intervention psychoéducative ou psychothérapeutique, tout en considérant l'impact des facteurs individuels, sociaux et environnementaux. Il est important de s'intéresser aux variabilités intra- et interindividuelles de la perception de soi afin d'adapter au cas par cas tout type d'intervention. Vous trouverez la présentation de livres pour enfants et adolescents ainsi que des guides pour les enseignants (encadrés 8.1 à 8.5) dans les annexes.

Conclusion générale

Au fil de cet ouvrage, le lecteur a pu prendre connaissance des principales conceptions théoriques du concept de soi ou de l'estime de soi développées dans différents champs de la psychologie. On s'aperçoit que ces conceptions ne partent pas d'une définition univoque du concept de soi. Certaines accentuent l'aspect global du soi, d'autres s'intéressent aux différentes dimensions du soi, d'autres encore intègrent à la fois la globalité du soi et ses dimensions. Comme elles donnent lieu à diverses approches du soi, psychosociales, psychanalytiques, développementales, interactionnistes, phénoménologiques, cognitives, sociocognitives, ou encore motivationnelles, elles offrent chacune une lecture particulière du soi. L'intérêt de ces modèles, pouvant parfois paraître incompatibles, est la richesse des explications qu'ils fournissent pour comprendre les facteurs individuels, familiaux, sociaux, contextuels et culturels en jeu dans la construction du soi. Selon la société dans laquelle il vit et le groupe auquel il appartient, l'individu peut s'attribuer une valeur plus ou moins importante, le regard social sur ses compétences *versus* ses éventuels déficits de compétences peut varier et influer sur la perception que l'individu élabore à son sujet. Les expériences de succès *versus* d'échecs, la comparaison sociale à des pairs, l'importance d'un domaine de compétence, ses opportunités d'autonomie ou d'autorégulation, ses vécus affectifs soutenant plus ou moins la confiance en soi, la qualité de la communication familiale... sont autant de facteurs pouvant jouer sur la manière dont l'individu se perçoit et perçoit ses compétences.

Au-delà d'ouvrir des portes pour la compréhension de la construction du soi, ces modèles ont également fondé l'élaboration de situations, de méthodes et d'outils qui peuvent évaluer le soi. Selon la période de développement concernée, ceux-ci en ciblent certaines facettes : la reconnaissance de soi, l'image de soi, le concept de soi, la perception de soi et de ses compétences ou l'estime de soi. C'est ainsi que la reconnaissance de soi est observée à travers les réactions de jeunes enfants à leur reflet dans le miroir, à l'évocation de leur prénom. Par un entretien avec marionnettes, on peut inciter l'enfant d'âge préscolaire à identifier certaines de ces caractéristiques. On évalue également la connaissance de soi de l'enfant d'âge préscolaire par l'évocation de son prénom, de son identité, et de ses caractéristiques physiques ou sociales, intellectuelles par des outils d'évaluation avec des supports imagés. L'enfant peut être invité à répondre à des questions sur lui-même et ses compétences, oralement ou en complétant un questionnaire, pour évaluer sa perception de soi dans plusieurs domaines de soi et sa perception globale de soi, à l'âge préscolaire et scolaire. On propose également des entretiens sur soi à des enfants ou adolescents en les invitant à se décrire eux-mêmes. Et on peut comparer la façon dont les enfants ou les adolescents se perçoivent eux-mêmes et la façon dont leurs parents ou enseignants les perçoivent par l'usage de questionnaires. Selon les objectifs que l'on poursuit, la période de développement à laquelle se situe la personne, il est essentiel de choisir ou sélectionner la méthode d'évaluation la plus adéquate et, si nécessaire, de combiner plusieurs méthodes d'évaluation pour établir un bilan complet du profil de la personne. En tant que professionnel, chercheur, étudiant en stage ou en mémoire, cette sélection de méthodes d'évaluation doit également considérer quelles sont les procédures d'administration, les modalités de réponses de l'enfant ou l'adolescent, la durée d'évaluation ainsi que la façon dont la cotation s'opère et dont les résultats à l'évaluation se traduisent. L'appréciation de ces éléments a une incidence sur les types d'informations pouvant être recueillies à propos du soi de la personne et potentiellement sur la nature des interprétations qui pourront en découler, dans le cadre de l'intervention ou de la recherche.

En s'inspirant de diverses conceptions et avec l'application de ces méthodes d'évaluation, de nombreuses études ont investigué comment évolue le soi au cours du développement, comment se développe la perception de ses compétences intellectuelles, sociales, physiques, etc. Ces études menées en psychologie du développement ont permis d'apprécier l'impact de multiples facteurs sur la perception de soi, depuis l'enfance jusqu'à l'âge adulte. Le lecteur a pu découvrir également les constats d'études à propos des liens entre le développement de la perception de soi et celui d'autres domaines, tels que la cognition, le langage, le développement émotionnel et social, la cognition sociale, l'autorégulation, la qualité de vie, etc. Les liens entre la perception de soi ou l'estime de soi et le développement scolaire ont également été mis en évidence. Cette littérature incite à ce que tout professionnel, tout étudiant en stage ou en mémoire, ou tout chercheur, n'isole pas la construction du soi des autres dimensions psychologiques et s'y intéresse plutôt selon une perspective intégrée. Ceci pour éviter une approche réductrice du développement du soi, en intervention et en recherche.

Pour mieux comprendre les enfants et adolescents « fragilisés » par une déficience intellectuelle, des troubles du spectre de l'autisme ou des troubles du comportement, des travaux ont cherché à identifier les déficits dans le développement du concept de soi ou les spécificités de leur perception de leurs compétences. Des observations nuancées quant à ces spécificités et l'importance de la variabilité interindividuelle dans la façon dont ces enfants à développement atypique se perçoivent montrent combien il est essentiel d'avoir une approche individualisée de ces enfants dans l'intervention en faveur de leur développement de soi. Choisir des méthodes d'évaluation dont la procédure et les modalités sont adaptées à ces enfants et donnant lieu à des profils multidimensionnels est une étape préalable primordiale pour cibler des objectifs d'intervention ou pour approfondir les connaissances scientifiques à leur sujet. Considérer la dynamique des facteurs de risque et de protection, tant individuels, développementaux qu'environnementaux et culturels, pouvant influencer leurs perceptions de soi et de leurs compétences, est également indispensable.

Afin de prévenir des déficits dans la construction du concept de soi et d'intervenir pour soutenir un développement harmonieux de la perception de soi, une série de pistes et d'interventions qui se sont avérées efficaces dans des travaux récents peuvent être mises en place. Le lecteur a pu être sensibilisé aux attitudes favorables et défavorables que des parents et adultes peuvent adopter à l'égard de leur enfant ou adolescent pour respecter et stimuler sa découverte de soi. Des livres pour enfants et adolescents, des jeux peuvent être exploités pour les aider à se découvrir ainsi que leurs pairs. Que l'on soit psychologue ou enseignant ou parent, les initiatives dont l'efficacité a été prouvée et les supports pédagogiques ciblant le développement de soi sont des atouts et des moyens à disposition, pour soutenir activement celui-ci, dans différents milieux de vie de l'enfant ou de l'adolescent. Dans la vie de tous les jours en famille et dans les milieux éducatifs et de la santé, des parents, des proches, des enseignants, des éducateurs, des psychologues, peuvent être des acteurs susceptibles de promouvoir le développement du concept de soi et de l'estime de soi chez l'enfant et l'adolescent à développement typique ou atypique, et contribuer ainsi à son bien-être psychologique et à son épanouissement en tant que personne.

Ainsi, nous sommes tous des acteurs pouvant transformer « un vilain petit canard » en « cygne ».

Annexes

Encadré 7.1. Version francophone de la *Pictorial Scale of Perceived Competence and Social Acceptance for young children* (PSPCSA, Harter & Pike, 1980 ; PSPCSA-vf, Fiasse & Nader-Grosbois, 2012)

Description

Cette échelle évalue la perception des compétences cognitives, des compétences physiques et de l'acceptation sociale par les pairs et par la mère, chez l'enfant de niveau préscolaire.

Elle comporte 24 items répartis en quatre sous-échelles de six items, correspondant aux quatre dimensions du concept de soi.

Chaque item est illustré par une paire d'images côte à côte. Ces deux images représentent une même activité réalisée par un personnage. Au sein de chaque paire, une image présente un enfant compétent ou accepté socialement, tandis qu'une autre image présente ce même enfant moins compétent ou moins accepté socialement. La différence entre ces deux images se situe au niveau du degré de compétence du personnage et d'acceptation par autrui, en l'occurrence les pairs et la mère. Deux ronds (un grand et un petit) sont tracés sous chaque image.

Sous-échelles	Item	Description des items
Compétences cognitives	1	Bon en puzzle
	5	Bons résultats à l'école
	9	Connaît les couleurs
	13	Sait compter
	17	Connaît l'alphabet
	21	Connaît les premières lettres de son nom
Compétences physiques	3	Peut se balancer en balançoire
	7	Grimpe bien
	11	Peut lacer ses chaussures
	15	Bon en saut
	19	Bon en course
	23	Bon en saut sur un pied
Acceptation par les pairs	2	A beaucoup d'amis
	6	Reste dormir chez des amis
	10	A des amis pour jouer
	14	A des amis à la plaine de jeux
	18	Est demandé pour jouer avec les autres
	22	Va souper à la maison des amis
Acceptation par la mère	4	Maman sourit
	8	Maman l'emmène où il aime
	12	Maman cuisine ses plats favoris
	16	Maman lit pour lui
	20	Maman joue avec lui
	24	Maman parle avec lui

Consignes, types de réponses

Pour chaque situation, l'évaluateur décrit, par deux phrases, les deux images à l'enfant. Puis, il lui demande : « Quel enfant te ressemble le plus? » ou « Quel enfant est le plus comme toi? »

Pour répondre, l'enfant doit pointer le personnage qui lui correspond le mieux et peut l'indiquer verbalement.

L'évaluateur cache l'image non choisie. Puis il demande à l'enfant : « Et il te ressemble beaucoup ou un peu? » Pour répondre, l'enfant doit pointer le gros rond (si le personnage choisi lui ressemble beaucoup) ou le petit rond (si un peu) et peut le dire oralement.

Notation et cotation

La cotation de chaque item est réalisée au moyen d'une échelle allant de 1 à 4 points : 1 point correspond à une perception de compétence ou d'acceptation sociale la plus faible, alors que 4 points indiquent une perception de compétence ou d'acceptation sociale la plus élevée.

L'évaluateur reporte les réponses de l'enfant sur la grille de cotation. Le score maximal obtenu pour chacune des quatre sous-échelles est de 24 (6 items × 4 points) et le score minimal correspond à 6 (6 items × 1 point). On peut calculer des pourcentages à partir de ces scores spécifiques obtenus dans chaque sous-échelle. On peut également tracer un graphique pour établir le profil individuel.

Grille de cotation				
Items	Réponses			
1	4	3	2	1
2	4	3	2	1
3	1	2	3	4
4	1	2	3	4
5	4	3	2	1
6	1	2	3	4
7	4	3	2	1
8	4	3	2	1
9	1	2	3	4
10	4	3	2	1
11	1	2	3	4
12	4	3	2	1
13	1	2	3	4
14	1	2	3	4
15	4	3	2	1
16	1	2	3	4
17	1	2	3	4
18	4	3	2	1
19	1	2	3	4
20	4	3	2	1
21	4	3	2	1
22	1	2	3	4
23	4	3	2	1
24	1	2	3	4

Total des scores des items relatifs aux **compétences cognitives** (1, 5, 9, 13, 17, 21) :
... /24 → .... %

Total des scores des items relatifs aux **compétences physiques** (3, 7, 11, 15, 19, 23) :
.... /24 → .... %

Total des scores des items relatifs à l'**acceptation par les pairs** (2, 6, 10, 14, 18, 22) :
.... /24 → .... %

Total des scores des items relatifs à l'**acceptation maternelle** (4, 8, 12, 16, 20, 24) :
.... /24 → .... %

Questionnaire pour l'évaluation de l'hétéroperception de l'enseignant du soi cognitif, physique et social (Questionnaire PSPCSA-vf, Fiasse & Nader-Grosbois, 2012)

Description

Ce questionnaire est analogue à l'échelle administrée à l'enfant, afin que l'enseignant donne son hétéroperception des compétences cognitives et physiques de l'enfant et de son acceptation sociale par les pairs. L'acceptation par la mère n'est pas évaluée par l'enseignant, puisqu'il est peu susceptible de pouvoir répondre aux questions traitant de cette dimension.

Consignes et types de réponses et notation

Pour chaque item décrivant un comportement reflétant une compétence, l'enseignant entoure la réponse qui correspond le mieux à sa perception des compétences de l'enfant (« non », « plutôt non », « plutôt oui », « oui »).

Items				
COMPÉTENCES PHYSIQUES	non	plutôt non	plutôt oui	oui
se balance tout(e) seul(e) sur une balançoire (item 3)	1	2	3	4
grimpe bien (item 7)	1	2	3	4
peut lacer ses chaussures (item 11)	1	2	3	4
bon en saut (item 15)	1	2	3	4
bon en course (item 19)	1	2	3	4
bon en saut sur un pied (item 23)	1	2	3	4

ACCEPTATION PAR LES PAIRS	non	plutôt non	plutôt oui	oui
a beaucoup d'amis (item 2)	1	2	3	4
reste dormir chez les amis (item 6)	1	2	3	4
a des amis pour jouer (item 10)	1	2	3	4
a des amis à la plaine de jeux (item 14)	1	2	3	4
est demandé pour jouer avec les autres (item 18)	1	2	3	4
va souper à la maison des amis (item 22)	1	2	3	4

COMPÉTENCES COGNITIVES	non	plutôt non	plutôt oui	oui
est à l'aise avec les apprentissages préscolaires (bons résultats à l'école) (item 5)	1	2	3	4
connaît les couleurs (item 9)	1	2	3	4
bon en puzzles (item 1)	1	2	3	4
sait compter (item 13)	1	2	3	4
connaît l'alphabet (item 17)	1	2	3	4
connaît les premières lettres de son nom (item 21)	1	2	3	4

Cotation

TOTAUX pour l'hétéroévaluation	Note brute	%
Compétences physiques (/24)		
Acceptation par les pairs (/24)		
Compétences scolaires (/24)		

Un degré de réalisme de la perception de soi pour les compétences cognitives et physiques et l'acceptation sociale par les pairs peut être évalué en comparant l'autoperception de l'enfant et l'hétéroperception de l'enseignant.

Encadré 7.2. Échelle de Perception du Soi Émotionnel (EPSE, Fiasse & Nader-Grosbois, 2013)

Cette échelle évalue la perception des émotions éprouvées dans des situations inductrices d'émotions spécifiques, pour déterminer la perception du soi émotionnel chez l'enfant de niveau préscolaire. Elle évalue également dans quelle mesure l'enfant fait un partage social de ses émotions avec sa mère.

Description

L'évaluateur dispose d'un livret illustrant huit situations correspondant aux items proposés à l'enfant. Il existe une version pour filles et une version pour garçons. Pour chaque item, deux images représentent une même situation critique en contexte scolaire, induisant une émotion spécifique. Elles diffèrent entre elles quant à l'expression émotionnelle du personnage principal : soit le personnage exprime sur son visage l'émotion ciblée, soit son expression de visage est neutre. Cinq items se réfèrent à une situation émotionnelle à valence négative (tristesse, colère, peur, culpabilité, honte) et trois items se réfèrent à une situation émotionnelle à valence non négative (joie, surprise, fierté). Sous chaque image, se trouvent deux ronds (un petit et un grand) permettant à l'enfant d'évaluer dans quelle mesure il ressemble au personnage de l'illustration.

Pour évaluer le partage social de l'émotion avec sa mère (PSE), pour chacun des huit items, une nouvelle page propose deux images illustrant soit le personnage interagissant avec sa mère assis sur son lit et soit le personnage qui se couche dans son lit sous le regard de sa mère.

Émotions	Description de la situation présentée dans l'item
Joie	En classe, un copain prête à Léo/Léa deux de ses plus beaux crayons.
Tristesse	Julien/Julie a perdu son nouveau cartable pendant la récréation.
Colère	Un enfant arrache des mains de Martin/Marine son livre préféré.
Peur	Samuel/Sacha arrive dans sa nouvelle école où il/elle ne connaît personne.
Honte	Théo/Théa a fait une bêtise et son institutrice le/la met au coin devant tout le monde.
Culpabilité	Lucas/Lucie se retire de la balançoire sans le dire, sa copine tombe par terre et se fait très mal.
Surprise	Valentin/Valentine est en excursion au zoo avec l'école ; tout à coup, un singe lui fait une farce et lui enlève des mains son sachet de bonbons.
Fierté	Florian/Flore est déguisé(e) en lapin blanc et fait un spectacle avec sa classe devant plein de monde

Consignes, types de réponses

Pour chaque item, l'évaluateur décrit la situation (ex. : « En classe, un copain prête à Léo deux de ses plus beaux crayons ») et deux expressions du personnage (ex. : « Tu vois, là, Léo est content... et là, Léo n'est pas content... »). Ensuite, il demande à l'enfant : « Quel enfant te ressemble le plus ? » et peut préciser, par exemple : « Si un copain te prête deux de ses plus beaux crayons, tu serais content ou pas content ? »

L'enfant peut répondre oralement ou pointer l'image qui lui correspond le mieux. L'évaluateur cache l'image non choisie afin de centrer l'attention de l'enfant sur l'image qu'il vient de désigner. L'évaluateur demande ensuite à l'enfant : « Et ce garçon, il te ressemble beaucoup (en pointant le grand cercle) ou un peu (en pointant le petit cercle) ? » L'enfant peut pointer un des ronds et répondre oralement.

Pour le volet partage social des émotions, l'évaluateur donne le choix de l'enfant entre les deux propositions sous forme d'images, selon le partage du ressenti avec sa mère ou pas. Par exemple, concernant le partage de l'émotion de tristesse : « Julien rentre à la maison. Le soir, avant de se coucher, il raconte à sa maman qu'il a été triste de perdre son cartable...

ou il se couche sans rien raconter ». Puis l'évaluateur invite l'enfant à dire si c'est « vraiment comme moi » en pointant un grand rond, ou « à peu près comme moi » en pointant un petit rond sous l'image choisie.

Description des items évaluant le soi émotionnel et le partage social des émotions			
JOIE			
Léo/Léa est content(e).		*Léo/Léa n'est pas content(e).*	
4	3	2	1
PSE joie			
Léo/Léa ne raconte pas à sa maman qu'un de ses copains lui a prêté deux de ses plus beaux crayons.		*Léo/Léa raconte à sa maman qu'un de ses copains lui a prêté deux de ses plus beaux crayons.*	
1	2	3	4
TRISTESSE			
Julien/Julie est triste.		*Julien/Julie n'est pas triste.*	
4	3	2	1
PSE tristesse			
Julien/Julie raconte à sa maman qu'il/elle a perdu son nouveau cartable pendant la récréation.		*Julien/Julie ne raconte pas à sa maman qu'il/elle a perdu son nouveau cartable pendant la récréation.*	
4	3	2	1
COLÈRE			
Martin/Marine n'est pas fâché(e).		*Martin/Marine est fâché(e).*	
1	2	3	4
PSE colère			
Martin/Marine raconte à sa maman qu'un enfant lui a arraché des mains son livre préféré.		*Martin/Marine ne raconte pas à sa maman qu'un enfant lui a arraché des mains son livre préféré.*	
4	3	2	1
PEUR			
Samuel/Sacha a peur.		*Samuel/Sacha n'a pas peur.*	
4	3	2	1
PSE peur			
Samuel/Sacha ne raconte pas à sa maman qu'il/elle ne connaissait personne dans sa nouvelle école.		*Samuel/Sacha raconte à sa maman qu'il/elle ne connaissait personne dans sa nouvelle école.*	
1	2	3	4
HONTE			
Théo/Théa n'est pas honteux(-se)/très gêné(e).		*Théo/Théa est honteux(-se)/très gêné(e).*	
1	2	3	4

<table>
<tr><th colspan="4">PSE honte</th></tr>
<tr><td colspan="2">Théo/Théa ne raconte pas à sa maman que son institutrice l'a mis(e) au coin devant tout le monde.</td><td colspan="2">Théo/Théa raconte à sa maman que son institutrice l'a mis(e) au coin devant tout le monde.</td></tr>
<tr><td>1</td><td>2</td><td>3</td><td>4</td></tr>
<tr><th colspan="4">CULPABILITÉ</th></tr>
<tr><td colspan="2">Lucas/Lucie pense que c'est à cause de lui/d'elle.</td><td colspan="2">Lucas/Lucie ne pense pas que c'est à cause de lui/d'elle.</td></tr>
<tr><td>4</td><td>3</td><td>2</td><td>1</td></tr>
<tr><th colspan="4">PSE culpabilité</th></tr>
<tr><td colspan="2">Lucas/Lucie raconte à sa maman que, quand il/elle s'est retiré de la balançoire, sa copine est tombée par terre et s'est fait très mal.</td><td colspan="2">Lucas/Lucie ne raconte pas à sa maman que, quand il/elle s'est retiré de la balançoire, sa copine est tombée par terre et s'est fait très mal.</td></tr>
<tr><td>4</td><td>3</td><td>2</td><td>1</td></tr>
<tr><th colspan="4">SURPRISE</th></tr>
<tr><td colspan="2">Valentin(e) n'est pas surpris(e).</td><td colspan="2">Valentin(e) est surpris(e).</td></tr>
<tr><td>1</td><td>2</td><td>3</td><td>4</td></tr>
<tr><th colspan="4">PSE surprise</th></tr>
<tr><td colspan="2">Valentin(e) raconte à sa maman qu'un singe lui a fait une farce et lui a enlevé des mains son sachet de bonbons.</td><td colspan="2">Valentin(e) ne raconte pas à sa maman qu'un singe lui a fait une farce et lui a enlevé des mains son sachet de bonbons.</td></tr>
<tr><td>4</td><td>3</td><td>2</td><td>1</td></tr>
<tr><th colspan="4">FIERTÉ</th></tr>
<tr><td colspan="2">Florian/Flore n'est pas fier/fière.</td><td colspan="2">Florian/Flore est fier/fière.</td></tr>
<tr><td>1</td><td>2</td><td>3</td><td>4</td></tr>
<tr><th colspan="4">PSE fierté</th></tr>
<tr><td colspan="2">Florian/Flore ne raconte pas à sa maman qu'il/elle a fait un spectacle avec sa classe devant plein de monde.</td><td colspan="2">Florian/Flore raconte à sa maman qu'il/elle a fait un spectacle avec sa classe devant plein de monde.</td></tr>
<tr><td>1</td><td>2</td><td>3</td><td>4</td></tr>
</table>

Cotation

Pour la cotation, un ou deux points sont attribués lorsque l'enfant pointe le personnage qui n'éprouve pas l'émotion impliquée par la situation : un point si l'enfant pense ressembler beaucoup au personnage et deux points s'il pense lui ressembler un peu. Trois ou quatre points sont attribués lorsque l'enfant pointe le personnage qui éprouve l'émotion : trois points s'il pense lui ressembler un peu et quatre points si l'enfant pense ressembler beaucoup au personnage. Une moyenne (allant d'un à quatre) peut être calculée pour chaque groupe d'items : en l'occurrence, une moyenne pour les cinq items se rapportant à une émotion à valence négative et une moyenne pour les trois items se rapportant à une émotion à valence non négative. Des pourcentages peuvent être calculés également.

La même modalité de cotation est appliquée pour le volet partage social des émotions.

TOTAUX pour la perception du Soi émotionnel et pour le partage social des émotions	Note brute	%
8 émotions (/32)		
PSE des 8 émotions (/32)		
émotions primaires (joie, tristesse, colère, peur) (/16)		
PSE des émotions primaires (/16)		
émotions secondaires (honte, culpabilité, surprise, fierté) (/16)		
PSE des émotions secondaires (/16)		
émotions positives (joie, fierté) (/8)		
PSE des émotions positives (/8)		
émotions négatives (tristesse, colère, peur, honte, culpabilité) (/20)		
PSE des émotions négatives (/20)		
émotions primaires négatives (tristesse, colère, peur) (/12)		
PSE des émotions primaires négatives (/12)		
émotions secondaires négatives (honte, culpabilité) (/8)		
PSE des émotions secondaires négatives (/8)		

Questionnaire pour l'évaluation de l'hétéroperception de l'enseignant à propos du soi émotionnel (Fiasse & Nader-Grosbois, 2013)

Description

Ce questionnaire est le corollaire de l'EPSE administré à l'enfant. Il se présente sous la forme d'une grille à compléter par l'enseignant. Pour chaque item, la situation inductrice est décrite (ex. : *Un copain lui prête deux de ses plus beaux crayons*) et l'émotion potentiellement induite par ce contexte est évoquée (ex. : *Il/Elle est content*).

Consignes, types de réponses

L'enseignant doit alors répondre, en fonction de ce qu'il connaît des réactions habituelles de l'enfant, sur une échelle à quatre niveaux (non – plutôt non – plutôt oui – oui). Un score allant d'un à quatre points est obtenu pour chaque item de ce questionnaire.

« Imaginez l'enfant dans chacun des contextes suivants et situez à quel point il ressentirait l'émotion habituellement éprouvée dans cette situation. Répondez en fonction de ce que vous connaissez des réactions habituelles de l'enfant. »

CONTEXTE	ÉMOTION	non	plutôt non	plutôt oui	oui
Un copain lui prête deux de ses plus beaux crayons.	*Il/Elle est content(e).*	1	2	3	4
Il/Elle a perdu son nouveau cartable pendant la récréation.	*Il/Elle est triste.*	1	2	3	4
Un enfant arrache de ses mains son livre préféré.	*Il/Elle est fâché(e).*	1	2	3	4
Il/Elle arrive dans sa nouvelle école où il/elle ne connaît personne.	*Il/Elle a peur.*	1	2	3	4
Il/Elle a fait une bêtise et son institutrice le/la met au coin devant tout le monde.	*Il/Elle est honteux(-se).*	1	2	3	4
Il/Elle se retire de la balançoire sans le dire. Sa copine tombe par terre et se fait très mal.	*Il/Elle se sent coupable.*	1	2	3	4
Il/Elle est au zoo. Tout à coup, un singe lui fait une farce et lui enlève des mains son sachet de bonbons.	*Il/Elle est surpris(e).*	1	2	3	4
Il/Elle fait un spectacle avec sa classe devant plein de monde.	*Il/Elle est fier(e).*	1	2	3	4

PARTAGE SOCIAL DES ÉMOTIONS	non	plutôt non	plutôt oui	oui
Quand il ressent une émotion, vient-il vous en parler?	1	2	3	4

« Si vous avez répondu 3 (plutôt oui) ou 4 (oui) à cette dernière question, les émotions (ressenties par l'enfant) dont il vous parle sont-elles positives (ex : joie) ou négatives (ex : colère)? Si possible, précisez de quelle(s) émotion(s) il s'agit. »

Cotation

TOTAUX pour l'hétéroévaluation du soi émotionnel		Note brute	%
Émotions	primaires (joie, tristesse, colère, peur) (/16)		
	secondaires (honte, culpabilité, surprise, fierté) (/16)		
	positives (joie, fierté) (/8)		
	négatives (tristesse, colère, peur, honte, culpabilité) (/20)		
	primaires négatives (tristesse, colère, peur) (/12)		
	secondaires négatives (honte, culpabilité) (/8)		
	Total (8 émotions) (/32)		

Un degré de réalisme de la perception du soi émotionnel peut être évalué en comparant l'autoperception de l'enfant et l'hétéroperception de l'enseignant.

Encadré 7.3. Version francophone du *Self-Perception Profile for Learning Disabled Students* (Renick & Harter, 1988, 2012)

Description

Cet outil comprend trois volets évaluant respectivement (1) la Perception de soi (*What I am like ?*), (2) le groupe de comparaison (*Who I am like ?*) et (3) l'importance de domaines (*How important are these things to how you feel about yourself as a person ?*).

Il évalue la valeur globale de soi et la perception des aptitudes intellectuelles générales, des compétences en lecture, en écriture, en mathématiques, athlétiques ou sportives, des comportements, de l'acceptation sociale et de l'apparence physique, ainsi que l'importance de ces domaines.

L'outil peut être proposé comme un questionnaire autorapporté complété par l'enfant, ou sous la forme d'une administration individuelle par un évaluateur qui pose les questions en invitant l'enfant à répondre oralement.

(1) La perception de soi est évaluée à partir de 46 paires de phrases (4 ou 5 par dimension). Elles correspondent à deux propositions de perception de soi ou de compétences et elles sont suivies d'une pondération de ces choix.

(2) Le groupe de comparaison est évalué par dimension. On offre le choix à l'enfant entre trois groupes de comparaison : des enfants de la classe, ou de l'école ou en dehors de l'école.

(3) L'importance des domaines est évaluée à partir de 18 paires de phrases (2 par domaine). On offre le choix à l'enfant entre les deux propositions, selon l'importance qu'il accorde à ce domaine.

Consignes, types de réponse

(1) Perception de soi

Pour chaque item, l'enfant ou l'adolescent choisit entre deux propositions de perception de soi ou de compétences, en fonction de son appréciation de ce qu'il lui correspond. Puis il pondère ce choix : « Tout-à-fait exact pour moi » ou « plutôt exact pour moi ».

Si l'outil est administré, l'évaluateur explique comme suit.

Je suis intéressé(e) de savoir quel genre de personne tu es. Je vais te dire chaque fois deux phrases. J'aimerais que tu me dises quels enfants (ou adolescents) te ressemblent ou sont plus comme toi. Tu dois d'abord décider si tu es plus comme les enfants (ou adolescents) de la première phrase ou comme ceux de la deuxième phrase. Après, tu me diras si les enfants (ou adolescents) que tu as choisis sont tout à fait comme toi ou un peu comme toi.

Nous allons d'abord prendre un exemple. Certains enfants préfèrent jouer dehors quand ils ont le temps. Mais d'autres enfants préfèrent regarder la TV quand ils ont le temps. Tu dois me dire quels enfants te ressemblent ou sont plus comme toi. Tu es plus comme ceux qui préfèrent jouer dehors ou tu es plus comme ceux qui préfèrent regarder la TV?

Tu as dit quels enfants sont plus comme toi, ceux qui préfèrent jouer dehors ou ceux qui préfèrent regarder la TV (selon la réponse donnée). Peux-tu me dire si c'est tout à fait vrai pour toi, ou si c'est plutôt vrai pour toi, ou si c'est seulement un peu comme toi?

Perception de soi							
	Tout à fait exact pour moi	Plutôt exact pour moi	Phrase type			Plutôt exact pour moi	Tout à fait exact pour moi
(a)	❑	❑	Certains E/A préfèrent jouer dehors quand ils ont le temps.	**MAIS**	D'autres E/A préfèrent regarder la TV.	❑	❑
1.	❑	❑	Certains E/A sont sûrs d'être plutôt intelligents à l'école.	**MAIS**	D'autres E/A ne sont pas très sûrs d'être aussi intelligents que ça à l'école.	❑	❑
2.	❑	❑	Certains E/A trouvent qu'il est difficile de se faire des amis.	**MAIS**	D'autres E/A trouvent que c'est assez facile de se faire des amis.	❑	❑
3.	❑	❑	Certains E/A savent lire la plupart des histoires et des livres assez facilement.	**MAIS**	D'autres E/A ont beaucoup de difficultés à lire des histoires et des livres.	❑	❑
4.	❑	❑	Certains E/A ne font pas bien les nouveaux jeux à la récréation.	**MAIS**	D'autres E/A font tout de suite bien les nouveaux jeux.	❑	❑
5.	❑	❑	Certains E/A savent écrire de bonnes histoires assez facilement.	**MAIS**	D'autres E/A trouvent qu'il est difficile d'écrire de bonnes histoires.	❑	❑
6.	❑	❑	Certains E/A ne font souvent pas les choses comme ils le devraient.	**MAIS**	D'autres E/A, la plupart du temps, font les choses comme ils savent qu'ils doivent le faire.	❑	❑
7.	❑	❑	Certains E/A ont beaucoup de facilités en maths.	**MAIS**	D'autres E/A ont beaucoup de difficultés en maths.	❑	❑
8.	❑	❑	Certains E/A voudraient bien que leur visage ou que leurs cheveux soient différents.	**MAIS**	D'autres E/A aiment bien leur visage et leurs cheveux comme ils sont.	❑	❑
9.	❑	❑	Certains E/A savent écrire la plupart des mots qu'ils rencontrent.	**MAIS**	D'autres E/A ont des difficultés pour écrire la plupart des mots.	❑	❑
10.	❑	❑	Certains E/A ne sont pas contents d'eux-mêmes.	**MAIS**	D'autres E/A sont vraiment contents d'eux-mêmes.	❑	❑
11.	❑	❑	Certains E/A se trouvent aussi malins que leurs amis du même âge.	**MAIS**	D'autres E/A n'en sont pas sûrs et ils se demandent s'ils sont aussi intelligents que leurs amis qui ont le même âge.	❑	❑
12.	❑	❑	Certains E/A aimeraient avoir beaucoup plus d'amis.	**MAIS**	D'autres E/A ont autant d'amis qu'ils le veulent.	❑	❑
13.	❑	❑	Certains E/A sont de très bons lecteurs.	**MAIS**	D'autres E/A ont de vrais problèmes avec la lecture.	❑	❑
14.	❑	❑	Certains E/A voudraient être bien meilleurs en sport	**MAIS**	D'autres E/A trouvent qu'ils sont assez bons comme ça en sport	❑	❑
15.	❑	❑	Certains E/A savent facilement écrire de belles phrases pour faire une belle histoire.	**MAIS**	D'autres E/A ont du mal à écrire des belles phrases pour faire une belle histoire.	❑	❑
16.	❑	❑	Certains E/A ont tout le temps des ennuis à cause de ce qu'ils font.	**MAIS**	D'autres E/A évitent plutôt de faire les choses qui amènent des ennuis.	❑	❑

17.	❑	❑	Certains E/A sont bons en maths.	**MAIS**	D'autres E/A ont des difficultés en maths.	❑	❑
18.	❑	❑	Certains E/A voudraient bien avoir une apparence physique différente, un corps différent.	**MAIS**	D'autres E/A aiment bien leur apparence physique telle qu'elle est, leur corps tel qu'il est.	❑	❑
19.	❑	❑	Certains E/A ont des problèmes pour écrire sans faute.	**MAIS**	D'autres E/A savent facilement écrire sans faute la plupart des mots.	❑	❑
20.	❑	❑	Certains E/A sont contents d'eux-mêmes.	**MAIS**	D'autres E/A ne sont pas souvent contents d'eux-mêmes.	❑	❑
21.	❑	❑	Certains E/A n'apprennent pas très bien à l'école	**MAIS**	D'autres E/A apprennent bien à l'école	❑	❑
22.	❑	❑	Certains E/A jouent tout le temps avec d'autres E/A.	**MAIS**	D'autres E/A jouent plutôt tout seuls.	❑	❑
23.	❑	❑	Certains E/A ont des problèmes en lecture.	**MAIS**	D'autres E/A sont bons en lecture.	❑	❑
24.	❑	❑	Certains E/A se sentent doués pour toutes sortes de sports.	**MAIS**	D'autres E/A ne se sentent pas tellement doués pour le sport.	❑	❑
25.	❑	❑	Certains E/A trouvent que c'est difficile d'écrire de bonnes histoires.	**MAIS**	D'autres E/A savent écrire de bonnes histoires.	❑	❑
26.	❑	❑	Certains E/A se comportent très bien.	**MAIS**	D'autres E/A trouvent que c'est difficile de bien se comporter.	❑	❑
27.	❑	❑	Certains E/A ont du mal à résoudre des problèmes en maths.	**MAIS**	D'autres E/A savent bien résoudre les problèmes en maths.	❑	❑
28.	❑	❑	Certains E/A pensent qu'ils sont beaux à regarder. Certains E/A pensent qu'ils ont bonne allure, qu'ils présentent bien.	**MAIS**	D'autres E/A pensent qu'ils ne sont pas très beaux à regarder. Certains E/A pensent qu'ils n'ont pas tellement bonne allure, qu'ils ne présentent pas tellement bien.	❑	❑
29.	❑	❑	Certains E/A ont des problèmes pour écrire sans faute de nombreux mots.	**MAIS**	D'autres E/A savent écrire très facilement sans faute de nombreux mots.	❑	❑
30.	❑	❑	Certains E/A aiment bien le genre d'E/A qu'ils sont.	**MAIS**	Il y a d'autres E/A qui aimeraient souvent être quelqu'un d'autre.	❑	❑
31.	❑	❑	Certains E/A se sentent parfois idiots quand ils travaillent en classe.	**MAIS**	D'autres E/A se sentent très bons quand ils travaillent en classe.	❑	❑
32.	❑	❑	Certains E/A sont bien appréciés par leurs copains.	**MAIS**	D'autres E/A ne sont pas tellement appréciés par leurs copains.	❑	❑
33.	❑	❑	Certains E/A lisent très vite.	**MAIS**	D'autres E/A sont des lecteurs très lents.	❑	❑
34.	❑	❑	Certains E/A pensent qu'ils arriveraient à faire n'importe quel nouvel exercice de gymnastique.	**MAIS**	D'autres E/A ont peur de ne pas réussir de nouveaux exercices de gymnastique	❑	❑
35.	❑	❑	Certains E/A ont beaucoup de mal à rédiger des belles et bonnes phrases	**MAIS**	D'autres E/A savent rédiger des belles et bonnes phrases.	❑	❑
36.	❑	❑	Certains E/A suivent tout le temps les règles	**MAIS**	D'autres E/A trouvent difficile de suivre les règles	❑	❑

37.	❑	❑	Certains E/A comprennent difficilement les maths.	MAIS	D'autres E/A comprennent très facilement les maths.	❑	❑
38.	❑	❑	Certains E/A ne sont pas heureux de leur apparence, de leur corps.	MAIS	D'autres E/A sont heureux de leur apparence, de leur corps.	❑	❑
39.	❑	❑	Certains E/A ont beaucoup de mal avec leur orthographe.	MAIS	D'autres E/A sont bons en orthographe.	❑	❑
40.	❑	❑	Certains E/A sont très contents d'être ce qu'ils sont.	MAIS	D'autres E/A voudraient bien être différents.	❑	❑
41.	❑	❑	Certains E/A trouvent qu'ils font très bien leur travail en classe.	MAIS	D'autres E/A s'inquiètent de savoir si le travail qu'ils font en classe est bon.	❑	❑
42.	❑	❑	Certains E/A ont un tas d'amis.	MAIS	D'autres E/A n'ont pas tellement d'amis.	❑	❑
43.	❑	❑	Certains E/A trouvent qu'ils sont meilleurs en sport que leurs amis.	MAIS	D'autres E/A se sentent moins bons en sport que leurs amis.	❑	❑
44.	❑	❑	Certains E/A n'aiment pas leur conduite, leurs comportements.	MAIS	D'autres E/A aiment normalement leur conduite, leurs comportements.	❑	❑
45.	❑	❑	Certains E/A aiment leur apparence physique telle qu'elle est, leur corps tel qu'il est.	MAIS	D'autres E/A voudraient que leur apparence physique soit différente, que leur corps soit différent.	❑	❑
46.	❑	❑	Certains E/A ne sont pas très contents de la manière dont ils font beaucoup de choses.	MAIS	D'autres E/A pensent que la façon dont ils font les choses est très bien.	❑	❑

(2) Groupes de comparaison

Les consignes visent à clarifier à qui l'enfant se compare et à qui il ressemble, selon lui. Lors de l'administration, l'évaluateur explique comme suit.

Maintenant, que tu m'as dit si tu étais plus comme les enfants (ou adolescents) de la première ou de la deuxième phrase, peux-tu me dire à qui tu te comparais, à qui tu pensais. Tu as le choix entre les enfants (ou adolescents) de ta classe, des enfants (ou adolescents) qui sont dans l'école, mais pas dans ta classe, des enfants (ou adolescents) qui ne sont pas dans cette école.

Par exemple, quand on te demandait dans les phrases si tu travailles bien à l'école, tu te comparais, tu pensais à qui? À des enfants (ou adolescents) de ta classe, à des enfants (ou adolescents) qui sont dans l'école, mais pas dans ta classe, à des enfants (ou adolescents) qui ne sont pas dans cette école?

À qui je ressemble

L'évaluateur indique : « Les questions auxquelles tu viens de répondre te demandaient de te comparer à d'autres jeunes. Je souhaite savoir à quel groupe de jeunes tu te comparais ou auquel tu pensais en répondant aux questions. » « Coche le groupe auquel tu pensais en répondant aux questions dans chacun des domaines suivants », ou l'évaluateur coche pour l'enfant ou le jeune.

Quand on te demandait :	Des jeunes de ta classe	Des jeunes de ton école qui ne sont pas dans ta classe	Des jeunes qui ne sont ni dans ta classe ni dans ton école
1. Si tu travailles bien à l'école, tu te comparais ou tu pensais à :			
2. Si tu es bon en lecture, tu te comparais ou tu pensais à :			
3. Si tu es bon en rédaction, tu te comparais ou tu pensais à :			
4. Si tu es bon en orthographe, tu te comparais ou tu pensais à :			
5. Si tu es bon en maths, tu te comparais ou tu pensais à :			
6. Comment tu te sens accepté par d'autres jeunes, tu te comparais ou tu pensais à :			
7. Si tu es bon dans les activités sportives, tu te comparais ou tu pensais à :			
8. Si tu te conduis bien, tu te comparais ou tu pensais à :			
9. Si tu te sens bien comme tu es, tu te comparais ou tu pensais à :			

Quand les colonnes 2 ou 3 sont cochées : « Tu pensais à qui? Où rencontres-tu les jeunes auxquels tu pensais? Quel âge ont-ils? Sont-ils plus grands ou plus petits que toi? »

Question 1 :..
Question 2 :..
Question 3 :..
Question 4 :..
Question 5 :..
Question 6 :..
Question 7 :..
Question 8 :..
Question 9 :..

(3) Importance des domaines

Lors de l'administration, l'évaluateur explique comme suit.
Maintenant, j'aimerais savoir si tu trouves certaines choses importantes ou non, pour te sentir bien comme personne. Tu dois dire si tu es plus comme les enfants (ou adolescents) de la première ou de la deuxième phrase. Et si c'est tout à fait ou un peu comme toi.

Importance							
	Tout à fait exact pour moi	Plutôt exact pour moi				Plutôt exact pour moi	Tout à fait exact pour moi
	❑	❑	Certains E/A pensent que c'est important de bien réussir à l'école pour se sentir bien.	**MAIS**	D'autres E/A ne pensent pas que c'est important de bien réussir à l'école pour se sentir bien.	❑	❑
1.	❑	❑	Certains E/A ne pensent pas qu'avoir beaucoup d'amis est important pour se sentir bien.	**MAIS**	D'autres E/A pensent qu'avoir beaucoup d'amis est important pour se sentir bien.	❑	❑
2.	❑	❑	Certains E/A pensent que c'est important d'être bon en lecture pour se sentir bien.	**MAIS**	D'autres E/A pensent que ce n'est pas important d'être bon en lecture pour se sentir bien.		
3.	❑	❑	Certains E/A ne pensent pas qu'être bon en sport est important pour se sentir bien.	**MAIS**	D'autres E/A pensent qu'être bon en sport est important pour se sentir bien.	❑	❑
4.	❑	❑	Certains E/A pensent que c'est important d'être capable d'écrire de belles histoires pour se sentir bien.	**MAIS**	D'autres E/A ne pensent pas que c'est important d'écrire de belles histoires pour se sentir bien.	❑	❑
5.	❑	❑	Certains E/A ne pensent pas que la façon d'agir est importante pour se sentir bien.	**MAIS**	D'autres E/A pensent que c'est important d'agir comme on est supposé le faire pour se sentir bien.	❑	❑
6.	❑	❑	Certains E/A pensent que c'est important d'avoir de bons résultats en maths pour se sentir bien.	**MAIS**	D'autres E/A ne pensent pas que les résultats en maths sont tellement importants pour se sentir bien.	❑	❑
7.	❑	❑	Certains E/A ont le sentiment que c'est important d'aimer sa propre apparence, son propre corps pour se sentir bien.	**MAIS**	D'autres E/A n'ont pas le sentiment que c'est tellement important d'aimer sa propre apparence, son propre corps pour se sentir bien.	❑	❑
8.	❑	❑	Certains E/A ne pensent pas que c'est important d'être capable d'écrire sans faute la plupart des mots pour se sentir bien.	**MAIS**	D'autres E/A pensent que c'est important d'être capable d'écrire sans faute la plupart des mots pour se sentir bien.	❑	❑
9.	❑	❑	Certains E/A ne pensent pas que c'est tellement important d'être intelligent à l'école pour se sentir bien.	**MAIS**	D'autres E/A pensent que c'est important d'être intelligent à l'école pour se sentir bien.	❑	❑
10.	❑	❑	Certains E/A pensent que c'est important d'être populaire pour se sentir bien.	**MAIS**	D'autres E/A ne pensent pas que c'est important d'être populaire pour se sentir bien.	❑	❑
11.	❑	❑	Certains E/A pensent que c'est important de savoir bien lire à l'école pour se sentir bien.	**MAIS**	D'autres E/A ne pensent pas que c'est tellement important de savoir bien lire pour se sentir bien.	❑	❑

12.	❑	❑	Certains E/A pensent que c'est important d'être bon en sport pour se sentir bien.	**MAIS**	D'autres E/A ne pensent pas que c'est tellement important d'être bon en sport pour se sentir bien.	❑	❑
13.	❑	❑	Certains E/A ne pensent pas que c'est important pour eux de savoir écrire de belles choses pour se sentir bien.	**MAIS**	D'autres E/A pensent que c'est important pour eux de savoir écrire de belles choses pour se sentir bien.	❑	❑
14.	❑	❑	Certains E/A pensent que c'est important de se comporter comme on doit le faire pour se sentir bien.	**MAIS**	D'autres E/A ne pensent pas que leur façon de se comporter est tellement importante pour se sentir bien.	❑	❑
15.	❑	❑	Certains E/A ne pensent pas que c'est important d'être bon en maths pour se sentir bien.	**MAIS**	D'autres E/A pensent que c'est important d'être bon en maths pour se sentir bien.	❑	❑
16.	❑	❑	Certains E/A ne pensent pas que l'apparence physique est importante, que le corps est important pour se sentir bien.	**MAIS**	D'autres E/A pensent que l'apparence est importante, que le corps est important pour se sentir bien.	❑	❑
17.	❑	❑	Certains E/A pensent que c'est important d'être bon en orthographe pour se sentir bien.	**MAIS**	D'autres E/A ne pensent pas que c'est important d'être bon en orthographe pour se sentir bien.	❑	❑
18.	❑	❑	Certains E/A pensent que c'est important de bien réussir à l'école pour se sentir bien.	**MAIS**	D'autres E/A ne pensent pas que c'est important de bien réussir à l'école pour se sentir bien.	❑	❑

Cotation

(1) Pour la perception de soi, chaque item est coté par un score allant de 1 à 4 (1 = faible compétence perçue, 4 = le plus de compétence perçue). Une cote de 4 reflète une vision positive de soi-même au niveau de la perception des compétences. On obtient des scores spécifiques de perception par dimension et un score global de valeur globale de soi. On peut tracer un graphique pour établir un profil individuel de perception des compétences dans les différentes dimensions.

(2) Pour l'importance, chaque item est coté par un score allant de 1 à 4 (1 = faible importance, 4 = importance élevée). On obtient des scores spécifiques d'importance par dimension. On peut également tracer un graphique pour établir un profil individuel d'importance des différents domaines.

Encadré 7.4. Version francophone de la *Self-Esteem Scale* (Rosenberg, 1965 ; Échelle d'Estime de Soi, ÉES-10, Vallières & Vallerand, 1990, pp. 305-316)

Description

Ce questionnaire évalue l'estime de soi globale par l'adolescent lui-même, selon une approche unidimensionnelle. Il le complète lui-même.

Consigne, types de réponses et notation

La consigne est la suivante : « Pour chacune des caractéristiques ou descriptions, indique jusqu'à quel point tu es d'accord, en encerclant le chiffre qui décrit le mieux ton avis. »

	Tout à fait d'accord	D'accord	Pas d'accord	Pas du tout d'accord
1. Je pense que je suis une personne de valeur, au moins égale aux autres.	1	2	3	4
2. Je pense que je possède un certain nombre de belles qualités.	1	2	3	4
3. Tout bien considéré, j'ai tendance à me considérer comme un(e) raté(e).	1	2	3	4
4. Je suis capable de faire les choses aussi bien que la majorité des gens.	1	2	3	4
5. Je sens peu de raisons d'être fier(ère).	1	2	3	4
6. J'ai une attitude positive vis-à-vis de moi-même.	1	2	3	4
7. Dans l'ensemble, je suis satisfait(e) de moi-même.	1	2	3	4
8. J'aimerais avoir plus de respect pour moi-même.	1	2	3	4
9. Parfois je me sens vraiment inutile.	1	2	3	4
10. Il m'arrive de penser parfois que je suis un(e) bon(ne) à rien.	1	2	3	4

Cotation

Pour chaque item, un score est attribué allant de 1 à 4 (1 = tout à fait d'accord à 4 = pas du tout d'accord).

Certains items sont cotés positivement, les items 3, 5, 8, 9 et 10. D'autres items formulés négativement sont cotés à l'inverse, les items 1, 2, 4, 6, 7, c'est-à-dire (1 = 4 ; 2 =3 ; 3 = 2 ; 4 = 1). La somme permet d'obtenir un score total, calculé à partir de la somme de ces cotes, allant de 10 à 40.

Plus le score total est élevé ou se rapproche de 40, plus l'adolescent possède une estime de soi positive. Plus le score total est faible ou se rapproche de 10, plus l'adolescent possède une estime de soi négative.

Encadré 7.5. Version francophone du *Self-Esteem Inventory* (SEI, Coopersmith, 1967; Inventaire d'estime de soi de Coopersmith, forme scolaire, Coopersmith, 1984)

Description

Ce questionnaire permet d'évaluer l'estime de soi, globale et dans trois domaines spécifiques. Il comprend 58 items qui se répartissent dans quatre parties : social-pairs (8 items), familial (8 items), scolaire (8 items) et soi en général (26 items). Le jeune doit répondre par « Me ressemble » ou « Ne me ressemble pas ». Ce questionnaire contient également huit items composant l'échelle « mensonge », mesurant l'honnêteté des réponses ou indiquant l'attitude défensive du jeune ou la désirabilité sociale pour donner une image de soi positive.

Consigne, type de réponses

Vous allez lire des phrases qui expriment des sentiments, des opinions ou des réactions. Quand une phrase exprime votre façon habituelle de penser ou de réagir, cochez d'une croix la case de la première colonne, intitulée « Me ressemble ». Quand une phrase n'exprime pas votre façon habituelle de penser ou de réagir, cochez d'une croix la case de la colonne intitulée « Ne me ressemble pas ». Essayez de répondre à toutes les phrases.

Items	Me ressemble	Ne me ressemble pas
1. En général, je ne me fais pas de souci.		
2. Il m'est très difficile de prendre la parole en classe.		
3. Il y a, en moi, des tas de choses que je changerais, si je le pouvais.		
4. J'arrive à prendre des décisions sans trop de difficulté.		
5. On s'amuse beaucoup en ma compagnie.		
6. À la maison, je suis facilement contrarié.		
7. Je mets longtemps à m'habituer à quelque chose de nouveau.		
8. Je suis très apprécié par les garçons et les filles de mon âge.		
9. En général, mes parents sont attentifs à ce que je ressens.		
10. Je cède très facilement aux autres.		
11. Mes parents attendent trop de moi.		
12. C'est très dur d'être moi.		
13. Tout est confus et embrouillé dans ma vie.		
14. J'ai généralement de l'influence sur les autres.		
15. J'ai une mauvaise opinion de moi-même.		
16. Il m'arrive souvent d'avoir envie de quitter la maison.		
17. Je me sens souvent mal à l'aise en classe.		
18. Je trouve que j'ai un physique moins agréable que la plupart des gens.		
19. Quand j'ai quelque chose à dire, en général, je le dis.		

20. Mes parents me comprennent.		
21. La plupart des gens sont mieux aimés que moi.		
22. J'ai souvent l'impression d'être harcelé par mes parents.		
23. En classe, je me laisse souvent décourager.		
24. Je pense souvent que j'aimerais être quelqu'un d'autre.		
25. Les autres ne me font pas souvent confiance.		
26. Je ne suis jamais inquiet.		
27. Je suis assez sûr de moi.		
28. Je plais facilement.		
29. Mes parents et moi passons de bons moments ensemble.		
30. Je passe beaucoup de temps à rêvasser.		
31. J'aimerais être plus jeune.		
32. Je fais toujours ce qu'il faut faire.		
33. Je suis fier de mes résultats scolaires.		
34. J'attends toujours que quelqu'un me dise ce que je dois faire.		
35. Je regrette souvent ce que je fais.		
36. Je ne suis jamais heureux.		
37. Je fais toujours mon travail du mieux que je peux.		
38. En général, je suis capable de me débrouiller tout seul.		
39. Je suis assez content de ma vie.		
40. Je préfère avoir des camarades plus jeunes que moi.		
41. J'aime tous les gens que je connais.		
42. J'aime être interrogé en classe.		
43. Je me comprends bien moi-même.		
44. Personne ne fait beaucoup attention à moi à la maison.		
45. On ne me fait jamais de reproches.		
46. En classe, je ne réussis pas aussi bien que je le voudrais.		
47. Je suis capable de prendre une décision et de m'y tenir.		
48. Cela ne me plaît vraiment pas d'être un garçon/une fille.		
49. Je suis mal à l'aise dans mes relations avec les autres personnes.		
50. Je ne suis jamais intimidé.		
51. J'ai souvent honte de moi.		

52. Les autres viennent souvent m'embêter.		
53. Je dis toujours la vérité.		
54. Mes professeurs me font sentir que mes résultats sont insuffisants.		
55. Je me moque de ce qui peut m'arriver.		
56. Je réussis rarement ce que j'entreprends.		
57. Je perds facilement mes moyens quand on me fait des reproches.		
58. Je sais toujours ce qu'il faut dire aux gens.		

Cotation

On peut obtenir un score total qui est réparti en centiles. On obtient également des scores spécifiques à chaque sous-échelle : social, familial, scolaire et global, et mensonge (cette dernière échelle n'intervient pas dans le score total).

Selon Coopersmith, si le score total est inférieur ou égal à 18, il correspond à une estime de soi très faible et révèle des difficultés chez le jeune.

Encadré 8.1. Livres et outils pédagogiques pour parents et enseignants (âge préscolaire)

Auteur(s)	Année	Titre du livre	Éditeur/site web
Duclos, G.	1997	*Quand les tout-petits apprennent à s'estimer : guide théorique et recueil d'activités pour favoriser l'estime de soi des enfants de 3 à 6 ans*	Montréal : Hôpital Sainte-Justine
Graner, M.	2011	*Pistes de vie, pour encourager l'estime de soi et le respect de l'autre*	http://www.ecolechangerdecap.net/spip.php article50
Laporte, D.	1997	*Pour favoriser l'estime de soi des tout-petits : guide pratique à l'intention des parents d'enfants de 0 à 6 ans*	Montréal : Hôpital Sainte-Justine

Encadré 8.2. Exemples d'ouvrages pour enfants d'âge préscolaire pour soutenir le concept de soi

Auteur(s)	Année	Titre du livre	Éditeur/site web	Collection	Âge
De Pétigny, A.	2003	*Aloé le magnifique*	Cholet, France : Éditions pour penser à l'endroit	Comptines pour penser à l'endroit	2 ans
Andersen, H.C.	2009	*Le Vilain Petit Canard*	Champigny-sur-Marne, France : Lito	Minicontes classiques	3 ans
Costetti, V. & Rinaldini, M.	2011	*Louise et la robe rouge*	Reggio Emilia, Italie : Esserci edizioni	Besoins et Stratégies	3 ans
Costetti, V. & Rinaldini, M.	2011	*Louise et les câlins*	Reggio Emilia, Italie : Esserci edizioni	Besoins et Stratégies	3 ans
Costetti, V. & Rinaldini, M.	2011	*Louise et l'orage*	Reggio Emilia, Italie : Esserci edizioni	Besoins et Stratégies	3 ans
Blake, S.	2007	*Je veux pas aller à l'école*	Paris : École des Loisirs	Lutin de poche	3 ans+
Browne, A.	1989	*Le tunnel*	Paris : Kaléidoscope	Album	3 ans+
Browne, A.	2011	*Parfois je me sens*	Paris : École des Loisirs	Kaléidoscope	3 ans+
Erlbruch, W.	1994	*Les cinq affreux*	Toulouse : Milan	Album	3 ans+
Grimm, J. & Grimm, W.	1991	*Le vaillant petit tailleur*	Paris : Gründ	Légendes et contes	3 ans+
Monloubou, L.	2012	*Mais pourquoi ?!*	Paris : École des Loisirs	Kaléidoscope	3 ans+
Naumann-Villemin, C.	2006	*Elinor n'aime pas l'école*	Paris : École des Loisirs	Lutin de poche	3 ans+
Perrault, C.	1990	*Riquet à la Houppe*	Paris : Gründ	Légendes et contes	3 ans+
Pineur, C.	2008	*Quand j'ai la tête à l'envers*	Paris : École des Loisirs	Pastel	3 ans+
Henrich, S.	2013	*La contrebasse*	Paris : École des Loisirs	Kaléidoscope	5 ans+
Mets, A.	2012	*Dragounet*	Paris : École des Loisirs	Lutin de poche	5 ans+

Encadré 8.3. Exemples d'ouvrages pour enfants d'âge scolaire pour soutenir le concept de soi et l'estime de soi

Auteur(s)	Année	Titre du livre	Éditeur/site web	Collection	Âge
ndersen, H.C.	2011	*Le Vilain Petit Canard*	Paris : Gallimard	L'heure des Histoires	6 ans
aivier, J., Belliere, C., De Haes, I.	2013	*Les Tracaneux*	Bruxelles : SAIE Tremplin		6 ans
pelly, F.		*Le Perlipapotte*	Gap, France : Éditions Le Souffle d'OR	Jeux/Eleonide	6 ans
e Saint-Mars, D.	2000	*Lili se fait toujours gronder*	Fribourg : Calligram	Max et Lili/Ainsi va la vie	6 ans+
e Saint-Mars, D.	1997	*Lili se trouve moche*	Fribourg : Calligram	Max et Lili/Ainsi va la vie	6 ans+
e Saint-Mars, D.	1996	*Max est maladroit*	Fribourg : Calligram	Max et Lili/Ainsi va la vie	6 ans+
evine, A. A.	1993	*L'enfant qui dessinait les chats*	Paris : l'École des Loisirs	Pastel	6 ans+
abbagh, A.	1990	*Malika et le chat borgne*	Paris : Albin Michel	Ipomée	6 ans+
utruc-Rosset, Fl., lorel, M., & Couturier, h.	2004	*On se moque de moi*	Paris : Bayard	C'est la vie Lulu !	7 ans
uval, S. & Morel, M.	2009	*Dur, dur les complexes !*	Paris : Bayard Jeunesse		7 ans
uval, S. & Morel, M.	2013	*Championne à l'école !*	Paris : Bayard Jeunesse	C'est la vie Lulu !	7 ans
uval, S. & Morel, M.	2008	*L'école c'est pas si facile !*	Paris : Bayard Jeunesse		7 ans
affé, L. & Saint-larc, L.	1998	*Vivre ensemble à l'école*	Paris : Bayard Jeunesse	Vivre ensemble	7 ans
eslauriers, S.	2013	*Attention estime de soi en construction*	Québec : Éditions Midi Trente		7 ans+
lorgenstern, S.	2009	*Le bonheur est coincé dans la tête*	Paris : École des Loisirs	Mouche	7 ans+

Encadré 8.4. Livres et outils pédagogiques pour parents et enseignants (âge scolaire primaire)

Auteur(s)	Année	Titre du livre	Éditeur/site web
Beauregard, L. A., Bouffard, R., & Duclos, G.	2000	*Programme Estime de soi et compétence sociale chez les 8 à 12 ans*	Montréal : Hôpital Sainte-Justine
Cloutier, C. & Gaudreau, O.	2005	*Aventure dans mon univers : estime et affirmation de soi chez les 9 à 12 ans*	Montréal : Hôpital Sainte-Justine
Deslauriers, S.	2013	*Attention estime de soi en construction*	Québec : Éditions Midi Trente
Graner, M.	2011	*Pistes de vie, pour encourager l'estime de soi et le respect de l'autre*	http://www.ecolechangerdecap.net/spip.php?article50
Luneau, S.	2003	*Youri. De la sécurité à la confiance : construire l'estime de soi au primaire. Premier cycle. Volume 1*	Montréal : Hôpital Sainte-Justine
Luneau, S.	2003	*Pristi. De la connaissance de soi à l'identité : construire l'estime de soi au primaire. Premier cycle. Volume 2*	Montréal : Hôpital Sainte-Justine
Luneau, S.	2003	*Lico. Vivre un sentiment d'appartenance : construire l'estime de soi au primaire. Deuxième cycle. Volume 1*	Montréal : Hôpital Sainte-Justine
Luneau, S.	2003	*Dégourdie et compagnie. Vivre un sentiment de compétence scolaire : Construire l'estime de soi au primaire. Deuxième cycle. Volume 2*	Montréal : Hôpital Sainte-Justine
Luneau, S.	2004	*Questi. Vivre un sentiment de compétence sociale : construire l'estime de soi au primaire. Troisième cycle. Volume 1*	Montréal : Hôpital Sainte-Justine
Luneau, S.	2004	*Valériane. L'affirmation de soi : construire l'estime de soi au primaire. Troisième cycle. Volume 2*	Montréal : Hôpital Sainte-Justine
Sévigny, L. & Laporte, D.	1998	*Comment développer l'estime de soi de nos enfants : guide pratique à l'intention des parents d'enfants de 6 à 12 ans*	Montréal : Hôpital Sainte-Justine

Encadré 8.5. Livres et outils pédagogiques pour parents et enseignants (adolescence)

Auteur(s)	Année	Titre du livre	Éditeur/site Web
Canoui, I.	2011	*Une expérience. La connaissance de soi par « petites touches » au collège*	http://www.ecolechangerdecap.net/spip.php?article86&lang=fr.
Duclos, G., Laporte, D., & Ross, J.	2002	*L'estime de soi des adolescents*	Montréal : Hôpital Sainte-Justine
Gervais, J.	1998	*Le concours*	Montréal : Boréal
Graner, M.	2011	*Pistes de vie, pour encourager l'estime de soi et le respect de l'autre*	http://www.ecolechangerdecap.net/spip.php?article50
Ross, J., Laporte, D., & Duclos, G.	1995	*L'estime de soi de nos adolescents : guide pratique à l'intention des parents*	Montréal : Hôpital Sainte-Justine

Références bibliographiques

A

Achenbach, T.M. (1991). *Manual for the Youth Self-Report Form and 1991 Profile.* Burlington, VT: University of Vermont.

Achenbach, T.M., & Rescorla, L.A. (2000). *Manual for the ASEBA Preschool Forms and Profiles.* Burlington, VT: University of Vermont.

Adrien, J.L. (1996). *Autisme du jeune enfant. Développement psychologique et régulation de l'activité.* Paris : Expansion scientifique française.

Adrien, J.L. (2007). *Manuel de la Batterie d'Évaluation Cognitive et socioémotionnelle.* Paris : Éditions du Centre de psychologie appliquée.

Adrien, J.L. (2008). *Batterie d'Évaluation Cognitive et socioémotionnelle. Pratiques psychologiques et recherches cliniques auprès d'enfants atteints de TED.* Bruxelles : De Boeck.

Albaret, J.M., & Noack, N. (2011). *Manuel d'enseignement de la psychomotricité.* Bruxelles : De Boeck.

Algan, A. (1980). L'image de soi des adolescents socialement inadaptés. *Bulletin de psychologie, 33*(345), 559-575.

Allodi, M.W. (2000). Self-concept in children receiving special support at school. *European Journal of Special Needs Education, 15*(1), 69-78. doi: 10.1080/088562500361718

Alsaker, F.D. (1995). Timing of puberty and reactions to pubertal changes. In M. Rutter (Ed.), *Psychosocial disturbances in young people: Challenges for prevention* (pp. 37-82). Cambridge: Cambridge University Press.

Alsaker, F.D., & Olweus, D. (1993). Global self-evaluations and perceived instability of self in early adolescence: A cohort longitudinal study. *Scandinavian Journal of Psychology, 34*, 47-63.

American Association on Intellectual and Development Disabilities (AAIDD, 2010). *Intellectual Disability: Definition, classification and systems of supports* (11th ed.). Washington: AAIDD.

American Association on Mental Retardation (AAMR, 2002). *Mental retardation: Definition, classification, and systems of Supports* (10th ed.). Washington: AAMR.

American Psychiatric Association (1994). *Diagnostic and Statistical Manual of Mental Disorders. DSM-IV.* Washington: American Psychiatric Association.

American Psychiatric Association. (2000). *Diagnostic and Statistical Manual of Mental Disorders DSM-IV-TR.* Washington: American Psychiatric Press.

American Psychiatric Association (2012). *Diagnostic and Statistical Manual of Mental Disorders. DSM-IV-TR* (4th ed.). Arlington, VA: American Psychiatric Publishing.

American Psychiatric Association (2013). *Diagnostic and Statistical Manual of Mental Disorders. DSM-V* (5th ed.). Arlington, VA: American Psychiatric Publishing.

Anaut, M. (2007). *La résilience : surmonter les traumatismes* (2e éd.). Paris : Armand Colin.

Andersen, S.M., & Chen, S. (2002). The relational self: An interpersonal social-cognitive theory. *Psychological Review, 109*(4), 619-645. doi: 10.1037/0033-295x.109.4.619

Anderson, P.L., & Adams, P.J. (1985). The relationship of five-year-olds' academic readiness and perceptions of competence and acceptance. *Journal of Educational Research, 79*(2), 114-118.

Andrews, F.M., & Robinson, J.P. (1991). Measures of Subjective Well-Being. In J.P. Robinson, P.R. Shaver, & L.S. Wrightsman (Eds.), *Measures of Personality and Social Psychological Attitudes* (pp. 61-114). San Diego: Academic Press.

Armelius, K., Lindelöf, I., & Martensson, B. (1983). *Structural analysis of social behavior* (TIPS No 5). Umeå, Sweden: Umeå University.

Arruga, A. (1983). *Introducción al test sociométrico.* Barcelona : Herder.

Asendorpf, J.B., & Baudonnière, P.M. (1993). Self-awareness and other-awareness: Mirror self-recognition and synchronic imitation among unfamiliar peers. *Developmental Psychology, 29*(1), 88-95. doi : 10.1037/0012-1649.29.1.88

Asher, S.R., & Wheeler, V.A. (1985). Children's loneliness: A comparison of rejected and neglected peer status. *Journal of Consulting and Clinical Psychology, 53*, 500-505.

Avikainen, S., Forss, N., & Hair, R. (2002). Modulated activation of the human SI and SII cortices during observation of hand actions. *Neuroimage, 15*, 640-646.

B

Badenes, L.V., Estevan, R.A.C., & Bacete, F.J.G. (2000). Theory of mind and peer rejection at school. *Social Development, 9*(3), 271-283. doi: 10.1111/1467-9507.00125

Baldwin, J.M. (1899). The genesis of sociality. Appendix D. In J.M. Baldwin, *Social and ethical interpretations in mental development: A study in social psychology* (pp. 555-557). New-York: MacMillan Company.

Bandura, A. (1997). *Self-efficacy: The exercise of control.* New York: W.H. Freeman.

Bandura, A. (2002). Social Cognitive Theory in cultural context. *Applied Psychology, 51*(2), 269-290.

Bandura, A. (2003). *Auto-efficacité. Le sentiment d'efficacité personnelle.* Bruxelles : De Boeck.

Bara, M., Vande Vonder, L., & Haelewyck, M.C. (2013). Le rôle de l'entourage dans le développement de l'autodétermination : un investissement durable pour la personne en situation de handicap. In M.C. Haelewyck, H. Gascon, J.J. Detraux, & J.C. Kalubi (Eds.), *Inclusion des personnes en situation de handicap, une question d'intervention(s)* ! (pp. 85-100). Mons : Association pour l'innovation en orthopédagogie.

Barber, S., Grubbs, L., & Cottrell, B. (2005). Self-perception in children with attention deficit/hyperactivity disorder. *Journal of Pediatric Nursing, 20*(4), 235-245.

Bardou, E. (2011). *Représentation de l'engagement éducatif parental, estime de soi et mobilisation scolaire d'adolescents scolarisés de la sixième à la troisième* (Thèse de doctorat non publiée). Université de Toulouse II-Le Mirail, Toulouse.

Bardou, E. (2014). Estime de soi et scolarité. *Revue Santé mentale, numéro thématique « les troubles de l'estime de soi », 185*, 46-51.

Bardou, E., & Oubrayrie-Roussel, N. (2012a). Mobilisation scolaire des collégiens et représentation de l'engagement parental : le poids des inégalités sociales. *Revue Orientation scolaire et professionnelle, 41*(3), 343-367.

Bardou, E. Oubrayrie-Roussel, N., & Lescarret, O. (2012b). Estime de soi et démobilisation scolaire à l'adolescence. *Revue Neuropsychiatrie de l'enfance et de l'adolescence, 60*(6), 435-440.

Bardou, E., & Oubrayrie-Roussel, N. (2014). *L'estime de soi.* Paris : Editions in Press.

Bariaud, F. (2006). Le Self-perception profile for adolescents (SPPA) de S. Harter. Un questionnaire multidimensionnel d'évaluation de soi. *L'orientation scolaire et professionnelle, 35*(2), 282-295.

Bariaud, F., & Bourcet, C. (1994). Le sentiment de la valeur de soi. *L'orientation scolaire et professionnelle, 23*, 271-290.

Bariaud, F., & Bourcet C. (1998). L'estime de soi à l'adolescence. In M. Bolognini & Y. Preteur Y. (Eds.), *Estime de soi, perspectives développementales* (pp. 125-146). Lausanne : Delachaux et Niestlé.

Baron-Cohen, S., Lombardo, M., Auyeung, B., Ashwin, E. Chakrabarti, B., & Knickmeyer, R. (2011). Why are autism spectrum conditions more prevalent in males. *Biology, 9*(6), e1001081. doi:10.1371/journal.pbio.1001081.

Barrett, P.M., Webster, H.M., & Wallis, J.R. (1999). Adolescent self-esteem and cognitive skills training: A school-based intervention. *Journal of Child and family Studies, 8*(2), 217-227.

Baumeister, R. (1993). *Self-esteem: The puzzle of low self-regard.* New York: Plenum.

Baumeister, R.F., Bushman, B.J., & Campbell, W.K. (2000). Self-esteem, narcissism, and aggression: Does violence result from low self-esteem or for threatened egotism? *Current Directions in Psychological Science, 9*, 26-29.

Baumeister, R.F., Campbell, J.D., Krueger, I., & Vohs, K.D. (2003). Does high self-esteem cause better performance, interpersonal success, happiness, or healthier lifestyles? *Psychological Science in the Public Interest, 4*(1), 1-44.

Beaumont, C., Royer, E., Bertrand, R., & Bowen, F. (2005). Les effets d'un programme adapté de médiation par les pairs auprès d'élèves en trouble de comportement/The effects of an adapted peer-mediation program in 6 students with conduct disorder. *Canadian Journal of Behavioral Science/Revue canadienne des sciences du comportement, 37*(3), 198-210. http://dx.doi.org/10.1037/h0087257

Beauregard, L.A., Bouffard, R., & Duclos, G. (2000). Programme *Estime de soi et compétence sociale chez les 8 à 12 ans. Guide de l'animateur et Cahier d'activités reproductible.* Montréal : Éditions de l'Hôpital Sainte-Justine.

Beck, A.T., Brown, G.K., Steer, R.A., Kuyken, W., & Grisham, J. (2001). Psychometric properties of the Beck Self-Esteem Scales. *Behaviour Research and Therapy, 39*(1), 115-124.

Bee, H., & Boyd, D. (2003). *Psychologie du développement. Les âges de la vie.* Bruxelles : De Boeck.

Begeer, S., Banerjee, R., Lunenburg, P., Terwogt, M.M., Stegge, H., & Rieffe, C. (2008). Brief report: Self-presentation of children with autism spectrum disorders. *Journal of Autism and Developmental Disorders, 38*(6), 1187-1191. doi: 10.1007/s10803-007-0503-0

Bénavidès, T. (1997). Développement de la connaissance du corps chez l'enfant. *Journal de pédiatrie et de puériculture, 5*, 281-285.

Benjamin, L.S. (1974). Structural analysis of social behavior. *Psychological Review, 81*, 392-425.

Bennett, M., & Matthews, L. (2000). The role of second-order belief-understanding and social context in children's self-attribution of social emotions. *Social Development, 9*(1), 126-130. doi: 10.1111/1467-9507.t01-1-00115

Bennett, M., Yuill, N., Banerjee, R., & Thomson, S. (1998). Children's understanding of extended identity. *Developmental Psychology, 34*(2), 322-331.

Berg-Kelly, K., & Erdes, L. (1997). Self-assessment of sexual maturity by mid-adolescents based on a global question. *Acta Paediatrica, 86*(1), 10-17.

Björkqvist, K., Österman, K., & Kaukiainen, A. (1992). Do girls manipulate and boys fight? Developmental trends in regard to direct and indirect aggression. *Aggressive Behaviour, 18*, 117-127.

Block, J., & Kremen, A.M. (1996). IQ and ego-resiliency: Conceptual and empirical connections and separateness. *Journal of Personality and Social Psychology, 70*, 349-361.

Block, J., & Robins, R.W. (1993). A longitudinal study of consistency and change in self-esteem from early adolescence to early adulthood. *Child Development, 64*, 903-923.

Bö, I. (1994). The sociocultural environment as a source of support. In F. Nestmann, & K. Hurrelmann, *Social networks and social support in childhood and adolescence* (pp. 363-384). Berlin: Walter de Gruyter and Co.

Boivin, M., & Hymel, S. (1997). Peer experiences and social self-perceptions: A sequential model. *Developmental Psychology, 33*(1), 135-145.

Boivin, M., Dion, M., & Vitaro, F. (1990). Rejet par les pairs, fonctionnement social et concept de soi à l'enfance. *Cahiers internationaux de psychologie sociale, 7*(8), 33-48.

Boivin, M., Vitaro, F., & Gagnon, C. (1992). A reassessment of the Self Perception Profile for Children: Factor Structure, Reliability, and Convergent Validity of a French Version among Second through Sixth Grade Children. *International Journal of Behavioral Development, 15*(2), 275-290.

Bolognini, M., & Prêteur, Y. (1998). *Estime de soi. Perspectives développementales.* Lausanne : Delachaux et Nestlé.

Bolognini, M., Plancherel B., Bettschart, W., & Halfon, O. (1996). Self-esteem and mental health in early adolescence: development and gender differences. *Journal of Adolescence, 19*, 233-245.

Bos, A.E.R., Muris, P., Mulkens, S., & Schaalma, H.P. (2006). Changing self-esteem in children and adolescents: A roadmap for future interventions. *Netherlands Journal of Psychology, 62*, 26-33.

Bosacki S.L. (2000a). *Theory of mind in preadolescence: Connections among social understanding, self-concept, and social relations* (Unpublished doctoral thesis). University of Toronto, Toronto, Canada.

Bosacki, S.L. (2000b) Theory of mind and self-concept in preadolescents: Link with gender and language. *Journal of Educational Psychology, 92*(4), 709-717.

Bosacki, S.L. (2003). Psychological pragmatics in preadolescent: Sociomoral understanding, self-worth and school behavior. *Journal of Youth and Adolescence, 32*(2), 141-155. doi: 10.1023/A:1021861902463

Bosacki, S.L., & Moore, C. (2004). Preschoolers' Understanding of Simple and Complex Emotions: Links With Gender and Language. *Sex Roles, 50*(9-10), 659-675. doi: 10.1023/b:sers.0000027568.26966.27

Bosacki, S.L. (2013). A longitudinal study of children's theory of mind, self-concept, and perceptions of humor in self and other. *Social Behavior and Personality, 41*(4), 663-673. doi: 10.2224/sbp.2013.41.4.663

Boucher, J., & Bowler, D.M. (2008). *Memory in autism: Theory and evidence.* Cambridge: Cambridge University Press.

Bouffard, R., Duclos, G., & Beauregard, L.A. (2001). *Programme « Estime de soi et compétences sociales chez les 8 à 12 ans ».* Montréal : Éditions de l'Hôpital Sainte Justine.

Bouffard, T., Seidah, A., McIntyre, M., Boivin, M., Vezeau, C., & Cantin, S. (2002). Mesure de l'estime de soi à l'adolescence : version canadienne-française du Self-Perception Profile for Adolescents de Harter. *Revue canadienne des sciences du comportement, 34*(3), 158-162.

Bouissou, C. (1996). *Influence des pratiques éducatives parentales sur l'internalité et l'estime de soi de l'enfant. Une approche psychosociale du développement* (Thèse de doctorat non publiée). Université de Toulouse 2, Toulouse.

Bourcet, G.H. (1997). Valorisation et dévalorisation de soi en milieu scolaire : pour une approche psychopédagogique humaniste. *L'orientation scolaire et professionnelle, 26*(3), 315-333.

Bower, G.H., Gilligan, S.G., & Monteiro, K.P. (1981). Selectivity in learning caused by affective states. *Journal of Experimental Psychology, 110*, 451-473.

Bowlby, J. (1969), *Attachment and loss: Vol. 1. Attachment.* New York: Basic Books.

Bowler, D.M., Gardiner, J.M., & Grice, S.J. (2000). Episodic memory and remembering in adults with Asperger syndrome. *Journal of Autism and Developmental Disorders, 30*, 295-304.

Bragard, J.L. (1999). Adaptation française d'une échelle de mesure des compétences perçues et de l'acceptation sociale. *Psychologie et Psychométrie, 20*(4), 35-66.

Brendgen, M., Vitaro, F., Turgeon, L., Poulin, F., & Wanner, B. (2004). Is there a dark side of positive illusions? Overestimation of social competence and subsequent adjustment in aggressive and nonaggressive children. *Journal of Abnormal Child Psychology, 32*(3), 305-320.

Brendgen, M., Vitaro, F., Turegon, L., & Poulin, F. (2002). Assessing aggressive and depressed children's social relations with classmates and friends: A matter of perspective. *Journal of Abnormal Child Psychology, 30*(6), 609-624.

Bretherton, I., Ridgeway, D., & Cassidy, J. (1990). Assessing internal working models of the attachment relationship: An Attachment Story Completion task for 3-Year-olds. In M.T. Greenberg, D., Cicchetti, & E.M. Cummings (Eds.), *Attachment in the preschool years: Theory, research, and intervention* (pp. 273-308). Chicago: University of Chicago Press.

Bressoux, P., & Pansu, P. (2003). *Quand les enseignants jugent leurs élèves.* Paris : Presses universitaires de France.

Bricker, D. (2002). *Assessment, evaluation, and programming system for infants and children.* Baltimore: Paul H. Brookes.

Brown, J.D. (1990). Evaluating one's abilities: Shortcuts and stumbling blocks on the road to self-knowledge. *Journal of Experimental Social Psychology, 26*, 149-167.

Brown, J.D. (1993). Self-esteem and self-evaluation: Feeling is believing. *Psychological perspectives on the self, 4*, 27-58.

Brown, J.D. (1998). *The self.* New-York: McGraw-Hill.

Brown, J.D., & Dutton, K.A. (1995). The thrill of Victory, the complexity of Defeat: Self-esteem and peoples emotional reactions to success and failure. *Journal of Personality and Social Psychology, 68*(4), 712-722.

Brown, J.D., & Marshall, M.A. (2001). Self-esteem and emotion: Some thoughts about feelings. *Personality and Social Psychology Bulletin, 27*, 575-584.

Brown, J.D., & Marshall, M.A. (2006). The three faces of self-esteem. In M. Kernis (Ed.), *Self-esteem: Issues and answers. A sourcebook of current perspectives* (pp. 4-9). New York: Psychology Press.

Brunet, E., Sarfati, Y., Hardy-Baylé, M.C., & Decety, J. (2000). A PET investigation of the attribution of intentions with a nonverbal task. *Neuroimage, 11*(2), 157-166.

Brunner, M., Keller, U., Dierendonck, C., Reichert, M., Ugen, S., Fischbach, A., & Martin, R. (2010). The structure of academic self-concepts revisited: The nested Marsh/Shavelson model. *Journal of Educational Psychology, 102*, 964-981.

Burhans, K.K., & Dweck, C.S. (1995). Helplessness in early childhood: The role of contingent worth. *Child Development, 66*, 1719-1738.

Bussing, R., Zima, B.T., & Perwien, A.R. (2000). Self-esteem in special education children with ADHD: Relationship to disorder characteristics and medication use. *Journal of the American Academy of Child & Adolescent Psychiatry, 39*(10), 1260-1269.

Butler, R., & Marinov-Glassman, D. (1994). The effects of educational placement and grade level on the self-perceptions of low achievers and students with learning disabilities. *Journal of Learning Disabilities, 27*(5), 325-334. doi: 10.1177/002221949402700509

Byrne, B.M. (1984). The general/academic self-concept nomological network: A review of construct validation research. *Review of Educational Research, 54*, 427-456.

C

Cadieux, A. (1992). Intégration scolaire et concept de soi d'élèves vivant une déficience intellectuelle. *Revue francophone de la déficience intellectuelle, 3*(1), 3-13.

Cadieux, A. (2003). Concept de soi et comportements en classe d'élèves vivant avec une déficience intellectuelle : une étude longitudinale. *Revue francophone de la déficience intellectuelle, 14*(2), 121-137.

Cahill, K.R., Deater-Deckard, K., Pike, A., & Hughes, C. (2007). Theory of mind, self-worth and the mother-child relationship. *Social Development, 16*(1), 45-56. doi: 10.1111/j.1467-9507.2007.00371.x

Cantin, S., & Boivin, M. (2002). *Les changements dans le profil de perceptions de soi et dans le réseau de soutien social des élèves lors de la transition scolaire primaire-secondaire* (Thèse de doctorat non publiée). Université Laval, Québec, Qc.

Cariou-Rognant, A.M., Chaperon, A.F., & Duchesne, N. (2014). *L'affirmation de soi par le jeu de rôle en thérapie comportementale et cognitive.* Paris : Dunod.

Cassidy, J. (1988). Child-mother attachment and the self in six-year-olds. *Child Development, 59*, 121-134.

Chandler, L.A., & Shermis, M.D. (1985). *The Stress Response Scale for Children: A profile analysis program (Apple II)* [Computer Program]. Pittsburgh, PA: University of Pittsburgh.

Cheek, J.M., & Buss, A.H. (1981). Shyness and sociability. *Journal of Personality and Social Psychology, 41*(2), 330-339.

Chiu, P.H., Kayali, M.A., Kishida, K.T., Tomlin, D., Klinger, L.G., Klinger, M.R., & Montague, P.R. (2008). Self-Responses along cingulate cortex reveal quantitative neural phenotype for high functioning autism. *Neuroimage, 57*, 463-473.

Ciarrochi, J., Heaven, P.C.L., & Fiona, D. (2007). The impact of hope, self-esteem, and attributional style on adolescents' school grades and emotional well-being: A longitudinal study. *Journal of Research in Personality, 41*, 1161-1178.

Claes, M. (2004). Adolescence. *L'orientation scolaire et professionnelle, 33*(2), 205-226.

Cloutier, R. (2005). *Psychologie de l'adolescence* (3e éd.). Montréal : Gaëtan Morin Editeur.

Colle, L., Baron-Cohen, S., Wheelwright, S., & Van Der Lely, H.K. (2008). Narrative discourse in adults with high-functioning Autism or Asperger Syndrome. *Journal of Autism and Developmental Disorders, 38*, 28-40.

Connell, J.P., Spencer, M.B., & Aber, J.L. (1994). Educational risk and resilience in African-American youth: Context, self, action, and outcomes in school. *Child Development, 65*, 493-506.

Cooley, C.H. (1902). *Human Nature and the Social Order.* New York: Charles Scribner & Sons.

Coopersmith, S. (1967). *The antecedents of self-esteem.* San Francisco : Freman.

Coopersmith, S. (1984). *Manuel : inventaire d'estime de soi de S. Coopersmith.* Paris : Éditions du Centre de psychologie appliquée.

Cornish, K., Burack, J.A., Rahman, A., Munir, F., Russo, N., & Grant, C. (2005). Theory of mind deficits in children with fragile X syndrome. *Journal of Intellectual Disability Research, 49*(5), 372-378.

Cottenceau, H., Roux, S., Blanc, R., Lenoir, P., Bonnet-Brilhault, F., & Barthélémy, C. (2012). Quality of life of adolescents with autism spectrum disorders: Comparison to adolescents with diabetes. *European Child and Adolescent Psychiatry, 21*(5), 289-296.

Crane, L., & Goddard, L. (2008). Episodic and semantic autobiographical memory in adults with Autism Spectrum Disorders. *Journal of Autism and Developmental Disorders, 38*, 498-506.

Craven, R.G., Marsh, H.W., & Debus, R. (1991). Self-concepts of young children 5 to 8 years of age: Measurement and multidimensional structure. *Journal of Educational Psychology, 83*(3), 377-392.

Crick, N.R., & Dodge, K.A. (1994). A review and reformulation of social information-processing mechanisms in children's social adjustment. *Psychological Bulletin, 115*(1), 74-101. doi: 10.1037/0033-2909.115.1.74

Cristante, F., & Lucca, A. (1986). A study on the relations between social cognition measures and friendship perception measures in early adolescence. *Archivio di Psicologia, Neurologia e Psichiatria, 47*(1), 69-84.

Crnic, K., Hoffman, C., Gaze, C., & Edelbrock, C. (2004). Understanding the emergence of behaviour problems in young children with developmental delays. *Infants and Young Children 17*(3), 223-235.

Crocker, J., & Park, L.E. (2004). The costly pursuit of self-esteem. *Psychological Bulletin, 130*, 392-414.

Crocker, J., & Wolfe, C.T. (2001). Contingencies of the self-worth. *Psychological Review, 108*, 593-623.

Crocker, J., Major, B., & Steele, C. (1998). Social stigma. *Handbook of Social Psychology, 4*, 504-553.

Cungi, C., Bouvard, M., & Rey, M. (1998). Deux échelles brèves et pratiques d'autoévaluation de la communication et de l'affirmation de soi. Étude de validation. *Revue francophone de clinique comportementale et cognitive, 3*(1), 7-15.

Cutting, A.L., & Dunn, J. (1999). Theory of mind, emotion understanding, language and family background: Individual differences and interrelations. *Child Development, 70*(4), 853-865.

Cutting, A.L., & Dunn, J. (2002). The cost of understanding other people: Social cognition predicts young children's sensitivity to criticism. *Journal of Child Psychology and Psychiatry, 43*(7), 849-860.

Cyrulnik, B. (2001). *Les Vilains Petits Canards.* Paris: Odile Jacob.

D

Damon, W., & Hart, D. (1988). *Self-understanding in Childhood and Adolescence.* New York: Cambridge University Press.

David, D.F., & Kistner, J.A., (2000). Do positive self-perceptions have a "dark side"? Examination of the link between perceptual bias and aggression. *Journal of Abnormal Child Psychology, 53,* 524-525.

David, N., Aumann, C., Bewernick, B.H., Santos, N.S., Lehnhardt, F.G., & Vogeley K. (2010). Investigation of mentalizing and visuospatial perspective taking for self and other in Asperger syndrome. *Journal of Autism and Developmental Disorders, 40*(3), 290-299.

David, N., Gawronski, A., Santos N.S., Huff W., Lehnhardt F.G., Newen A., & Vogeley K. (2008). Dissociation between key processes of social cognition in autism: Impaired mentalizing but intact sense of agency. *Journal of Autism and Developmental Disorders. 38*(4), 593-605.

David, S., Boniwell, I., & Ayers, A.C. (2013). *Oxford Handbook of Happiness.* Oxford, UK: Oxford University Press.

Davis-Kean, P.E., & Sandler, H.M. (2001). A Meta-Analysis of Measures of Self-Esteem for Young Children: A Framework for Future Measures. *Child Development, 72*(3), 887-906.

Dawson, G., & McKissick, F.C. (1984) Self-recognition in autistic children. *Journal of Autism and Developmental Disorders, 17,* 383-394.

Decety, J., & Sommerville, J.A. (2003). Shared representations between self and other: A social cognitive neuroscience view. *Trends in Cognitive Science, 7,* 527-533.

DeHart, T., Pelham, B.W., & Tennen, H. (2006). What lies beneath: Parenting style and implicit self-esteem. *Journal of Experimental Social Psychology, 42,* 1-17.

Deihl, L.M., Vicary, J.R., & Deike, R.C. (1997). Longitudinal trajectories of self-esteem from early to middle adolescence and related psychosocial variables among rural adolescents. *Journal of Research on Adolescence, 7,* 393-411.

Demaray, M.K., & Elliot, S.N. (2001). Perceived social support by children with characteristics of attention-deficit/hyperactivity disorder. *Professional School Psychology, 16*(1), 68-90.

Demaray, M.K., & Malecki, C.K. (2002). Critical levels of perceived social support associated with student adjustment. *School Psychology Quarterly, 17*(3), 213-241. doi.org/10.1521/scpq.17.3.213.20883.

Deslandes, R., Potvin, P., & Leclerc, D. (2000). Les liens entre l'autonomie de l'adolescent, la collaboration parentale et la réussite scolaire. *Revue canadienne des sciences du comportement, 32*, 4-10.

Deslauriers, L. (1998). *Effet de l'évaluation formative dans l'action sur le développement des compétences en lecture et en écriture, l'estime de soi et le concept de soi en lecture d'élèves de première année du primaire* (Thèse de doctorat non publiée). Montréal : Université du Québec à Montréal.

Destrempes-Marquez, D., & Lafleur, L. (1999). *Les troubles d'apprentissage : comprendre et intervenir.* Montréal : Éditions du CHU Sainte-Justine.

Diamantopoulou, S., Henricsson, L., & Rydell, A.M. (2005). ADHD symptoms and peer relations of children in a community sample: Examining associated problems, self-perceptions, and gender differences. *International Journal of Behavioral Development, 29*(5), 388-398.

Diederich, N., & Moyse, D. (1995). Interactions et image de soi chez des personnes dites handicapées mentales. *Revue européenne du handicap mental, 2*(5), 15-27.

Diederich, N., & Moyse, D. (2001). *Les personnes handicapées face au diagnostic prénatal : éliminer avant la naissance ou accompagner?* Ramonville-Saint-Agne, France : Érès.

Diener, M.B., & Milich, R. (1997). Effects of positive feedback on the social interactions of boys with attention deficit hyperactivity disorder: A test of the self-protective hypothesis. *Journal of Clinical Child Psychology, 26*, 256-265.

Dionne, C., Tavares, C., & Rivest, C. (2013). *Programme EIS : Évaluation, intervention et suivi auprès des jeunes enfants de 0 à 6 ans. Guide d'utilisation des tests (0 à 6 ans).* Bruxelles : De Boeck.

Diseth, A., Danielsen, A.G., & Samdal, O. (2012). A path analysis of basic need support, self-efficacy, achievement goals, life satisfaction and academic achievement level among secondary school students. *Educational Psychology, 32*(3), 335-354. doi: 10.1080/01443410.2012.657159

Donelan-Mccall, N., & Dunn, J. (1997). School Work, Teachers, and Peers: The World of First Grade. *International Journal of Behavioral Development, 21*(1), 155-178. doi: 10.1080/016502597385036

Drummond, K.D. (2013). *Self-concept, behavioural attributions and self-awareness in adolescents with autism spectrum disorder: A mixed-methods approach* (Unpublished Ph.D. thesis). University of Toronto, Toronto, ON.

DuBois, D.L., & Hirsch, B.J. (2000). Self-esteem in early adolescence: From stock character to marquee attraction. *Journal of Early Adolescence, 20*, 5-11.

Dubois, D.L., Bull, C.A., Sherman, M.D., & Roberts, M. (1998). Self-esteem and adjustment in early adolescence: A social-contextual perspective. *Journal of Youth and Adolescence, 27*, 557-583.

Dubuisson, L.M. (2000). *L'estime de soi d'enfants sourds vue à travers la Pictorial Scale of Perceived Competence and Social Acceptance for young Children de Harter et Pike*. (Mémoire de licence). Université catholique de Louvain, Louvain-la-Neuve.

Duclos, G. (1997). *Quand les tout-petits apprennent à s'estimer... Guide théorique et recueil d'activités pour favoriser l'estime de soi des enfants de 3 à 6 ans.* Montréal : Éditions de l'Hôpital Sainte-Justine.

Duclos, G. (2004). *L'estime de soi, un passeport pour la vie.* Montréal : Éditions de l'Hôpital Sainte-Justine.

Duclos, G., Laporte, D., & Ross, J. (1995). *L'estime de soi de nos adolescents : guide pratique à l'intention des parents.* Montréal : Éditions de l'Hôpital Sainte-Justine.

Dumas, D., & Pelletier, L. (1999). Self-perception in hyperactive children. *Journal of Maternal Child Nursing, 24*, 12-19.

Dumont, M., Leclerc, D., & Deslandes, R. (2003). Ressources personnelles et détresse psychologique en lien avec le rendement scolaire et le stress chez des élèves de quatrième secondaire. *Revue canadienne des sciences du comportement, 35*(3), 254-267.

Dupras, G., & Bouffard, T. (2011). Développement d'une Échelle de mesure des conditions de l'estime de soi auprès d'adolescents francophones – ÉMCESA. *Revue européenne de psychologie appliquée, 61*(2), 89-99. doi.org/10.1016/j.erap.2010.10.001

Dweck, C.S. (1999). *Self-theories: Their role in motivation, personality and development.* Philadelphia, PA: Psychology Press.

Dweck, C.S., & Leggett, E.L. (1988). A social cognitive approach to motivation and personality. *Psychological Review, 95*, 256-273.

E

Ebersold, S. (2013). De la transition comme référentiel analytique du devenir des élèves à BEP. La nouvelle revue de l'adaptation et de la scolarisation, numéro spécial Handicap : l'école, et après...? *Ruptures et continuité des parcours, 63*, 15-28.

Edbom, T., Lichtenstein, P., Grandlund, M., & Larsson, J.O. (2006). Long-term relationships between symptoms of Attention Deficit Hyperactivity Disorder and self-esteem in a prospective longitudinal study of twin. *Acta Paediatrica, 95*, 650-657

Eddy, M.M. (2014). Promoting self-esteem in overweight and obese girls. *Women's Healthcare,* 32-37. En ligne http://npwomenshealthcare.com/wp-content/uploads/2014/10/Obese_N14.pdf

Eder, R.A. (1990). Uncovering young children's psychological selves: Individual and developmental differences. *Child Development, 61*(3), 849-863. doi: 10.2307/1130969

Eisenberg-Berg, N., & Hand, M. (1979). The relationship of preschoolers' reasoning about prosocial moral conflicts to prosocial behavior. *Child Development, 50*, 356-363. doi:10.2307/1129410

Ek, U., Westerlund, J., Holmberg, K., & Fernell, E. (2008). Self-esteem in children with attention and/or learning deficits: The importance of gender. *Acta Paediatrica, 97*, 1125-1130.

El Hassan, K. (1999). Validation of the Harter Pictorial Scale of perceived competence and social acceptance with Lebanese children. *Social Behavior and Personality, 27*, 339-354.

Elkins, I.J., Malone, S., Keyes, M., Iacono, W.G., & McGue, M. (2011). The impact of attention-deficit/hyperactivity disorder on preadolescent adjustment may be greater for girls than for boys. *Journal of Clinical Child and Adolescent Psychology, 40*(4), 532-545. doi: 10.1080/15374416.2011.581621

Elliott, G.C. (1986). Self-esteem and self-consistency: A theoretical and empirical link between two primary motivations. *Social Psychology Quaterly, 49*(3), 207-218.

Ellis, A., & Bernard M.E. (1983). *Rational-emotive approaches to the problems of childhood.* New York: Plenum.

Emery, N.J. (2005). The evolution of social cognition. In A. Easton & N.J. Emery (Eds), *The cognitive neuroscience of social behavior* (pp. 115-156). New York: Psychology Press.

Emler, N. (2001). *Self-esteem: The costs and causes of low self-worth.* York, UK: Joseph Rowntree Foundation.

Estévez, E., Musitu, G., & Herrero, J. (2005). El rol de la comunicación familiar y del ajuste escolar en la salud mental del adolescente. *Salud Mental, 28*(4), 81-89.

Evangelista, N.M., Owens, J.S., Golden, C.M., Pelham, W.E. (2008). The positive illusory bias: Do inflated self-perceptions in children with ADHD generalize to perceptions of others? *Journal of Abnormal Child Psychology, 36*, 779-791.

Evans, D.W. (1998). Development of the self-concept in children with mental retardation: Organismic and contextual factors. In J.A. Burack, R.M. Hodapp, & E. Zigler (Eds.), *Handbook of mental retardation and development* (pp. 462-480). New York: Cambridge University Press.

F

Fantuzzo, J.W., McDermott, P.A., Manz, P.H., Hampton, V.R., & Burdick, N.A. (1996). The Pictorial Scale of Perceived Competence and Social Acceptance: Does It Work with Low-Income Urban Children? *Child Development, 67*(3), 1071-1084.

Farley, A., Lopez, B., & Saunders, G. (2010). Self-conceptualisation in autism: Knowing oneself versus knowing self-through-other. *Autism, 14*(5), 519-530. doi: 10.1177/1362361310368536.

Farrell, A.D., Henry, D.B., Schoeny, M.E., Bettencourt, A., & Tolan, P.H. (2010). Normative beliefs and self-efficacy for nonviolence as moderators of peer, school, and parental risk factors for aggression in early adolescence. *Journal of Clinical Child and Adolescent Psychology, 39*(6), 800-813. doi: 10.1080/15374416.2010.517167

Feinstein, C.B. (1993). Psychotherapeutic approaches for intellectually disabled children, adolescents and their family. In L. Szymanski, C. Feinstein, & J. Harris (Eds.), *Intellectual Disability and psychotherapy: The new definitions, assessment and treatment* (pp. 1-10). San Antonio: American Academy of Child and Adolescent Psychiatry.

Fering, C., & Taska, L. (1996). Family self-concept: Ideas on its meaning. In B. Bracken (Ed.), *Handbook of self-concept* (pp. 317-373). New York: Wiley.

Ferrari, M., & Matthews, W.S. (1983). Self-recognition deficits in autism: Syndrome-specific or general developmental delays? *Journal on Autism and Developmental Disorders, 13*(3), 317-324.

Fertman, C.I., & Chubb, N.H. (1992). The effects of a psycho educational program on adolescents' activity involvement, self-esteem, and locus of control. *Adolescence, 27*, 517-526.

Festinger, L. (1954). A theory of social comparison processes. *Human Relations, 7*, 117-140. doi: 10.1177/001872675400700202

Festinger, L. (1957). *A theory of cognitive dissonance.* Stanford, CA: Stanford University Press.

Fiasse, C., & Nader-Grosbois, N. (2009). Concept de soi et autorégulation chez des enfants et des adolescents présentant une déficience intellectuelle. In N. Nader-Grosbois (Ed.), *Résilience, régulation et qualité de vie. Concepts, évaluation et intervention* (pp. 285-291). Louvain-la-Neuve : Presses universitaires de Louvain.

Fiasse, C., & Nader-Grosbois, N. (2011). Concept de soi d'enfants ayant une déficience intellectuelle d'âge développemental préscolaire. *Revue francophone de la déficience intellectuelle, 22*, 26-39.

Fiasse, C., & Nader-Grosbois, N. (2012a). Étude de validation française de la Pictorial Scale of Perceived Competences and Social Acceptance. *Approche neuropsychologique des apprentissages chez l'enfant, 118*(24), 359-366.

Fiasse, C., & Nader-Grosbois, N. (2012b). Perceived social acceptance, theory of mind and social adjustment in children with intellectual disabilities. *Research in Developmental Disabilities, 33*, 1871-1880. doi: 10.1016/j.ridd.2012.05.017

Fiasse, C., & Nader-Grosbois, N. (2013). Soi émotionnel d'enfants ayant une déficience intellectuelle : comment l'évaluer et en identifier les variabilités? *Revue francophone de la déficience intellectuelle, 24*, 108-125.

Fiasse, C., & Nader-Grosbois, N. (soumis). Évaluer la multidimensionnalité du concept de soi chez l'enfant. *Revue européenne de psychologie appliquée.*

Filippetti, M.L., Johnson, M.H., Lloyd-Fox, S., Dragovic, D., & Farroni, T. (2013). Body perception in newborns, *Current Biology*, 23(23), 2413-2416. doi.org/10.1016/j.cub.2013.10.017

Fitts, W.H., & Warren, W.L. (1996). *Assessment and the Tennessee Self-Concept Scale* (2nd ed.). Los Angeles: Western Psychological Services.

Fonseca D., Santos A., Rosset D., Deruelle C. (2011). The "beauty is good" for children with autism spectrum disorders too. *Research in Autism Spectrum Disorders, 5*(1), 299-304.

Fortes, M. (2003). *La dynamique de l'estime de soi et du soi physique : Un regard nouveau sur la variabilité et le fonctionnement des modèles hiérarchiques* (Thèse de doctorat non publiée). Université de Montpellier I, Montpellier, France.

Freud, S. (1969). *Métapsychologie.* Paris : Gallimard. (ouvrage original publié en 1952).

Frith, U. (2003). *Autism: Explaining the enigma* (2nd ed.). Oxford, UK: Blackwell.

Frith, U., & Happé, F. (1999). Theory of mind and self-consciousness: What it is like to be autistic? *Mind and Language, 14*, 1-22.

Fujiwara, E., & Markowitsch, H.J. (2005). Autobiographical disorders. In T.E. Feinberg & J.P. Keenan (Eds.), *The Lost Self. Pathologies of the brain and identity* (pp. 65-80). Oxford: Oxford University Press.

G

Gabbard, G.O. (2007). *Gabbard's Treatments of psychiatric disorders* (4th ed.). Arlington, VA: American Psychiatric Pub.

Gable, S.L., & Haidt, J. (2005). What (and why) is positive psychology? *Review of General Psychology, 9*(2), 103-110.

Gaigg, S.B., & Bowler, D.M. (2008). Free recall and forgetting of emotionally arousing words. *Neuropsychologia, 46*(9), 2336-2343.

Gardiner, J.M. Bowler, D.M, & Grice, S.J. (2003). Further evidence of preserved priming and impaired recall in adults with Asperger's Syndrome. *Journal of Autism and Developmental Disorders, 33*(3) 250-269.

Garmezy, N., & Masten, A.S. (1991). The protective role of competence indicators in children at risk. In E.M. Cummings, A.L. Greene, & K.H. Karraker (Eds.), *Life-span developmental psychology: Perspectives on stress and coping* (pp. 151-174). Hillsdale, NJ: Lawrence Erlbaum.

Gillihan, S.J., & Farah, M.J. (2005). Is Self-Special? A Critical Review of Evidence from Experimental Psychology and Cognitive Neuroscience. *Psychological Bulletin, 131*, 76-97.

Glowacz, F., Domine, F., Ledent, A., & Bourguignon, J.P. (2008). Implications psychosociales des variations de l'âge de la puberté. *Revue du praticien, 58*, 1331-1334.

Goodall, K., McVittie, C., McKinlay, A., & Uytman, C. (2012). Predictors of positive emotion regulation strategies: Attachment and self-esteem. *Psychology and Health, 27*, 50.

Gordon, C. (1968). Self-conceptions: Configurations of content. In C. Gordon & K.J. Gergen (Eds.), *The Self in Social Interaction* (pp. 115-154). New York: Wiley.

Graetz, B.W., Sawyer, M.G., & Baghurst, P. (2005). Gender differences among children with DSM-IV ADHD in Australia. *Journal of the American Academy of Children and Adolescent Psychiatry, 44*(2), 159-168.

Grandin, T. (1995). *Thinking in pictures: And other reports from my life with autism.* New York: Vintage Books.

Grandin, T., Simmons, K.L., & Guppy, M. (2006). Typical areas of strength, building self-esteem and positive tools for those on the autism spectrum or with ADHD. In K.L., Simmons, B., Rimland, P., Wyman, T. Grandin, A., Attwood, D.A. Treffert, & J.E. Baker (Eds.), *The Official Autism 101 Manual* (pp. 177-190). Alberta, Canada: Autism Today.

Greene, A.L., & Wheatley, S.M. (1992). « I've got a lot to do and I don't think I'll have the time ». Gender differences in late adolescents' narratives of the future. *Journal of Youth and Adolescence, 21*, 667-686.

Guay, F., Marsh, H.W., & Boivin, M. (2003). Academic self-concept and academic achievement: Developmental perspectives on their causal ordering. *Journal of Educational Psychology, 95*(1), 124-136. doi: 10.1037/0022-0663.95.1.124

Guay, F., Ratelle, C.F., Roy, A., & Litalien, D. (2010). Academic self-concept, autonomous academic motivation, and academic achievement: Mediating and additive effects. *Learning and individual Differences, 20*, 644-653.

Guérin, F., & Famose, J.P. (2005). Le concept de soi physique. *Bulletin de psychologie, 58*(1), 73-80.

Guindon, M.H. (2009). *Self-esteem across the lifespan: Issues and interventions.* New York: Routledge.

Guitard, L. (2000). *Orientation et valorisation de soi à l'adolescence* (Thèse de doctorat non publiée). Université de Toulouse le Mirail, Toulouse.

Gullo, D.F., & Ambrose, R.P. (1987). Perceived competence and social acceptance in kindergarten: Its relationship to academic performance. *Journal of Educational Research, 81*(1), 28-32.

H

Haelewyck, M.C. (2013). Comment favoriser l'autodétermination des jeunes en situation de handicap afin de développer leur identité personnelle? *Nouvelle Revue de l'adaptation et de la scolarisation, 63*, 207-217.

Haltiwanger, J., & Harter, S. (1988) Preschoolers' inferred self-esteem: The Behavioral Rating Scale of Presented Self-Esteem in Young Children. *Journal of Genetic Psychology, 157*, 204-210.

Haney, P., & Durlak, J.A. (1998). Changing self-esteem in children and adolescents: A meta-analytic review. *Journal of Clinical Child Psychology, 27*, 423-433.

Hansford, B.C., & Hattie, J.A. (1982). The relationship between self and achievement/performance measures. *Review of Educational Research, 52*(1), 123-142. doi: 10.2307/1170275

Harris, J.C. (1998). *Developmental neuropsychiatry: Assessment, diagnosis, and treatment of developmental disorders.* Oxford: Oxford University Press.

Harter, S. (1982). The Perceived Competence Scale for Children. *Child Development, 53*, 87-97.

Harter, S. (1983). Developmental perspectives on the self-system. In E.M. Hetherington (Ed.), *Handbook of Child Psychology: Vol. 4. Socialization, personality, and social development* (pp. 275-386).

Harter, S. (1985). *The Self-Perception Profile for Children (SPP).* Denver, CO: University of Denver.

Harter, S. (1986). Processes underlying the construction, maintenance, and enhancement of the self-concept in children. *Psychological perspectives of the self, 3*, 137-181.

Harter, S. (1988). *The Self-Perception Profile for Adolescents.* Denver, CO: University of Denver.

Harter, S. (1989). Causes, correlates ad the functional role of global self-worth: A life-span perspective. In J. Koligan & R. Sternberg (Eds.), *Perceptions of competence and incompetence across the life span* (pp. 43-70). New York: Springer Verlag.

Harter, S. (1990a). Causes, correlates, and the functional role of global self-worth: A life-span perspective. In R.J. Sternberg & J. Kolligian, Jr. (Eds.), *Competence considered* (pp. 67-97). New Haven, CT: Yale University Press.

Harter, S. (1990b). Developmental differences in the nature of self-representations: Implications for the understanding, assessment, and treatment of maladaptive behavior. *Cognitive Therapy and Research, 14*(2), 113-142. doi: 10.1007/bf01176205

Harter, S. (1990c). Self and identity development. In S.S. Feldman & G.R. Elliot (Eds.), *At the threshold: The developing adolescent* (pp. 352-387). Cambridge, MA: Harvard University Press.

Harter, S. (1990d). Issues in the assessment of the self-concept of children and adolescents. In A.M. La Greca (Ed.), *Through the eyes of the child: Obtaining self-reports from children and adolescents* (pp. 292-325). Boston, MA: Allyn and Bacon.

Harter, S. (1993). Causes and consequences of low self-esteem in children and adolescents. In R.F. Baumeister (Ed.), *Self-esteem: The puzzle of low self-regard* (pp. 87-116). New York: Plenum.

Harter, S. (1994). Comment se forge l'imagine de soi chez l'adolescent. In M. Bolognini, B. Plancherel, R. Nùnez, & W. Bettschart (Eds.), *Préadolescence. Théorie, recherche et Clinique* (pp. 73-85). Paris : ESF Éditeur.

Harter, S. (1998). Comprendre l'estime de soi de l'enfant et de l'adolescent : considérations historiques, théoriques et méthodologiques. In M. Bolognini & Y. Prêteur (Eds.), *Estime de soi. Perspectives développementales* (pp. 57-81). Lausanne : Delachaux et Nestlé.

Harter, S. (1999). *The construction of the self. A developmental perspective.* New York: Guilford Press.

Harter, S. (2003). The development of self-representations during childhood and adolescence. In M.R. Leary & J.P. Tangney (Eds.), *Handbook of self and identity* (pp. 610-642). New York: Guilford Press.

Harter, S. (2006a). The development of self-esteem. In M. Kernis, *Self-esteem: Issues and answers. A sourcebook of current perspectives* (pp. 144-150). New York: Psychology Press.

Harter, S. (2006b). The Self. In N. Eisenberg (Ed.), *Handbook of child psychology* (6th ed.)*: Vol. 3. Social, emotional, and personality development* (pp. 505-570). Hoboken, NJ: John Wiley and Sons.

Harter, S. (2012). *The construction of the self: Developmental and sociocultural foundations (second edition).* New York: Guilford Press.

Harter, S., & Pike, R. (1980). *The pictorial scale of Perceived Competence and Social Acceptance for Young Children (manual and plates).* Denver, CO: University of Denver.

Harter, S., & Pike, R. (1984). The pictorial scale of Perceived Competence and Social Acceptance for Young Children. *Child Development, 55*(6), 1969-1982. doi: 10.2307/1129772

Hawley, P., & Vaughn, B. (2003). Aggression and adaptation: The bright side to bad behavior. Introduction to special volume. *Merrill-Palmer Quarterly, 49*, 239-244.

Heatherton, T.F., & Polivy, J. (1991). Development and validation of a scale for measuring state self- esteem. *Journal of Personality and Social Psychology, 60*, 895-910

Heiman, T. (2005). An examination of peer relationships of children with and without attention deficit hyperactivity disorder. *School Psychology International, 26,* 330-339.

Héroux, L., & Farrell, M. (1985). Le développement du concept de soi chez les enfants de 5 à 8 ans. *Revue des sciences de l'éducation, 11*(1), 103-117.

Herry, Y., & Worth Gavin, D. (1997). Concept de soi et statut sociométrique des adolescentes et adolescents membres des minorités raciales au sein des écoles françaises de l'Ontario. *Revue des sciences de l'éducation, 23*(3), 593-610.

Herry, Y., Maltais, C., & Gingras, N. (2004). L'évaluation du concept de soi chez les enfants du préscolaire. *Brock Éducation, 14*(1), 54-71.

Hewitt, J.P. (1976). *Self and society*. Boston: Allyn and Bacon.

Higgins, E.T. (1989). Self-discrepancy: A theory relating self and affect. *Psychological Review, 94*, 319-340.

Hills, P.R., Francis, L.J., & Jennings, P. (2011) The school short-form Coopersmith Self-Esteem Inventory: Revised and improved. *Canadian Journal of School Psychology, 26*(1), 62-71.

Hobson, R.P. (1986a). The autistic child's appraisal of expressions of emotion. *Journal of Child Psychology and Psychiatry, 27*, 321-342.

Hobson, R.P. (1986b). The autistic child's appraisal of expressions of emotion: A further study. *Journal of Child Psychology and Psychiatry, 27*, 671-680.

Hobson, R.P. (1990). On the origins of Self and the case of autism. *Development and Psychopathology, 2*, 163-181.

Hobson, R.P. (1993). *Autism and the development of Mind.* Hillsdale, NJ: Lawrence Erlbaum;

Hobson, R.P., & Meyer, J.A. (2005). Foundations For Self And Other: A Study In Autism. *Developmental Science, 8*, 481-491.

Hodapp, R.M., Burack, J.A., & Zigler, E. (1998). Developmental approaches to mental retardation : A short introduction. In J.A. Burack, R.M. Hodapp, & E. Zigler (Eds.), *Handbook of mental retardation and development* (pp. 3-19). New York: Cambridge University Press.

Hoge, D.R., Smit, E.K., & Hanson, S.L. (1990). School experiences predicting changes in self-esteem of sixth and seventh-grade students. *Journal of Educational Psychology, 82*, 117-127.

Holguin, O, & Sherrill, C. (1990). Use of a pictorial scale of perceived competence and acceptance with learning disabled boys. *Perceptual and Motor Skills, 70*, 1235-1238.

Hong, Z., Lin, H., Wang, H., Chen, H., & Yu, T. (2012). The effects of functional group counseling on inspiring low-achieving students' self-worth and self-efficacy in Taiwan. *International Journal of Psychology, 47*(3), 179-191.

Hosogi, M., Okada, A., Fujii, C., Noguchi, K., & Watanabe, K. (2012). Importance and usefulness of evaluating self-esteem in children. *BioPsychoSocial medicine*, 20, 6-9.

Houck, C., Kendall, J., Miller, A., Morrell, P., & Wiebe, G. (2011). Self-concept in children and adolescents with ADHD. *Journal of Pediatry and Nursing, 26*(3), 239-247. doi: 10.1016/j.pedn.2010.02.004

Hoza, B., Gerdes, A.C., Hinshaw S.P., Arnold, L.E., Pelham, W.E., Molina, B.S.G., ... Odbert, C. (2004). Self-perceptions of competence in children with ADHD and comparison children. *Journal of Consulting and Clinical Psychology, 72*(3), 382-391.

Hoza, B., Pelham, W.E., Dobbs, J., Owens, J.S., & Pillow, D.R. (2002). Do boys with attention-deficit/hyperactivity disorder have positive illusory self-concepts? *Journal of Abnormal Psychology, 111*, 268-278.

Hoza, B., Pelham, W.E., Milich, R., Pillow, D., & McBride, K. (1993). The self-perceptions and attributions of attention deficit hyperactivity disordered and nonreferred boys. *Journal of Abnormal Child Psychology, 21*, 271-286.

Hoza, B., Pelham, W.E., Waschbusch, D.A., Kipp, H., & Owens, J.S. (2001). Academic task persistence of normally achieving ADHD and control boys: Performance, self-evaluations, and attributions. *Journal of Consulting and Clinical Psychology, 69*, 271-283.

Hoza, B., Waschbusch, D.A., Pelham, W.E., Molina, B.S.G., & Milich, R. (2000). Attention-defitict/hyperactivity disordered and control boy's responses to social success and failure. *Child Development, 71*(2), 432-446.

Hurlburt, R., Happé, F., & Frith, U. (1994). Sampling the form of inner experience in three adults with Asperger's syndrome. *Psychological Medicine, 24*, 385-395.

Hurley, A.D. (1989). Individual psychotherapy with intellectually disabled individuals: A review and call for research. *Research in Developmental Disability, 10*, 261-275.

Huynh, C. & Mazet, P. (2011). L'estime de soi chez les enfants ayant un trouble déficitaire de l'attention-hyperactivité. *Perspectives Psy, 50*(1), 86-93.

I

Izard, C.E. (2011). Forms and functions of emotions: Matters of emotion-cognition interactions. *Emotion Review, 3*(4), 371-378.

J

Jackson, P., Skirrow P., Hare D. (2012). Asperger through the looking glass: An exploratory study of self-understanding in people with Asperger's syndrome. *Journal of Autism and Developmental Disorders, 42*(5), 697-706.

Jackson, S., & Goossens, L. (2006). *Handbook of adolescent Development.* New York: Psychology Press.

Jacobs, J.E., Finken, L.L., Griffin, N.L., & Wright, J.D. (1998). The career plans of science-talented rural adolescent girls. *American Educational Research Journal, 35*, 681-704.

Jacobson, E. (1964). *The Self and the Object world.* New York: Basic Books.

Jambunathan, S., & Norris, J.A. (2000). Perception of self-competence in relation to language competence among preschoolers. *Child Study Journal, 30*(2), 91-102.

James, W. (1890). The consciousness of self. *The principles of Psychology, 1,* 291-401.

James, W. (1961). *Psychology: The Briefer Course.* New York: Harper and Row. (ouvrage original publié en 1892).

Jendoubi, V. (2002). *Estime de soi et éducation scolaire. Évaluation de la rénovation de l'enseignement primaire.* Document non publié. République et Canton de Genève.

Jennes-Coussens, M., Magill-Evans, J., & Koning, C. (2006). The quality of life of young men with Asperger syndrome: A brief report. *Autism, 10,* 403-414.

Jimenez, T.I., Leballe, H., Murgui, S., & Muitu, G. (2007). Le rôle de la communication familiale et de l'estime de soi dans la délinquance adolescente. *Revue internationale de psychologie sociale, 20*(2), 5-26.

Jones, J.L. (2009). *Influences on the self-concept of adolescents with intellectual disabilities* (Unpublished PhD. thesis). Oklahoma State University, Oklahoma. En ligne http://dc.library.okstate.edu/cdm/singleitem/collection/Dissert/id/72455/rec/11

Jones, J.L. (2012). Factors associated with self-concept: Adolescents with intellectual and development disabilities share their perspectives. *Intellectual and Developmental Disabilities, 50*(1), 31-40. doi: 10.1352/1934-9556-50.1.31

Jones, S.P., & Heaven, P.C.L. (1998). Psychosocial correlates of adolescent drug-taking behavior. *Journal of Adolescence, 21*(2), 127-134.

Jordan, R., & Powell, S. (1995). *Understanding and teaching children with autism.* Chichester, UK: Wiley.

Joseph, J. (2004). *Joseph Picture Self-Concept Scale.* Torrance, CA : Western Psychological Services.

K

Kaiser, C., & Jendoubi, V. (2009). *La perception de soi. Comment des élèves de 5e/6e primaire voient leurs compétences et ce qu'en pensent leurs enseignant(e)s*. Genève: Service de la recherche en éducation (SRED).

Kavussanu, M., & Harnisch, D.L. (2000). Self-esteem: Do goal orientations matter? *British Journal of Educational Psychology, 70*, 229-242.

Keith, K.D., & Schalock, R.L. (1993). *Questionnaire sur la qualité de vie* (M.J. Schmitt, Trad.). Aix-en-Provence : Association la Bourgette.

Kellerhals, J., Montandon, C., Ritschard, G., & Sardi, M. (1992). Le style éducatif des parents et l'estime de soi des adolescents. *Revue française de sociologie, 33*(3), 313-333.

Kernberg, O. (1980). *Internal world and external reality: Object relations theory applied.* New York: Jason Aronson.

Kernis, M. (2006). *Self-esteem: issues and answers. A sourcebook of current perspectives.* New York: Psychology Press.

Kernis, M.H., Brockner, J., & Frankel, B.S. (1989). Self-esteem and reactions to failure: The mediating role of overgeneralization. *Journal of Personality and Social Psychology, 57*(4), 707-714.

Klassen, A.F., Miller, A., & Fine, S. (2004). Health-related quality of life in children and adolescents who have a diagnosis of attention-deficit/hyperactivity disorder. *Pediatrics, 114*(5), 541-547.

Klassen, A.F., Miller, A., & Fine, S. (2006). Agreement between parent and child report of quality of life in children with attention-deficit/hyperactivity disorder. *Child: Care, Health and Development, 32*(4), 397-406.

Klimkeit, E., Graham, C., Lee, P., Morling, M., Russo, D., & Tonge, B. (2006). Children should be seen and heard: Self-report of feelings and behaviours in primary-school-age children with ADHD. *Journal of Attention Disorders, 10*(2), 181-191.

Kling, K.C., Hyde, J.S., Showers, C.J., & Buswell, B.N. (1999). Gender differences in self-esteem: A meta-analysis. *Psychological Bulletin, 125*, 470-500.

Kohut, H. (1974). *Le Soi.* Paris : Presses universitaires de France.

Koudou, K.R. (1991). *Pratiques éducatives et développement moral : étude psychogénétique et différentielle de l'appropriation des valeurs et de l'estime de soi chez l'adolescent ivoirien de 6 à 16 ans* (Thèse de doctorat non publiée). Université de Toulouse, Toulouse.

Kuhn, M.H., & McPartland, T.S. (1954). An empirical investigation of self-attitudes. *American Sociological Review, 19*(1), 68-76.

L

L'Abbé, Y., & Morin, D. (2001). *Comportements agressifs et retard mental : compréhension et intervention*. Eastman : Behaviora.

Lamia, A. & Esparbes-Pistre, S. (2004). Estime de soi et vulnérabilité. In P. Tap & M.D.L., Vasconcelos (Eds.), *Précarité et vulnérabilité psychologique. Comparaisons franco-portugaises* (pp. 89-104). Toulouse : Érès.

Lamia, A. (1999). *Représentations de soi, position scolaire et estime de soi des enfants d'âge scolaire* (Thèse de doctorat non publiée). Université de Toulouse II, Toulouse.

Landgraf, J.M., Abetz, L., & Ware, J.E. (1996). *The Child Health Questionnaire, CHQ user's manual*. Boston: The Health Institute, New England Medical Center.

Lapointe, Y., Martin, R., & Tremblay, P.H. (2006). *Contes sur moi : programme de promotion des compétences sociales*. Montréal : Clinique spécialisée des TED sans déficience intellectuelle, Hôpital Rivière-des-Prairies, Centre de communication en santé mentale.

Laporte, D. (1997). *Pour favoriser l'estime de soi des tout-petits*. Montréal : Édition de l'Hôpital Sainte-Justine.

Laporte, D., & Sévigny, L. (1993). *Comment développer l'estime de soi de nos enfants*? Montréal : Services des publications Hôpital Sainte-Justine.

Lavoie, G. (1993). La relation entre le concept de soi, l'estime de soi et l'adaptation scolaire : implications psychopédagogiques, *Apprentissage et socialisation, 16*, 131-142.

Lawrence, D. (1988). *Self-esteem in the classroom*. London: Paul Chapman.

Lazaro L., Font, E., Moreno, E., Calvo, R., Vila, M., Ansres-Perpina, S., ... Castro-Fornieles, J. (2011). Effectiveness of self-esteem and social skills group therapy in adolescent eating disorder patients attending a day hospital treatment programme. *European Eating Disorders Review, 19*, 398-406.

Leary, M.R., & MacDonald, G. (2003). Individual differences in self-esteem: A review and theoretical integration. In M.R. Leary & J.P. Tangney (Eds.), *Handbook of self and identity* (pp. 401-420). New York: Guilford Press.

Leary, M.R., & Tangney, J.P. (2003). *Handbook of self and identity*. New-York: Guilford Press.

Leary, S.A., & Kowalski, R.M. (1995). *Social anxiety*. New York: Guilford Press.

Lecigne, A. & Tolve, R. (2010). Normativité et mesure de l'estime de soi. *L'orientation scolaire et professionnelle, 39*(2), 219-240.

Lecky, P. (1961). *Self-consistency: A theory of personality*. New York: Island Press.

L'Écuyer, R. (1978). *Le concept de soi*. Paris : Presses universitaires de France.

L'Écuyer, R. (1990). Le développement du concept de soi de 0 à 100 ans, cent ans après William James. *Revue québécoise de psychologie, 11*(1-2), 126-166.

Lee, A., & Hobson, R.P. (1998). On developing self-concepts: A controlled study of children and adolescents with autism. *Journal of Child Psychology and Psychiatry, 39*(8), 1131-1144. doi: 10.1111/1469-7610.00417

Legrain, L., Cleeremans, A., & Destrebecqz, A. (2011). Distinguishing three levels in explicit self-awareness. *Consciousness and Cognition, 20*(3), 578-585. doi:10.1016/j.concog.2010.10.010

Lelièvre, B., & Staes, L. (2006). *La psychomotricité au service de l'enfant, notions et applications pédagogiques*. Bruxelles : De Boeck.

Lemétayer, F., & Kraemer, D. (2005). Contexte scolaire et estime de soi à l'adolescence : étude comparative entre adolescents non déficients et adolescents présentant une déficience intellectuelle légère. *Revue de psychoéducation, 34*(1), 57-70.

Lerner, R.M., Karabenick, S.A., & Stuart, J.L. (1973). Relations among physical attractiveness, body attitudes, and self-concept in male and female college students. *Journal of Psychology, 85*, 119-129.

Lescarret, O., de Léonardis, M., Oubrayrie, N., & Safont, C. (1998). Pratiques éducatives familiales et réussite scolaire chez l'adolescent. In A. Fine, C. Laterrasse, & C. Zaouche-Gaudron (Eds.), *À chacun sa famille. Approche pluridisciplinaire* (tome 1, pp. 259-273). Toulouse : EUS.

Lewis, M. (1991). Ways of knowing: Objective self-awareness of consciousness. *Developmental Review, 11*, 231-243.

Lewis, M. (1997). The self in self-conscious emotions. In J.G. Snodgrass & R.L. Thompson (Eds.), *The self across psychology: Self-recognition, self-awareness, and the self-concept* (pp. 119-142). New York: New York Academy of Sciences.

Lewis, M. (1999). The role of the self in cognition and emotion. In T. Dalgleish & M.J. Power (Eds.), *Handbook of cognition and emotion* (pp. 125-142). New York: John Wiley and Sons Ltd.

Lewis, M., Sullivan, M.W., Stanger, C., & Weiss, M. (1989). Self-development and self-conscious emotions. *Child Development, 60*(1), 146-156. doi: 10.2307/1131080

Leyrit, A. (2010). *Estime de soi scolaire et globale à l'adolescence. Stratégies de protection de soi en fonction de la performance scolaire du redoublement et de l'accompagnement parental perçu* (Thèse de doctorat non publiée). Université de Toulouse 2 Le Mirail, Toulouse.

Lila, M., & Musitu, G. (1993). Autoconcepto y comunicación familiar: un análisis de sus interrelaciones. *Revista de Orientación Educativa y Vocacional, 4*(6), 67-85.

Lind, S. (2010). Memory and the self in autism: A review and theoretical framework. *Autism, 14*(5), 430-456

Lind, S.E., & Bowler, D.M. (2009). Delayed self-recognition in children with autism spectrum disorder. *Journal of Autism and Developmental Disorders, 39*(4), 643-650.

Linesch, D.G. (2013). *Adolescent Art Therapy.* New-York: Routledge.

Lloyd, C., Wilton, K., & Townsend, M. (2000). Children at high-risk for mild intellectual disability in regular classrooms: Six New Zealand case studies. *Education and Training in Mental Retardation & Developmental Disabilities, 35*(1), 44-54.

Lombardo, M.V., Chakrabarti, B., Bullmore, E.T., Sadek, S.A., Pasco, G., Wheelwright, S.J., ... Baron-Cohen, S. (2010). Atypical neural self-representation in Autism. *Brain, 133,* 611-624.

Losh, M, & Capps, L. (2003). Narrative ability in high functioning children with autism or Asperger's Syndrome. *Journal of Autism and Developmental Disorders, 33,* 239-251.

Loveland, K., McEvoy, R., Tunali, B., & Kelley, M.L. (1990). Narrative story telling in autism and Down's Syndrome. *British Journal of Developmental Psychology, 8,* 9-23.

Luneau, S. (2003). Collection « *Construire l'estime de soi au primaire* ». Montréal : Éditions de l'Hôpital Sainte Justine. En ligne http://www.hsj.qc.ca/editions

Lyons, V., & Fitzgerald, M. (2013). Atypical sense of self in Autism Spectrum Disorders: A neuro-cognitive perspective. *Recent advances in Autism Spectrum Disorders, 1,* 749-770.

M

Ma, H.K. & Leung, M.C. (1991). Altruistic orientation in children: Construction and validation of the Child Altruism Inventory. *International Journal of Psychology, 26,* 745-759.

Maïano, C., Ninot, G., Bilard, J., & Albernhe, T. (2002). Outcome of specialized schooling on self-esteem in adolescents with severe learning difficulties and conduct disorders. *European Review of Applied Psychology, 52*(2), 103-118.

Maïano, C., Ninot, G., Bruant, G., & Benattar, B. (2003). Répercussions du placement en établissement spécialisé sur le sentiment de compétence d'adolescents en échec scolaire. *Psychologie canadienne, 44*(2), 139-151. doi : 10.1037/h0086932

Maillochon, I. (2008). Émergence et développement des mots émotionnels en français : étude longitudinale du langage de l'enfant de 20 à 42 mois. In D. Mellier, P. Brun, & H. Tremblay (Eds.), *Le langage émotionnel, le comprendre et le parler* (pp. 9-20). Mont-Saint-Aignan : Publications des Universités de Rouen et du Havre.

Maintier, C., & Alaphlippe, D. (2006). Validation d'un Questionnaire d'Autoévaluation de Soi destiné aux enfants. *L'Année psychologique, 106*(4), 513-542.

Maltais, C., Herry, Y., & Bessette, J. (2006). Le développement du concept de soi. In L. Massé, N. Desbiens, & C. Lanaris (Eds.), *Les troubles du comportement à l'école : prévention, évaluation et intervention* (pp. 253-259). Montréal : Gaëtan Morin.

Manciaux, M. (2001). *La résilience, résister et se construire.* Genève: Médecine et Hygiène.

Mantzicopoulos, P.Y. (2004). I am really good at puzzles, but I don't get asked to play with others: Age, gender, and ethnic differences in Head Start children's self-perceptions of competence. *Journal of Genetic Psychology, 165*, 51-66.

Mantzicopoulos, P.Y. (2006). Younger Children's Changing Self-Concepts: Boys and Girls From Preschool Through Second Grade. *Journal of Genetic Psychology, 167*(3), 289-308.

Mantzicopoulos, P.Y., & Youngjoo, O.H. (1998). The relationship of psychosocial maturity to parenting quality and intellectual ability for American and Korean adolescents. *Contemporary Educational Psychology, 23*, 195-206.

Marcelli, D., & Braconnier, A. (2004). *Adolescence et psychopathologie* (6e éd.) Liège : Masson.

Marcotte, D., & Mathurin, D. (Réalisateurs). (2006). *Programme Pare-Chocs* (CD-ROM). Montréal : Centre hospitalier pour la réussite éducative du Québec (CTREQ) et Septembre éditeur.

Marcotte, D., & Poirier, M. (2012). Les stratégies d'intervention cognitivo-comportementale auprès des adolescents dépressifs.

In L. Turgeon, & S. Parent (Eds.), *Intervention cognitivo-comportementale auprès des enfants et adolescents : troubles intériorisés*, tome 1 (pp. 178-201). Québec : Presses universitaires du Québec.

Marcotte, J., Fortin, L., Cloutier, R., & Royer, E. (2005). Évolution de l'engagement parental auprès des élèves en difficulté de comportement et des élèves ordinaires au début du secondaire. *Nouveaux Cahiers de la recherche en éducation, 2*(8), 47-56.

Markus, H. (1977). Self-shemata and processing information about self. *Journal of Personality and Social Psychology, 35*, 63-78.

Marsh, H.W., & Craven, R.G. (2005). A reciprocal effects model of the causal ordering of self-concept and achievement: New support for the benefits of enhancing self-concept. *International advances in self research: The new frontiers of self-research*, *2*, 15-51.

Marsh, H.W. (1988). *Self-Description Questionnaire I* (SDQ I). San Antonio, TX: Psychological Corporation.

Marsh, H.W. (1990). *Self-Description Questionnaire II* (SDQ II). San Antonio, TX: Psychological Corporation.

Marsh, H.W. (1992). The content specificity of relations between academic achievement and academic self-concept. *Journal of Educational Psychology, 84*, 35-42.

Marsh, H.W. (1997). The measurement of physical self-concept: A construct validation approach. In K. Fox (Ed.), *The physical self-concept: From motivation to well-being* (pp. 27-58). Champaign, IL: Human Kinetics.

Marsh, H.W., & Craven, R.G. (2006). Reciprocal effects of the self-concept and performance from a multidimensional perspective. Beyond seductive pleasure and unidimensional perspectives. *Perspectives on Psychological Science, 1*(2), 133-163.

Marsh, H.W., & O'Mara, A.J. (2008). Have researchers underestimated the big-fish-little-pond-effect ? Long-term total negative effects of school-average ability on diverse educational outcomes. *Personality and Social Psychology Bulletin, 34*, 542-552.

Marsh, H.W., & Shavelson, R. (1985). Self-concept: Its multifaceted, hierarchical structure. *Educational Psychologist, 20*(3), 107-123. doi: 10.1207/s15326985ep2003

Marsh, H.W., Craven, R.G., & Debus, R. (1991). Self-concepts of young children 5 to 8 years of age: Measurement and multidimensional structure. *Journal of Educational Psychology, 83*(3), 377-392. doi: 10.1037/0022-0663.83.3.377

Marsh, H.W., Craven, R., & Debus, R. (1998). Structure, stability, and development of young children's self-concepts: A multicohort-multioccasion study. *Child Development, 69*(4), 1030-1053. doi: 10.2307/1132361

Marsh, H.W., Craven, R.G., & Martin, A. (2006). What is the nature of self-esteem: Unidimensional and multidimensional perspectives. In M. Kernis (Ed.), *Self-esteem: Issues and answers* (pp. 16-25). New York: Psychology Press.

Marsh, H.W., Ellis, L.A., & Craven, R.G. (2002). How do preschool children feel about themselves? Unraveling measurement and multidimensional self-concept structure. *Developmental Psychology, 38*(3), 376-393.

Martin, A.J. (2010). *Building classroom success: Eliminating academic fear and failure.* London : Continuum.

Martin-Krumm, C., & Tarquinio, C. (2011). *Traité de Psychologie Positive : fondements théoriques et implications pratiques.* Bruxelles : De Boeck.

Martinot, D. (1995). *Le soi, approches psychosociales.* Grenoble : Presses universitaires de Grenoble.

Martinot, D. (2001). Connaissance de soi et estime de soi : ingrédients pour la réussite scolaire. *Revue des sciences de l'éducation, 27,* 483-502.

Masten, A., Roisman, G.I., Long, J.D., Burt, K.B., Obradovic, J., Riley, J.R., ... Tellegen, A. (2005). Developmental cascades: Linking academic achievement and externalizing and internalizing symptoms over 20 years. *Developmental Psychology, 41*(5), 733-746.

Maughan, A., Cicchetti, D., Toth, S.L., & Rogosch, F.A. (2007). Early-occurring maternal depression and maternal negativity in predicting young children's emotion regulation and socioemotional difficulties. *Journal of Abnormal Child Psychology, 35,* 685-703.

May, D. (2000). Becoming adult: School leaving, jobs and transition to adult life. In D. May (Ed.), *Transition and change in the lives of people with intellectual disabilities* (pp. 75-95). London : Jessica Kingsley.

Mazzone, S. (2009). *La régulation émotionnelle et le concept de soi en lien avec l'adaptation sociale de l'enfant d'âge préscolaire : étude comparative entre des enfants tout-venant et des enfants présentant un trouble autistique* (mémoire de master non publié). Université catholique de Louvain, Louvain-la-Neuve.

McCullough, G., Huebner, E.S., & Laughlin, J.E. (2000). Life events, self-concept and adolescents' positive subjective well-being. *Psychology in the Schools, 37*(3), 281-290.

McCoach, D.B., & Siegle, D. (2003). The structure and function of academic self-concept in gifted and general education students. *Roeper Review, 25*(2), 61-65. doi: 10.1080/02783190309554200

McDaniel, E.D. and Piers, E.V. (1973). *McDaniel-Piers Young Children's Self-Concept Scale.* West Lafayette, IN: Purdue University.

Mead, G.H. (1925). The genesis of the self and social control. *International Journal of Ethics, 35*, 251-277.

Mead, G.H. (1934). *Mind, self, and society*. Chicago: University of Chicago Press.

Meljac, C, Fauconnier, E., & Scalabrini, J. (2010). *CORP-R épreuve de schéma corporel révisée.* Paris : Éditions du Centre de psychologie appliquée.

Mendelson, B.K. (1982). *The development of self-body-image in overweight youngsters* (Thèse de doctorat non publiée). Université Concordia, Montréal, Qc.

Menon, M., Tobin, D.D., Corby, B.C., Menon, M., Hodges, E.V.E., & Perry, D.G. (2007). The developmental costs of high self-esteem for antisocial children. *Child Development, 78*(6), 1627-1639. doi: 10.1111/j.1467-8624.2007.01089.x

Mercier, H., Toupin, J., Fortin, L., Déry, M., & Pauzé, R. (1994, avril). Traduction et validation en langue française d'une mesure du concept de soi : le self description questionnaire. *2e Biennale de l'éducation*, Paris, France.

Meltzoff, A.N. & Moore, M.K. (1992). Early imitation within a functional framework: The importance of person identity, movement, and development. *Infant Behavior and Development 15*(4), 479-505. doi:10.1016/0163-6383(92)80015-m

Michaud, J., Bégin, H., & McDuff, P. (2006). Construction et évaluation d'un questionnaire sur l'estime de soi sociale destiné aux jeunes adultes. *Revue européenne de psychologie appliquée, 56*(2), 109-122. doi : http://dx.doi.org/10.1016/j.erap.2005.12.001

Midgley, C., Arunkumar, R., & Urdan, T. (1996). « If I don't do well tomorrow, there's a reason: » Predictors of adolescents' use of academic self-handicapping strategies. *Journal of Educational Psychology, 88*, 423-434.

Milgram, N.A. (1973). Cognition and Language in Mental Retardation: Distinctions and Implications. In D.K. Routh (Ed.), *The*

Experimental Psychology of Mental Retardation (pp. 157-230). Chicago : Aldine.

Miller, W.R., & Rollnick, S. (2006). *L'entretien motivationnel. Aider la personne à engager le changement.* (Philippe Michaud & Dorothée Lécallier, Trad.). Paris : InterEditions, Dunod. (Œuvre originale publiée en 2002).

Millon, T., Millon, C., & Davis, R. (1993). *Millon Adolescent Clinical Inventory (MACI) manual.* Minneapolis, MN: National Computer Systems.

Millward, C., Powell, S., Messer, D., & Jordan, R. (2000). Recall for Self and other in autism: Children's memory for events experienced by themselves and their peers. *Journal of Autism and Developmental Disorders, 30,* 15-28.

Misès, R. (sous la direction de) (2000). *Classification française des Troubles mentaux de l'Enfant et de l'Adolescent* (CFTMEA, 2000). Rennes : Presses de l'École des Hautes Études en santé publique.

Misès, R. (sous la direction de) (2012). *Classification française des Troubles mentaux de l'Enfant et de l'Adolescent – R-2012* (CFTMEA-R-2012) (5e éd.). Rennes : Presses de l'École des Hautes Études en santé publique.

Molloy, L., Ram, N., & Gest, S.D. (2011). Development and lability in early adolescents' self-concept: Within- and between-person variation. *Developmental Psychology, 47,* 1589-1607.

Monbourquette, J. (2002). *De l'estime de soi à l'estime du Soi.* Montréal : Novalis.

Monbourquette, J., Ladouceur, M., & Desjardins-Proulx, J. (1998). *Je suis aimable, je suis capable : parcours pour l'estime et l'affirmation de soi.* Montréal : Novalis.

Mruk, C. (1995). *Self-Esteem, Research, Theory and Practice.* New York: Springer.

Muha, D.G. (1991). Dropout prevention and group counseling. *High School Journal, 74,* 76-80.

Muller, D.G., & Leonetti, R. (1972). *Primary Self-Concept Scale Girls.* Fort Worth, TX: National Consortia for Bilingual Education.

Murray, D., Lesser, M., & Lawson, W. (2005). Attention, monotropism and the diagnostic criteria for autism. *The International Journal of Research and Practice, 9*(2), 139-156.

Myers, J.E., Willse, J.T., & Villalba, J.A. (2009). Promoting self-esteem in adolescents: The influence of wellness factors. *Journal of Counseling and Development, 89*(1), 28-36.

N

Nader-Grosbois, N. (2011). *Théorie de l'esprit entre cognition, émotion et adaptation sociale : chez des personnes typiques et atypiques.* Bruxelles : De Boeck.

Nader-Grosbois, N. (2013). La perception de soi et l'autorégulation en résolution de problèmes chez des adolescents présentant une déficience intellectuelle. *Nouvelle Revue de l'adaptation et de la scolarisation, 63,* 97-118.

Nader-Grosbois, N. (2014a). *Développement cognitif et communicatif du jeune enfant* : du normal au pathologique (2e éd.). Bruxelles : De Boeck.

Nader-Grosbois, N. (2014b). Self-perception, self-regulation and metacognition in adolescents with intellectual disability. *Research in Developmental Disabilities, 35*(6), 1334-1348. doi.org/10.1016/j.ridd.2014.03.033

Nader-Grosbois, N. (2015). *Psychologie du handicap.* Bruxelles : De Boeck.

Nader-Grosbois, N., & Charles, S. (2013). La qualité de vie subjective et adaptation sociale des enfants avec autisme et typiques. In M.C. Haelewyck, H. Gascon, J.J. Detraux, & J.C. Kalubi (Eds.), *Inclusion des personnes en situation de handicap, une question d'intervention(s)* ! (pp. 357-370). Mons, Belgique : Association pour l'innovation en orthopédagogie.

Nader-Grosbois, N., & Day, J. (2011). Emotional Cognition: Theory of Mind and face recognition. In J. Matson & P. Sturney (Eds.), *International Handbook of Autism and pervasive Developmental Disorders* (pp. 127-157). New York: Springer.

Nelson, L.J., Rubin, K.H., & Fox, N.A. (2005). Social withdrawal, observed peer acceptance, and the development of self-perceptions in children ages 4 to 7 years. *Early Childhood Research Quarterly, 20*(2), 185-200. doi: 10.1016/j.ecresq.2005.04.007

Neuman, C.J., & Hill, S.D. (1978). Self-recognition and stimulus preference in autistic children. *Developmental Psychobiology, 11,* 571-578.

Ninot, G., Bilard, J., Delignières, D., & Sokolowski, M. (2000). La survalorisation du sentiment de compétence de l'adolescent déficient intellectuel en milieu spécialisé. *Revue européenne de psychologie appliquée, 50*(1), 165-173.

Noller, P., & Callan, V. (1991). *The adolescent in the family.* London: Routledge.

Northoff, G., & Heinzel, A. (2003). The Self in Philosophy, Neuroscience and Psychiatry: An epistemic approach. In T. Kircher & A. David (Eds.), *The Self in Neuroscience and Psychiatry* (pp. 40-55). Cambridge: Cambridge University Press.

O

O'Brien, E.J., Bartoletti, M., Leitzel, J.D., & O'Brien, J.P. (2006). In M. Kernis (Ed.), *Self-esteem: Issues and answers. A sourcebook of current perspectives* (pp. 26-35). New-York: Psychology Press.

O'Dea, J.A., & Abraham, S. (2000). Improving the body image, eating attitudes, and behaviors of young male and female adolescents: A new educational approach that focuses on self-esteem. *International Journal of Eating Disorders, 28*(1), 43-57.

O'Sullivan, M., Guilford, J.P., & de Mille, P. (1965). *The measurement of social intelligence.* (Report No. 34). Los Angeles, CA: University of Southern California.

Oleson, K.C., Poehlmann, K.M., Yost, J.H., Lynch, M.E., & Arkin, R.M. (2000). Subjective overachievement: Individual differences in self-doubt and concern with performance. *Journal of Personality, 68*, 491-524.

Organisation mondiale de la Santé [OMS]. (1992). *The 10th Revision of the International Classification of Diseases and Related Health Problems* (ICD 10). Geneva: World Health Organization.

Organisation mondiale de la Santé [OMS]. (1994). *Classification internationale des troubles mentaux et des troubles du comportement. Critères diagnostiques pour la recherche.* Paris : Masson.

Orth, U., Robins, R. W., & Widaman, K.F. (2012). Life-span development of self-esteem and its effects on important life outcomes. *Journal of Personality and Social Psychology, 102*, 1271-1288

Oubrayrie, N., de Léonardis, M., & Safont-Mottay, C. (1994). Un outil pour l'évaluation de l'estime de soi de l'adolescent : l'ETES. *Revue européenne de psychologie appliquée, 44*(4), 309-317.

Oubrayrie, N., Safont, C., & Tap, P. (1991). Identité personnelle et intelligence sociale. À propos de l'estime de soi sociale. *Les Cahiers internationaux de psychologie sociale, 2*(9-10), 63-76.

Oubrayrie-Roussell, N., & Safont-Mottay, C. (2000, avril). La violence à l'école : étude du mal-être d'un groupe d'adolescents âgés de 13 à 20 ans. *43e Congrès de la Société suisse de psychiatrie de l'enfant et de l'adolescent*, Lausanne, Suisse. En ligne https://halshs.archives-ouvertes.fr/hal-00793130/document

Owens, J.S., Goldfine, M.E., Evangelista, N.M., Hoza, B., & Kaiser, N.M. (2007). A critical review of self-perceptions and the positive illusory bias in children with ADHD. *Clinical Child and Family Psychology Review, 10*, 335-351.

P

Paour, J.L. (1991). Une conception intégrative du retard mental. *Revue du CERFOP, 6*, 45-70.

Papert, S. (1980). *Mindstorms: Children, computers and powerful ideas*. Brighton, UK: The Harvester Press.

Paradis, R., & Vitaro, F. (1992). Définition et mesure du concept de soi chez les enfants en difficulté d'adaptation sociale : une recension critique des écrits. *Revue canadienne de psychoéducation, 21*(2), 93-114.

Peeters, G., Grobben, G., Hendrickx, A., Van Den Eede, S., & Verlinden, K. (2003). Self-Other and Third-Person categorization in normal and autistic children. *Developmental Science, 6*, 166-172.

Peeters, T. (1996). *Autisme, de la compréhension à l'intervention*. Paris : Dunod.

Pekarik, E.G., Prinz, R.J., Liebart, D.E., Weintraub, S., & Neale, J.M. (1976). The Pupil Evaluation Inventory: A sociometric technique for assessing children's social behavior. *Journal of Abnormal Child Psychology, 4*, 83-97.

Pelham, B.W., & Swann, W.B. (1989). From self-conceptions to self-worth: On the sources and structure of global self-esteem. *Journal of Personality and Social Psychology, 57*, 672-680.

Perron, R. (1991). *Les représentations de soi*. Toulouse : Privat.

Peterson, C., & Barrett, L.C. (1987). Explanatory style and academic performance among university freshmen. *Journal of Personality & Social Psychology, 53*, 603-607.

Peterson, C., & Steen, T.A. (2002). Optimistic explanatory style. In C.R. Snyder & S.J. Lopez (Eds.), *Handbook of positive psychology* (pp. 244-256). New York: Oxford University Press.

Pfeiffer, C. (2004). Violencia juvenil: Concepto, tipos e incidencia. In *Violencia y Juventud. VIII Reunión Internacional sobre Biología y Sociología de la Violencia* (pp. 25-52). Valencia: Centro Reina Sofía.

Pierce, K., Muller, R.-A., Ambrose, J., Allen, G., & Courchesne, E. (2001). Face Processing Occurs Outside The Fusiform 'Face Area' in Autism: Evidence From Functional MRI'. *Brain, 124*, 2059-2073.

Pierrehumbert, B., & Rankin, K. (1990). Image de soi, idéal de soi et cursus scolaire : une investigation basée sur la technique du « Q-Sort ». *Revue de psychologie appliquée, 40*, 357-377.

Pierrehumbert, B., Plancherel, B., & Jankech-Caretta, C. (1987). Image de soi et perception des compétences propres chez l'enfant. *Revue de psychologie appliquée, 37*, 359-377.

Pierrehumbert, B., Zanone, F., Kauer-Tchicaloff, C., & Plancherel, B. (1988). Image de Soi et échec scolaire. *Bulletin de Psychologie, 384*(7-9), 333-345.

Piers, E. (1977). Piers-Harris Children's Self-concept Scale. *Research Monograph, 1*, 3-7.

Piers, E.V. & Harris, D.B. (1964). Age and other correlates of self-concept in children. *Journal of Educational Psychology, 55*, 91-95.

Piers, E.V., Harris, D.B., & Herzberg, D.S. (2002). *Piers-Harris Children's Self-Concept Scale* (2nd ed.). Los Angeles: Western Psychological Services.

Pisecco S., Baker D.B, Silva P.A., & Brooke M. (2001). Boys with reading disabilities and/or ADHD: Distinctions in early childhood. *Journal of Learning Disabilities, 34*, 98-106.

Polce-Lynch, M., Myers, B.J., Kilmartin, C.T., Forssmann-Falck., & Kliewer. (1998). Gender and age patterns in emotional expression, body image, and self-esteem: A qualitative analysis. *Sex Roles, 38*, 11-12.

Potvin, P., & Lapointe, J.R. (2010). *Guide de prévention pour les élèves à risque au primaire.* Québec : Centre de transfert pour la réussite éducative du Québec (CTREQ).

Potvin, P., & Paradis, L. (2000). *Facteurs de réussite dès le début du préscolaire et du primaire : rapport de recherche.* Québec : Université du Québec à Trois-Rivières. www.pierrepotvin.com/6.%20 Publications/rapport%20meq%20crires.pdf

Povinelli, D.J., Landau, K.R., & Perilloux, H.K. (1996). Self-recognition in young children using delayed versus live feedback: evidence of a developmental asynchrony. *Child Development, 67*, 1540-1554.

Powell, S., & Jordan, R. (1993). Being subjective about autistic thinking and learning to learn. *Educational Psychology, 13*, 359-370.

Prohon, P., & Lescarret, O. (1998). Concordance et discordance perceptives dans l'autoévaluation scolaire adolescente. *L'orientation scolaire et professionnelle, 27*(3), 411-429.

R

Rambaud, A. (2010). *Les effets des dispositifs pédagogiques sur l'estime de soi et la maîtrise de la lecture des élèves de CP et de CE1 : suivi longitudinal* (Thèse de doctorat non publiée). Université de Nantes, Nantes.

Raviv, A.D., Bar-Tal, T., & Lewis-Levin, T. (1980). Motivations for donation behavior by boys of three different ages. *Child Development, 51*, 610-613.

Reddy, V., Williams, E., Costantini, C., & Lan, B. (2010). Engaging with the self: Mirror behavior in autism, Down syndrome and typical development. *Autism, 14*(5), 531-546, doi: 10.1177/1362361310370397

Reis, S., & Mc Coach, D.B. (2000). The underachievement of gifted students: What do we know and where do we go? *Gifted Child Quaterly, 44*(3), 152-170.

Renick, M.J., & Harter, S. (1988). *Manual for the self-perception profile for learning disabled students.* Denver, CO: University of Denver.

Renick, M.J., & Harter, S. (1989). Impact of social comparisons on developing self-perceptions of learning disabled students. *Journal of Educational Psychology, 81*, 631-638. doi: 10.1037/0022-0663.81.4.631

Renouf, A. (2009). *La théorie de l'esprit à la petite enfance en lien avec les comportements agressifs manifestés à la maternelle* (Thèse de doctorat non publiée). Université du Québec, Montréal, Québec.

Renouf, A. Brendgen, M., Parent, S., Vitaro, F., Zelazo, P.D., Boivin, M., … Séguin, J.R. (2010b). Relations between Theory of Mind and Indirect and Physical Aggression in Kindergarten: Evidence of the Moderating Role of Prosocial Behaviours. *Social Development, 19*(3), 535-555.

Renouf, A. Brendgen, M., Séguin, J.R, Vitaro, F., Boivin, M., Dionne, G., … Pérusse, D. (2010a). Interactive links between theory of mind, peer victimization and reactive and proactive aggression. *Journal of Abnormal Child Psychology, 38*(8), 1109-1123.

Ribner, S. (1978). The effects of special class placement on the self-concept of exceptional children. *Journal of Learning Disabilities, 11*, 60-64.

Rivest, C., & Dionne, C. (2013). *Programme EIS : Évaluation, intervention et suivi auprès des jeunes enfants de 0 à 6 ans. Curriculum (3 à 6 ans).* Bruxelles : De Boeck.

Robergeblanchet, S. (2004). *L'album de conte et l'estime de soi chez les enfants.* Créteil, France : Service Culture Éditions Ressources pour l'Éducation nationale. En ligne http://www.cndp.fr/crdp-creteil/telemaque/formation/theorie3.htm

Rochat, P. (1993). Connaissance de soi chez le bébé. *Psychologie française, 38*(1), 41-51.

Rochat, P. (2003a). Five levels of self-awareness as they unfold early in life. *Consciousness and Cognition, 12*, 717-731.

Rochat, P. (2003b). Conscience de soi et des autres au début de la vie. *Enfance, 55*, 39-47.

Rodriguez-Tomé, H. (1972). *Le moi et l'autre dans la conscience de l'adolescent.* Neuchâtel : Delachaux & Niestlé.

Rodriguez-Tomé, H., Bariaud, F., Cohen-Zardi, M. F., Delmas, C., Jeanvoine, B., & Szylagi, P. (1993). The effects of pubertal changes on body image during adolescence. *Journal of Early Adolescence, 10*, 159-175.

Rodriguez-Tomé, H., Jackson, S., & Bariaud, F. (1997). *Regards actuels sur l'adolescence.* Paris : Presses universitaires de France.

Rosen, M.S., & Zisfein, L. (1975). *Personal adjustment training: Assertiveness training.* Elwyn, PA: Elwyn Institute.

Rosenberg, M. (1979). *Conceiving the self.* New York: Basic Books.

Roskam, I. (2013). *Mon enfant est insupportable ! Comprendre les enfants difficiles.* Wavre : Mardaga.

Roskam, I., Stiévenart, M., & DeGroote, J. (2013). L'enfant difficile en milieu scolaire. In I. Roskam (Éd.), *Les enfants difficiles (3-8 ans) ; évaluation, développement et facteurs de risque* (pp. 51-74). Wavre : Mardaga.

Ross, C., & Broh, B. (2000). The Roles of Self-Esteem and the Sense of Personal Control in the Academic Achievement Process. *Sociology of Education, 73*(4), 270-284.

Roussell, V., & Vincent, M. (2009). *L'apprentissage de l'estime de soi : treize fiches pédagogiques pour l'éducation à la non-violence et à la paix.* Document non publié, Coordination française pour la Décennie et Réseau École et non-violence, Paris. En ligne http://education-nvp.org/wp/wp-content/uploads/2012/12/Dossier-p%C3%A9da-Estime-de-soi-Mai-2009.pdf

Rubin, K., Chen, H., & Hymel, S. (1993). Socioemotional characteristics of withdrawn and aggressive children. *Merrill-Palmer Quaterly, 39*(4), 518-534.

Rubin, K.H. (2001). *The Play Observation Scale (POS).* Unpublished document. University of Maryland, MD. En ligne http://www.rubin-lab.umd.edu/CodingSchemes/POS%20Coding%20Scheme%202001.pdf

Ruble, D.N., Boggiano, A.K., Feldman, N.S., & Loebl, J.H. (1980). Developmental analysis of the role of social comparison in self-evaluation. *Developmental Psychology, 16*(2), 105-115. doi: 10.1037/0012-1649.16.2.105

Ruby, P., & Decety, J. (2003). How would you feel versus how do you think she would feel? A neuroimaging study on perspective-taking with social emotions. *Journal of Cognitive Neuroscience, 16*, 988-999.

Russell, J. (1997). How executive disorders can bring about an inadequate 'Theory or mind'. In J. Russell (Ed.), *Autism as an executive disorder* (pp. 256-304). Oxford, UK: Oxford University Press.

Rutter, M. (1983). School effects on pupil progress: Research findings and policy implications. *Child Development, 54*, 1-29.

Rutter, M. (1996). Concluding remarks. In G.R. Block, & J.A. Goode (Eds.), *Genetics of Criminal and Antisocial Behaviour* (pp. 265-271). Chichester, UK: John Wiley and Sons.

Ryan, R., & Deci, E. (2000). Self-Determination Theory and the Facilitation of Intrinsic Motivation, Social Development, and Well-Being. *The American Psychologist, 55*(1), 68-78.

S

Safont-Mottay, C., Oubrayrie-Roussel, N., & Lescarret, O. (2009). Parent-child dyads' representations regarding homework and primary pupils' views of parental involvement in homework. In R. Deslandes (Ed.), *International Perspectives on Student Outcomes and Homework. Family-School-community Partnerships* (pp. 95-109). New York and London: Routledge.

Sami-Ali, M. (2012). *La psychomotricité relationnelle.* Paris : Editions EDK.

Schore, A.N. (2003). *Affect dysregulation and disorders of the Self.* New York: Norton and Company.

Sedikides, C. (1993). Assessment, enhancement, and verification determinants of the self-evaluation process. *Journal of Personality and Social Psychology, 65*(2), 317-338.

Sedikides, C., & Gregg, A.P. (2008). Self-Enhancement: Food for Thought. *Perspectives on Psychological Science, 3*(2), 102-116. Sedikides, C., & Strube, M. J. (1995). The Multiply Motivated Self. *Personality and Social Psychology Bulletin, 21*(12), 1330-1335.

Sedikides, C., & Strube, M.J. (1997). Self-evaluation: To thine own self be good, to thine own self be sure, to thine own self be true, and to thine own self be better. *Advances in Experimental Social Psychology, 29*, 209-269.

SEGEC (2006-2007). *Développer les compétences transversales relationnelles. Quatre activités pour développer l'estime de soi.* En ligne http://www.segec.be/Documents/Fedefoc/pedagogique/4_%20activites_pour_developper_l_estime_de_soi.pdf

Seidah, A., Bouffard, T., & Vezeau, C. (2004). Perceptions de soi à l'adolescence : différences entre filles et garçons. *Enfance, 4*(56), 405-420.

Seiffge-Krenke, I. (1990). Developmental processes in self-concept and coping behavior. In H. Bosma & S. Jackson (Eds.), *Coping and self-concept in adolescence* (pp. 49-68). Berlin: Springer Verlag.

Seligman, M. E., Reivich, K., Jaycox, L., & Gillham, J. (2007). *The optimistic child.* Boston, MA: Houghton Mifflin.

Seligman, M.E.P. (1998). *Learned Optimism.* New York: Pocket Books (Simon and Schuster).

Seligman, M.E.P. (2002). *Authentic Happiness: Using the New Positive Psychology to Realize Your Potential for Lasting Fulfillment.* New York: Free Press.

Seligman, M.E.P. (2007). *What You Can Change and What You Can't* (2nd ed.) New York: Vintage.

Sema, O., Fis, N.P., Berkem, M., & Karadag, B. (2010). The relationship between self-esteem levels and the mothers' expressed emotion in children with asthma. *Turk Archives of Pediatry*, 45(2), 144-149. doi: 10.4274/tpa.45.144

Seynhaeve, I., & Nader-Grosbois, N. (2008). Sensorimotor development and dysregulation of activity in young children with autism and with intellectual disabilities. *Research in Autism Spectrum Disorders, 2*(1), 46-59.

Seynhaeve, I. (2006). *Relations structurelles entre développement, habiletés fonctionnelles et dysfonctionnements. Étude auprès d'enfants autistes et à trisomie 21* (Thèse de doctorat non publiée). Université catholique de Louvain, Louvain-la-Neuve.

Shamay-Tsoory, S.G., & Aharon-Peretz, J. (2007). Dissociable prefrontal networks for cognitive and affective theory of mind: A lesion study. *Neuropsychologia, 45*, 3054-3067.

Shankland, R. (2014). *La psychologie positive* (2e éd.). Paris : Dunod.

Shavelson, R.J., Hubner, J.J., & Stanton, G.C. (1976). Validation of construct interpretations. *Review of Educational Research, 46*, 407-441.

Siegel, J.M. (2002). Body image change and adolescent depressive symptoms. *Journal of Adolescent Research, 17*, 27-41.

Silani, G., Bird, G., Brindley, R., Singer,T., Frith, C., & Frith, U. (2008). Levels of Emotional Awareness and Autism: An fMRI Study. *Social Neuroscience, 3*, 97-112.

Simmons, C.H., & Zumpf, C. (1986). The gifted child: Perceived competence, prosocial moral reasoning, and charitable donations. *Journal of Genetic Psychology, 147*(1), 97-105.

Simpson, J.A., Gangestad, S.W., & Lerma, M. (1990). Perception of physical attractiveness: Mechanism involved in the maintenance of romantic relationships. *Journal of Personality and Social Psychology, 59*, 1192-1201.

Skinner, E.A., Wellborn, J.G., & Connell, J.P. (1990). What it takes to do well in school and whether I've got it: A process model of perceived control and children's engagement and achievement in school. *Journal of Educational Psychology, 82*(1), 22-32.

Slomkowski, C., Klein, R.G., & Mannuzza, S. (1995). Is self-esteem an important outcome in hyperactive children? *Journal of Abnormal Child Psychology, 23*(3), 303-315.

Sordes-Ader, F., Lévêque, G., Oubrayrie, N., & Safont-Mottay, C. (1998). Présentation de l'échelle toulousaine de l'estime de soi : L'ETES. In M. Bolognini & Y. Prêteur (Eds.), *Estime de soi. Perspectives développementales* (pp. 167-182). Lausanne : Delachaux et Niestlé.

Spiker, D., & Ricks, M. (1984). Visual self-recognition in autistic children: Developmental relationships. *Child Development, 55*(1), 214-225.

Stern, D.N. (1994). One Way to Build a Clinically Relevant Baby. *Infant Mental Health Journal, 15*(1), 9-25.

Stevens, M.J. (1992). Prescott Lecky: Pioneer in consistency theory and cognitive therapy. *Journal of Clinical Psychology, 48*(6), 807-811. doi:10.1002/1097-4679(199211)48:6<807

Stone, V.E., Baron-Cohen, S., & Knight, R.T. (1998). Frontal lobe contributions to theory of mind. *Journal of Cognitive Neuroscience, 10*, 640-656.

Streri, A. (2002). La connaissance de soi chez le bébé. *Intellectica, 34*, 125-141.

Symons, D.K. (2004). Mental state discourse, theory of mind, and the internalization of self-other understanding. *Developmental Review, 24*(2), 159-188. doi: 10.1016/j.dr.2004.03.001

T

Tager-Flusberg, H. (1996). Current theory and research on language and communication in autism. *Journal of Autism and Developmental Disorders, 26*, 169-172.

Tanksley, M.D. (1994). *Building a good self-esteem for certain fifth grade children through cooperative learning, individualized learning techniques, parental involvement, and student counseling.* Practicum Paper (ERIC Document Reproduction No. ED 367 095).

Taube, K., Tornéus, M., & Lundberg, I. (1984). *UMESOL. Läs- och skrivmaterial för de första skolåren. Handledningar, manualer, och test.* Stockholm: Psykologiförlaget.

Taylor, S.E., & Brown, J.D. (1994). Positive illusions and well-being revisited: Separating fact from fiction. *Psychological Bulletin, 116,* 21-27.

Terwogt, M.M., Rieffe, C., Miers, A.C., Jellesma, F.C., & Tolland, A. (2006). Emotions and self-esteem as indicators of somatic complaints in children. *Infant and Child Development, 15,* 581-592. doi: 10.1002/icd.479.

Thill, E.E. (1999). *Compétence et effort : structuration, effets et valorisation de l'image de compétence.* Paris : Presses universitaires de France.

Thomasset, M., & Blanc, R. (2008). L'estime de soi chez l'enfant porteur du syndrome de Williams-Beuren : l'influence du mode de scolarisation. *Neuropsychiatrie de l'enfance et de l'adolescence, 56*(3), 165-172. doi : 10.1016/j.neurenf.2008.01.010

Thompson, R.A., & Hoffman, M.L. (1980). Empathy and the development of guilt in children. *Developmental Psychology, 16*(2), 155-156.

Thompson, R.A., Laible, D.J., & Ontai, L.L. (2003b). Early Understandings of Emotion, Morality, and Self: Developing a Working Model. *Advances in child development and behavior, 31,* 137-171.

Thompson, T., Dinnel, D.L., & Dill, N.J. (2003a). Development and validation of a Body Image Guilt and Shame Scale. *Personality and Individual Differences, 34,* 59-75.

Tice, D.M. (2008). *How Emotions Affect Self-regulation.* En ligne http://www.sydneysymposium.unsw.edu.au/2008/Chapters/TiceSSSP08.pdf

Tomlin, D., Kayali, M.A., King-Casas, B., Anen, D., Camerer, C.F., & Montague, P.R. (2006). Agent-specific responses in the cingulated cortex during economic exchanges. *Science, 5776,* 1047-1050.

Townsend, E. (2013). *The effectiveness of group counseling on the self-esteem of adolescents girls.* (Counselor Education Master's Theses, Paper 142). State University of New York; New York. En ligne http://digitalcommons.brockport.edu/cgi/viewcontent.cgi?article=1141&context=edc_theses

Tracy, J.L., & Robins, R.W. (2004). Putting the self into self-conscious emotions: A theoretical model. *Psychological Inquiry, 15*(2), 103-125. doi: 10.1207/s15327965pli1502

Trent, L.M.Y, Russell, G, & Cooney, G. (1994). Assessment of self-concept in early adolescence. *Australian Journal of Psychology, 46*, 21-28.

Trepper, T.S., Jay, R., & Werner-Vilson, J. (2001). *Developmental-systematic family therapy with adolescents.* New York: Routledge.

Treuting, J.J., & Hinshaw, S.P. (2001). Depression and self-esteem in boys with attention-deficit/hyperactivity disorder: Associations with comorbid aggression and explanatory attributional mechanisms. *Journal of Abnormal Child Psychology, 29*(1), 23-39.

Trope, Y. (1986). Self-Enhancement and Self-Assessment in Achievement Behaviour. In R.M. Sorrentino & E.T. Higgins (Eds.), *Handbook of motivation and cognition: foundations of social behavior* (pp. 350-378). New York: Guilford Press.

V

Vallières, E.F., & Vallerand, RJ. (1990). Traduction et validation canadienne-française de l'échelle de l'estime de soi de Rosenberg, *Journal international de psychologie, 25*, 305-316.

Vandeleur, C.L., Perrez, M., & Schoebi, D. (2007). Associations between measures of emotion and familial dynamics in normative families with adolescents. *Swiss Journal of Psychology, 66*, 5-16.

Vermeulen, P. (2001). *I am special: Introducing children and young people to their autistic spectrum disorder.* London: Jessica Kingsley.

Vermeulen, P., De Montis, W., & Magerotte, G. (2009). *Autisme et émotions.* Bruxelles : De Boeck.

Verrier, N. (2004). Compétences en langage et perceptions de soi des jeunes enfants : étude longitudinale. *Revue de psychoéducation, 33*(1), 15-39.

Verschueren, K., & Marcoen, A. (1993). *The Pictorial Self-Evaluation Scale.* Document non publié, Katholieke Universiteit of Leuven, Leuven.

Verschueren, K., Buyck, P., & Marcoen, A. (2001). Self-representations and socioemotional competence in young children: A 3-year longitudinal study. *Developmental Psychology, 37*(1), 126-134.

Verschueren, K., Marcoen, A., & Schoefs, V. (1996/2008). The Internal Working Model of self, attachment, and competence in five-years-olds. *Child Development, 67*(5), 2493-2511. doi: 10.1111/j.1467-8624.1996.tb01870.x

Verschueren, K., Schoefs, V., & Marcoen, A. (1994). *Handpop Interview.* Instructies en codering. Document non publié, Katholieke Universiteit of Leuven, Leuven.

Vignoles, V. L. (2011). Identity motives. In K. Luycke, S. J. Schwartz, & V. L. Vignoles (Eds.), *Handbook of identity theory and research* (pp. 403-432). New York: Springer.

Vignoles, V. L., Manzi, C., Regalia, C., Jemmolo, S., & Scabini, E. (2008). Identity motives underlying desired and feared possible future selves. *Journal of Personality, 76,* 1165-1200. doi:10.1111/j.1467-6494.2008.00518.x

Vignoles, V. L., Regalia, C., Manzi, C., Golledge, J., & Scabini, E. (2006). Beyond self-esteem : Influence of multiple motives on identity construction. *Journal of Personality and Social Psychology, 90,* 308-333. doi:10.1037/0022-3514.90.2.308

Villatte, A., de Léonardis, M., & Prêteur, Y. (2008). Le concept de soi des lycéen(ne)s à haut potentiel. *Recherches & Éducations, 2,* 201-226.

Vohs, K.D., Voeltz, Z.R., Pettit, J.W., Bardone, A.M., Katz, J., Abramson, L.Y., ... Joiner, T.E. (2001). Perfectionism, body dissatisfaction, and self-esteem: An interactive model of bulimic symptom development. *Journal of Social and Clinical Psychology, 20,* 476-496.

Vrancken, G. (2006, avril). *Évaluation de l'estime de soi d'adolescents porteurs d'un X-fragile.* Communication présentée au Congrès « Le syndrome X-fragile : 15 ans plus tard... ! De la neurobiologie au traitement », Liège, Belgique.

W

Wallon, H. (1959). Le rôle de l'autre dans la conscience du moi. *Enfance, 3-4,* 279-286.

Walopole, B., Dettmer, E., Morrongiello, B., McCrindle, B., & Hamilton, J. (2011). Motivational interviewing as an intervention to increase adolescent self-efficacy and promote weight loss: Methodology and design. *Public Health, 11,* 459. doi: 10.1186/1471-2458-11-459

Warren, H.K., & Stifter, C.A. (2008). Maternal emotion-related socialization and preschoolers' developing emotion self-awareness. *Social Development, 17*(2), 239-258. doi: 10.1111/j.1467-9507.2007.00 423.x

Wehmeyer, M.L., Lachapelle, Y., Boisvert, D., Leclerc, D., & Morrissette, R. (2001). *L'échelle d'autodétermination du LARIDI* (version pour adolescents). Trois-Rivières, Québec : Université du Québec à Trois-Rivières.

Weiss, J., Diamond, T., Demark, J., & Lovald, B. (2003). Involvement in Special Olympics and its relations to self-concept and actual competency in participants with developmental disabilities. *Research in Developmental Disabilities, 24*(4), 281-305. doi: 10.1016/S0891-4222(03)00043-X

Welch-Ross, M.K. (1997). Mother-child participation in conversation about the past: Relationships to preschoolers' theory of mind. *Developmental Psychology, 33*, 618-629.

Whitehouse, A.J., Maybery, M.T., & Durkin, K. (2006). Inner speech impairments in autism. *Journal of Child Psychology and Psychiatry, 47*, 857-865.

Wigfield, A., & Eccles, J.S. (1994). Children's competence beliefs, achievement values, and general self-esteem: Change across elementary and middle school. *Journal of Early Adolescence, 14*(2), 107-138.

Wigfield, A., Eccles, J.S., Mac Iver, D., Reuman, D.A., & Midgley, C. (1991). Transitions during early adolescence: Changes in children's domain-specific self-perceptions and general self-esteem across the transition to junior high school. *Developmental Psychology, 27*, 552-565.

Williams, D.M. (1998). *Autism and sensing. The unlost instinct.* London: Jessica Kingsley.

Williams, D.M. (2010). Theory of own mind in autism: Evidence for a specific deficit in self-awareness. *Autism, 14*(5), 474-494

Williams, D.M. & Happé, F. (2010). Representing Intentions in Self and Others: Studies of Autism and Typical Development. *Developmental Science, 13*, 307-319.

Williamson, S., Craig, J., & Slinger, R. (2008). Exploring the relationship between measures of self-esteem and psychological adjustment among adolescents with Asperger syndrome. *Autism, 12*, 391-402.

Willoughby, C., King, G., & Polatajko, H. (1996). A therapist's guide to children's self-esteem. *The American Journal of Occupational Therapy, 50*, 124-132.

Winnicott, D.W. (1975). *Through paediatrics to psycho-analysis.* London: Hogarth Press.

Wood, J.V., Heimpel, S.A., Manwell, L.A., & Whittington, E.J. (2009). This Mood Is Familiar and I Don't Deserve to Feel Better Anyway: Mechanisms Underlying Self-Esteem Differences in Motivation to Repair Sad Moods. *Journal of Personality and Social Psychology, 96*(2), 363-380. doi: 10.1037/a0012881.

Woods, D.J.L. (2012). *Self-referential and social cognition in adolescents with autistic spectrum disorders* (unpublished Ph.D. Thesis). University of Leeds, Leeds.

Woody, E., Lemare, L., & Ditner, E. (1987, April). Importance of self-concept domain: Its relation to socialization influences and self-esteem. *Biennial Meeting of the Society for Research in Child Development* (SRCD), Baltimore, MD.

Y

Yan, K., & Haihui, Z. (2005). A decade comparison: Self-concept of gifted and non-gifted adolescents. *International Education Journal, 6*(2), 224-231.

Ybrandt, H. (2008). The relation between self-concept and social functioning in adolescence. *Journal of Adolescence, 31*(1), 1-16.

Yirmiya, N., Sigman, M.D., Kasari, C., & Mundy, P. (1992). Empathy and cognition in high-functioning children with autism. *Child Development, 63*, 150-160.

Z

Zahn-Waxler, C., & Kochanska, G. (1988). The origins of guilt. In R.A. Thompson (Ed.), *Socioemotional Development* (pp. 183-258). Lincoln: University of Nebraska Press.

Zavalloni, M. (1973). L'identité psychosociale, un concept à la recherche d'une science. In S. Moscovici (Éd.), *Introduction à la psychologie sociale* (tome 2, pp. 245-263). Paris : Larousse.

Zigler, E. (1969). Developmental versus difference theories of mental retardation and the problem of motivation. *American Journal of Mental Deficiency, 73*, 536-556.

Zigler, E., & Balla, D. (1982). *Mental retardation: The developmental-difference controversy*. Hillsdale, NJ: Lawence Erlbaum.

Zigler, E., & Hodapp, R.M. (1986). *Understanding mental retardation*. New York: Cambridge University Press.

Ziller, R.C. (1973). *The Social Self*. New York: Pergamon Press.

Zimmerman, B.J., & Cleary, T.J. (2006). Adolescents' development of personal agency: The role of self-efficacy beliefs and self-regulatory skill. In *Self-Efficacy Beliefs of Adolescents*, 45-69.

Zinck, A. (2008). Self-referential emotions. *Consciousness and Cognition: An International Journal, 17*(2), 496-505. doi: 10.1016/j.concog.2008.03.014

Zribi, G., & Zarfaty, J. (2000). *Construction de soi et handicap mental. L'enfant et l'adulte dans leur environnement familial, social et institutionnel*. Rennes : Éditions de l'École nationale de la santé publique.

Table des matières

PARTIE 2
Perception de soi en développement atypique

PARTIE 3
Évaluation et intervention